北京中医药大学特色教材系列

中医急诊学

供中医学、中西医临床医学、针灸推拿学专业用

主编 刘清泉 ◀

中国中医药出版社

·北 京·

图书在版编目（CIP）数据

中医急诊学/刘清泉主编．—北京：中国中医药出版社，2014.9
（北京中医药大学特色教材系列）
ISBN 978－7－5132－1961－7

Ⅰ．①中…　Ⅱ．①刘…　Ⅲ．①中医急症学－中医药院校－教材　Ⅳ．①R278

中国版本图书馆 CIP 数据核字（2014）第 149537 号

中国中医药出版社出版
北京市朝阳区北三环东路 28 号易亨大厦 16 层
邮政编码　100013
传真　010 64405750
北京松源印刷有限公司印刷
各地新华书店经销

*

开本 850×1168　1/16　印张 19.25　字数 440 千字
2014 年 9 月第 1 版　2014 年 9 月第 1 次印刷
书　号　ISBN 978－7－5132－1961－7

*

定价　35.00 元

网址　www.cptcm.com

北京中医药大学特色教材系列
《中医急诊学》编委会

前　言

　　实施科教兴国和人才强国战略，实现从人力资源大国向人力资源强国的转变、从高等教育大国向高等教育强国的转变，必须不断提高高等学校的教育教学质量。高水平教材是高质量教育的重要保证。贯彻《国家中长期教育改革和发展规划纲要》（2010－2020年），深化教育教学改革，实施教育质量工程，提高高等学校教育教学质量，必须不断加强高等学校的教材建设。

　　为深入贯彻落实《教育部财政部关于实施高等学校本科教学质量与教学改革工程的意见》和《教育部关于进一步深化本科教学改革全面提高教学质量的若干意见》及北京市相关文件精神，切实加强我校教材建设，依据《北京中医药大学本科教学"质量工程"实施纲要》，于2008年启动了北京中医药大学自编特色教材建设工程。自编特色教材以全面提高教学质量为目标，以打造高水平教材品牌为要求，充分挖掘学校优势特色专业资源，充分发挥重点学科的龙头引领作用，充分调动专家教授参与教材建设的积极性，通过立项、扶持、开发一批体系新、内容新、方法新、手段新的高水平自编教材，为提高学校教育教学质量，培养创新人才提供有力的支持和服务。

　　北京中医药大学自编特色教材从最初的立项到书稿的形成都遵循着质量第一、特色突出的原则。每一个申请项目都要经学校教学指导委员会初选，再由校内外专家组成评审委员会，对入围项目进行答辩和评审，教材书稿形成后又由校内外专家进行审读，严把质量关。

　　北京中医药大学自编特色教材是我校专家学者多年学术研究和教学经验的精品之作。教材作者在编写中，秉承"勤求古训，博采众方"之原则，以"厚德济生"之精神，认真探求经典的医理药方，系统总结临床的思维与技能，努力做到继承与创新相结合，系统与特色相结合。本套自编特色教材既适合在校学生学习使用，也适合专业课教师教学参考，同时也有利于中医药从业人员的知识更新。

　　北京中医药大学自编特色教材的出版，得到了中国中医药出版社的鼎力支持，在此表示衷心感谢！

北京中医药大学

2013年1月

编写说明

　　急、危、重症是严重威胁人类健康的病症，中医学在数千年的发展过程中逐渐形成了自己独具特色的急症处理方法。古代的科学技术发展缓慢，影响了中医急诊的发展。新中国成立以后，尤其是近十几年来，卫生主管部门对中医急诊学的建设非常重视，成立了专门的急症协作组，加强中医院的急诊科（室）建设，并对急诊科（室）所备中成药进行了明确的规定，这大大推动了中医急诊学的发展。然而我们也应看到，中医急诊学的发展还不尽完善，还有待于从各个方面进行提高。因此，《中医急诊学》教材的编写就成为规范和促进中医急诊学发展的重要环节。

　　本教材在吸取全国中医药行业规划教材《中医急诊学》精华的基础上，强调了以下几个问题：①重视中医急诊病机学及辨证体系的研究；②重视古代治疗急危重病症经验的继承；③吸取现代中医急诊学的科学理念；④强调中西医综合救治；⑤适应新时代的发展，重视新技术的应用。

　　本教材主要介绍中医急诊学的基本理论、常见急诊病症的中医基本知识、急救技能和分证治疗。全书内容分上、中、下三篇。上篇为概述，主要阐述了中医急诊学学术研究现状、中医急诊学学科特点、中医急诊学研究的思路与方法、中医急诊的辨证体系，以及急诊危重病病机学。中篇为病症篇，以中医病名命名，主要阐述了急诊常见的10种危重病症。下篇为疾病篇，分两部分，第一部分介绍了急诊常见的5种危重症、第二部分介绍了26种临床常见急症，均以现代医学疾病名称命名。书末附有中英文名词对照以备检索。

　　总之，《中医急诊学》的编写注重科学性和实用性，注重临床经验与现代医学技术相结合，同时探讨新病种的诊断和综合治疗，规范和促进了中医急诊学的发展。

　　本教材上篇由刘清泉编写；其余各篇由北京中医药大学东直门医院急诊科全体教师，以及北京市各中医院部分从事急诊临床及教学工作的教师编写。

　　本教材修订过程中，得到了姜良铎教授、周平安教授、孙霈教授，以及北京中医药大学东直门医院教育处老师的热心指导。另外，蔡阳平、王光磊、赵红芳等在编写及修订过程中做了大量工作。

　　本教材供高等医学院校中医学、中西医临床医学、针灸推拿学等专业使用。使用本教材请注意以下几方面：

1. 学习中应注重中医急诊学"急、危、重、险"的特点，既要注意其与基础和临床各学科的联系，又要在理论和实际应用上有所提高，并尽量避免重复。

2. 本教材在内容上有别于其他教材，强调了实用性，并与临床紧密结合。

3. 病名主要选用临床各学科已规范的疾病名称，部分选用传统病名。

4. 病因病机以急诊病症发生和发展的急、危重症阶段为中心，强调了脏器、脏真受损的病理机理。

5. 诊断遵循四诊原则，以宏观和微观角度编入了西医学检验检查等内容。

6. 论治强调了一般性治疗原则和急救处理；方剂选择以临床实用、疗效确切、低毒为原则。

《中医急诊学》编委会
2014 年 6 月

目　录

上篇　概　述

中篇　病症篇

下篇　疾病篇

第一部分　危重症

第二部分　急　症

上篇 概 述

第一章
中医急诊学术研究现状

中医急诊学是运用中医学理论和中医临床思维方法研究急危重症的病因病机、证候演变规律、辨证救治与急救等问题的临床中医学。中医急诊学在中医学学术发展的历程中占有重要地位，是中医学学术发展和飞跃的突破口。从中医学学科发展历史来看，中医学学术发展的核心动力是急诊学的进步。

20世纪中叶至今，中医急诊的研究虽然取得了进展，但因为西医学急诊急救发展迅速，且对临床急症的救治形成了一套较为完整的常规指南，因此，逐步形成了"中医治慢、西医救急"的观念。近20年来，中医急诊学发展较快，在确定中医急诊学地位、内涵外延、常见急危重病的规范化诊治方面进行了深入的研究。1997年中华中医药学会急诊分会的成立和全国11家国家中医药管理局中医急症诊疗中心的陆续建立，标志着中医急诊学的诞生，此后在老一辈中医急诊专家任继学教授、王永炎院士、王左教授、晁恩祥教授、梅广源教授、陈绍宏教授、孙塑伦教授等的带领下，中医急诊学从临床、教学、科研方面都有了明显的进步，尤其是在临床建设方面更加突出，全国三级以上中医院都建立了一定规模的急诊科，所有的中医院校均开设了《中医急诊学》这门临床课，且近2/3的院校将其设立为临床主干课，这些对中医急诊学的发展、人才培养起到了积极的推动作用。

从20世纪50年代开始，中医急诊在吸收古人经验的基础上进行了探索性的研究，且形成了一定的规模，并取得了良好疗效。例如1954年，石家庄地区运用中医学温病理论和方法治疗流行性乙型脑炎，取得了显著疗效。此后中医急诊的研究范围不断扩大，如急腹症、冠心病心绞痛、急性心肌梗死等，在20世纪70年代均取得了不少的临床经验，但此时的研究是无统一组织、无计划下进行的。20世纪70年代末、80年代初，中医急诊学进入了一个振兴与发展的时期。政府十分重视中医急症研究的组织工作，如1983年11月，卫生部（现国家卫生和计划生育委员会）中医司在重庆召开了全国中医院急症工作座谈会，专题讨论如何开展中医急症工作，并提出了《关于加强中医急症工作的意见》。1984年，国家中医药管理局医政司在全国组织了高热（分南、北方组）、痛证（后分为心痛、胃痛）、厥脱、中风、血证和剂改攻关协作组，后又成立了脏衰急症协作组，各地也建立了相应组织，在全国范围内有领导、有计划地开展了中医急症工作。

1984 年以来，以这 11 个急症协作组为龙头，本专业工作者从中医急症诊疗规范化、临床研究、剂型改革、基础与实验研究等方面入手对一些急症进行了较全面地研究，并出版了一些急症学专著，从一个侧面反映了中医急诊学的成就与发展趋势。

一、诊断、疗效标准逐步规范化

中医急诊学作为临床医学的一部分，要与国内外医学接轨，首先就要依据中医理论、中医特色和优势在临床实践中进行诊疗标准规范化的研究。其内容组成包含病名、诊断、疗效三个标准。中医急诊学经典病名的规范是本专业发展的重要起点。经典病名不可废除，但其广泛的内涵却严重影响着研究水平、学术水平的纵深性提高，不可墨守，必须规范。以王永炎院士领导的脑病急症协作组对中风病的病名诊断进行了深入研究，提出三层诊断法，包括病名、病类、证名的全病名诊断，其病名诊断的描述举例为："中风病·中脏腑：痰热内闭心窍证"。中风病名诊断经全国 30 余个医疗科研单位 2200 多例患者的反复临床验证证实是具有科学性和可行性的。胸痹急症协作组对胸痹的诊断进行了探讨，提出了"病证相配，组合式分类诊断法"，首先将中医病名内涵赋以西医病名，实现规范化。如胸痹相当于冠心病，把 5 个临床类型全部归入中医病名内涵，即胸痹心痛相当于冠心病心绞痛；胸痹心悸相当于冠心病心律失常；胸痹心水相当于冠心病心力衰竭；胸痹心厥相当于冠心病心肌梗死；胸痹心脱相当于冠心病心脏骤停。其病名诊断的描述举例为："胸痹心痛·心气虚损兼痰浊闭塞证"。胸痹病名诊断经全国近 20 个医疗科研单位 1800 多例患者的反复临床验证是具有科学性和可行性的。此外，血证组将吐血黑便的诊断标准定为血由胃来，从窍而出。厥脱组明确厥脱证是指邪毒内陷或内伤脏气或亡津失血所致气机逆乱、正气耗脱的一类病证，以脉微欲绝、神志淡漠或烦躁不安、四肢厥冷为主证，并提出西医学中各种原因引起的休克可参照本病辨证。在病名方面无法以传统中医学病名概括者，就及时地推出西医学的病名，如以王今达教授领导的协助组不仅全名引进了"多器官功能障碍综合征"的病名，而且较早地在国内提出了多器官功能障碍综合征危重程度的判定标准，同时归纳总结了本病"三证三法"的辨证体系，提出了"菌毒炎并治"的创新理论，这在世界危重病医学范围内都具有十分重要的意义。

诊断标准突出了诊断要点，从主证与兼证两方面加以描述，并指出诱发因素，并合理地吸收西医学如生化、细菌、免疫、X 线、CT、B 超等诊断标准，补充有意义的体征和理化检查内容。

疗效标准采用计量评分法，采用显效、有效、无效、加重 4 级制。特别是对中医证候学的判断由以往的定性法改为目前的定量法，增强了评定的客观性和可信度。

国家中医药管理局医政司早在 1984 年就组织制订中风、外感高热、胸痹心痛、血证、厥脱证和胃痛 6 个急症的诊疗规范，于 1989 年首次试行，1990 年 7 月 1 日在全国试行，后又补充了头风、痛证、风温肺热病、温热、脏衰急症 5 个诊疗规范，印成《中医急诊诊疗规范》一书在全国推行使用，使中医急症诊疗标准规范化迈出了可喜而扎实的第一步。

二、辨证方药研究突出序列化

中医诊治急症的理法方药研究既是对急症临床诊断和治法用药的学术归纳，也是对急症病因、病理、病性、病位和病势的综合分析，具有具体体现中医的整体观和辨证观、融理法方药于一体的理论特色，是探索和开拓中医治疗急症的临床基础。

保持急症辨证论治的理法特色，从方法学的角度而论，主要是通过有效治法方药的药效学研究来体现，这种研究方法对阐明和印证中医"证"的病机理论及其证治规律，具有特殊的意义。这样"以药探理"的研究方法，为深入探讨急症理法方药的内在联系，揭示急症的治法特点，开拓了新的途径，扩大了一批传统方药的急救应用范围，明显地提高了急救的疗效。

目前，中医急症方药的研究已从单一的治法方药向辨证序列方药方面发展，在中医药理论特别是辨证论治原则的指导下，急症方药强调按病种、病机、病情序列配套。如治疗胸痹心痛，分辨寒证、热证，并研制出组方新、工艺新、标准新的序列方药。这些方药在临床配套使用中，明显提高了中医诊治胸痹心痛的疗效。又如暴喘，中医认为该病以肺、肝、肾之虚为本，痰瘀交阻为标，但在论治时，攻实则伤正，而补虚则助邪，此时应当标本兼治，而不能一味攻邪或扶正。经临床观察，采用一日两方标本兼治法，疗效不仅较一日一方治标法好，而且还较一日一方标本兼治更佳，可见投药方法的辨证序列配套也明显提高了临床疗效。另外，中风病、外感高热、急性血证及急性胃痛等病证也分别实施了辨证方法的序列配套，使中医诊治急症的临床疗效明显地上了一个新台阶。

三、抢救手段重视综合性

中医急诊急救，由于历史条件的限制，其手段和投药途径受到多方制约，致使其理法特色和专长未能充分发挥。因此，能否发挥急救方药的药效，是影响中医急救疗效的重要环节，也是近年来各地集中协作攻关的重要难题。更新中医的应急手段，从临床的角度而论，与急救有效方药的剂型和投药途径的改革密切相关，这些改革包括以下技术进步的内容：①保持中医的理法特色，遵循中医理论和经验提供的处方依据；②采取现代临床验证观察分析方法，参考现代诊断检查数据；③经临床验证为可靠的有效急救方药；④按照现代制剂的先进工艺进行试制，并进行相应的药理实验，取得安全有效的实验结果；⑤再经临床随机对照试验，取得客观的疗效评价。通过这样的设计，基本上能反映出新制剂在继承的基础上，有了提高和改进。据近年全国9个急症协作组的不完全统计，已先后推出各种急救中药新制剂共40多个品种，给药途径及剂型有注射液、吸入剂、舌下给药薄膜及含片、结肠灌注剂及栓剂，以及口服剂（口服液、颗粒、散剂、片剂）等，具体药物有清开灵注射液、双黄连粉针、穿琥宁注射液、脉络宁注射液、生脉注射液、参附注射液、补心气口服液、滋心阴口服液、瓜霜退热灵等。这些新制剂的研制成功大大丰富了急症的救治手段。

多种治法联用的急救措施，概言之包括内治法和外治法、药物治法和非药物治法等，也指理法方药一体化中的不同治法原理。它是在临床辨证之理明确之后，针对不同病症诊断制定的不同治法原则，依此治法原则立方遣药，可取选方对证、用药效专之功。近年来探索提高中医急症疗效的研究中多采用多种治法联用。如对急性感染所致急症的治疗采用了如下几种两法联用：活血与清解联用；清解与救阴联用；固脱与清解联用；中西药物的联用等。抢救手段上宜多品种、多制剂、多途径，不但最大限度地满足了中医对急症的应急之需，而且最大限度地发挥了中医救治综合处理的优势。

四、中医急救理论创新化

中医学发展历史表明，中医理论的创新和学术上质的飞跃，大都首先在急诊医学上有所突破。历史上伤寒和温病两次学术高峰对中医学的功绩已经载入史册且不可磨灭。当今，我们正面临第三次突破。近年来中医急症工作者们在中医急救理论的创新上已经做了不少的学术准备。在外感高热和多器官功能障碍综合征的救治上黄星垣教授和王今达教授提出了"热毒学说""菌毒并治"理念；急腹症、感染性休克、脑卒中、急性呼吸窘迫综合征、细菌性痢疾和消化道出血中应用了大黄通下法，运用了"肺与大肠相表里"的理论；急性脑出血主张运用破瘀化痰、解毒通络法，并在此基础上提出了"毒损脑络"的新理论；流行性出血热主张运用凉血行瘀、解毒开闭固脱法；冠心病提出痰瘀同治；中风病的治疗重点已转变为先兆病的预防及大康复的方式；护理上提出了"辨证施护"观点，并明确了中医学"辨证施护"与西医学"整体护理"之间的关系；中药方面进行了中药肌肉、静脉针剂的创制等。这些都是"星星之火"，但会带来第三次中医急诊学理论上的突破，真正推动中医学的全面发展。

五、研究方法逐步科学化

临床研究方法一改以往个案报道及病例总结的低水平状态，大力推广了现代科学研究方法。如诊断和疗效评判采用公认的标准；临床观察研究按照严格的科研设计，遵循随机对照的原则，并以西医近年的先进疗效评定及要求进行。由于客观指标（包括临床、药效学试验指标）是新药研究必不可少的内容，因而促进了中医急诊制剂作用机制的研究，加强了对急症发生、传变、预后机制的认识。

临床和实验研究引入现代科技方法的结果，既保持了中医特色和优势，又使中医迈入了科学化、现代化的新殿堂。可以预测，基于中医急诊的临床实验学一旦创建，中医学术的第三次突破即可全面展开。

虽然中医急诊医学向辨证方药序列化、诊疗标准规范化、急救理论创新化、抢救手段多样化、研究方法科学化的方向有了长足发展，但是中医急诊研究工作中仍存在不少问题。主要表现为：缺乏创新的急诊辨证论治体系；缺乏具有中医特色的应急技术手段；缺乏具有中医特色的序列中药制剂。因此，为了中医急诊研究工作快速、顺利地进行，应加强对中医急诊研究思路与方法学的探讨，以促进中医急诊学的更大发展。

第二章
中 医 急 诊 学 特 点

中医急诊学在中医诊疗系统中占重要的地位。虽然近百年来，中医急诊学的阵地正在逐渐缩小，但中医急诊仍然具有鲜明的特点。中医急诊学的范围非常广泛，临床上我们可将急诊疾病的程度分为三个等级。急症：疾病发生发展比较紧急，但不一定危及生命。重症：这类疾病比急症带给病人的痛苦要重，而且病情严重，很可能威胁到病人的生命。危症：这类疾病一旦发生，病人的生命随时都会受到威胁。中医比较擅长的是对于急症和重症的治疗。

一、急症、重症是中医急诊的优势

中医最大的优势在于急症、重症的诊断与治疗，中医学术几次大的飞跃和中医学发展最为繁荣的几个阶段都与中医药治疗急症、危重症密切相关。东汉著名的中医学家张仲景在《伤寒论》序中谈到："余宗族素多，向余二百，建安纪年以来，犹未十稔，其死亡者，三分有二，伤寒十居其七。"说明当时流行疾病之危重。从一个侧面反映《伤寒论》所治疾病多是急危重症，并且首次提出六经辨证的思路。晋代葛洪的《肘后备急方》记述的是治疗各种急危重症的单方验方，此书是中医第一本急救手册，危重症、急症的用药和处理的方法等都囊括在内，其中一些治法是非常有效的，如目前在国际上都非常有名的青蒿素，其原创就是《肘后备急方》以鲜青蒿榨汁治疗疟疾。在金元时期，中医的发展空前繁荣，但最为突出的还是对于危重症的治疗。中医学发展的另一个飞跃是在明清时期，其学术上最为重大的发展是温病学说的兴起。实际上，当时的温病主要是指各种烈性的传染病，当然也属于危重病的范畴。所以，从六经辨证的形成到金元四大家在学术上的发展一直到温病学派中卫气营血、三焦辨证学说的创立，任何一种对于中医学来说具有划时代意义的辨证方法都是根源于危急重症的治疗。因此追溯历史源流，中医本身就是以治疗急症、危重症为主要内容的。中医自古以来就在许多急症治疗与慢性病调理方面具有很好的效果，只是随着社会的发展和西医学的涌入，从事中医急诊的人相对而言越来越少了，很多中医药的学者也逐渐将研究的重点转向慢性病的防治上了，忽略了中医真正的优势急危重病。所以，近百年来中医急诊学的发展并不是很快。

二、中医学术发展的突破口在于中医急诊学

在 20 世纪 80 年代，我国专门成立了 11 个中医急诊研究协作组，进行了高热、痛证、厥脱、中风、血证等疾病的研究。经过大量临床和实验室的研究，确实取得了一些成果，其

中具有标志性的成果有基于急性热病、急性中风研究的清开灵注射液在临床治疗中的应用、基于厥脱证的参附注射液在临床治疗中的应用等。目前卫生主管部门对中医急诊学的发展越来越关注。1997年国家中医药管理局在全国10个医院建立了中医急症中心，2007年又确立了23个中医急诊临床基地建设单位，目的就是要发展中医急诊学。中华中医药学会也已经将急诊分会设立为二级学会。从中医教育上来看，中医急诊学已经成为了一门很重要的中医临床专业课程，并且规范、统一了教材。

很多中医界的前辈曾提出中医在急症方面大有潜力。如对于急性感染性疾病，中医药在抗生素出现以前一直是其治疗的主要方法，后来随着抗生素的问世，感染性疾病的治愈率明显提高、病死率明显下降，自此，抗生素便成为了治疗急性感染性疾病的主力。但是随着时间的推移，临床上出现了大量的耐药菌株，尤其是一些重症感染患者应用抗生素后出现了一系列不良反应，甚至出现了二重感染等问题，而西医学暂时没有很好的解决办法，这就为中医提供了施展的舞台。我们在临床研究中发现，经过中医药的治疗，不良反应和二重感染等问题得到了明显改善，甚至对于耐药菌群也产生了一定的影响。中医对于出血类疾病，尤其是中等量的出血具有疗效优势，如消化道出血中特别是溃疡、肿瘤晚期的出血，通过中医治疗可以很快止血。另外，重症哮喘治疗过程中有许多环节也需要中医药的参与，并与西药治疗互相补充。通过这种中西医结合的治疗方法，取得了良好的治疗效果、缩短了疗程。对于急性呼吸衰竭，尤其是慢性呼吸衰竭出现的急性发作，中医也有很多行之有效的传统方法。呼吸衰竭如果危及到病人的生命，可以首先考虑进行机械通气，上呼吸机，但是上呼吸机以后，就出现了其他的问题，如脱机的问题、感染的问题、营养的问题等，这些问题都是机械通气不能解决的，也可能因这些问题使机械通气失败，导致病人死亡。针对这些，临床中合理使用中医中药可以明显减少上呼吸机的比例、缩短上呼吸机的时间、减少并发症的发生。在急腹症（包括肠梗阻、阑尾炎等）、急性心肌梗死、心力衰竭等急症的中西医结合治疗中，中医不仅占据着非常重要的地位，而且拥有确切的疗效。

实际上，从20世纪80年代后期到本世纪，一些医学上的有识之士也已经把研究的注意力转移到危重症上来了，而不是仅专注于慢性疾病的防治。如中西医结合对多器官功能障碍综合征的研究、急性心肌梗死的研究等。在整个中医学体系中，治疗危重症的经验非常丰富，然而非常可惜的是很多经验已经丢失，甚至已经失传，需要现代的中医急诊工作者不遗余力地加以研究。目前许多学者也开始尝试将中医学体系中的一些经验用于本专业的某些危重症的研究，这是一个非常有前景的研究方向。如由北京友谊医院感染危重病医学科王宝恩教授、张淑文教授牵头的北京市科委"十五"重大攻关课题"中西医结合治疗感染性多器官功能障碍综合征降低病死率的研究"对于建立有中国特色的中西医结合治疗多器官功能障碍综合征的临床诊疗指南具有重大的学术意义。

三、中医急诊优势是中医思维

目前中医急诊在急危重病的诊疗中所占的比例并不算大，出现此现象多是由于很多从事中医急症研究的工作者自信心不足，不知道自己使用中药能否把病人治好，因此在临床中中西药混用，中药和西药都在起作用，到头来甚至不知道是中药起的效还是西药起的效。更深层次上这也说明他们在临床中并没有正确认识到中医在治疗危重症上的优势和确切的疗效。如今，一提到中医治疗急症就只想到中医治疗高热、中风、急腹症等，实际上中医并不是只能治疗这些急症，只是中医在这一领域研究得比较多、比较透，而在其他领域中研究和思考相对少一些而已。在现代危重病领域中医急诊的研究要由点到面，从治疗一个危重症病例救治过程中的一个点入手，找到一个面，逐步在危重症治疗过程中形成如果没有中医的参与，其病死率会明显增加，而中医的合理参与可使治疗的成功率和成活率明显提高，使中医在危重症的治疗中"不再可有可无，而是必不可少"。

　　另外，目前很多西医院也在用中药类的制剂，但是对中药的使用多数都没有考虑到辨证施治，也不了解中药的使用方法和宜忌。许多中药制剂的研制和开发偏离了中医传统的理、法、方、药及辨证体系，在临床上的应用也步入了一个误区。不是中药，是植物药而已。如丹参注射液属中医活血化瘀类药，在临床上一提到活血化瘀类的药物许多人就会想到抗凝、扩张血管等作用，但是中医的活血化瘀并不是抗凝和扩张血管就能够概括的。丹参注射液一般用于实证的治疗，用于虚证的治疗不仅没有效还可能出现一些副作用。一些人因此认为这个药副作用大、效果不好，实际上是没有做到辨证用药，效果当然就不会好。现在对于证效关系的研究极少，其原因主要是这方面的研究难度太大，这从一定程度上限制了中医的发展。但是尽管难，我们也要进行这方面的研究，因为如果长期将这个问题搁置起来，将会导致废医存药情况的发生。还以丹参注射液为例，丹参注射液中的有效成分是丹参酮，具有活血化瘀的作用，但是据研究丹参注射液还具有抗炎、杀菌的作用，可以用于一些肺炎的病人，这就是用"抗凝、扩张血管"解释不了的问题了。但反过来用中医的辨证方法来看，这个病人虽然属肺炎，但其临床表现可能就是中医的瘀血证，那么用丹参注射液就是顺理成章的了。但是目前许多人都"丧失"了辨证的能力，只会辨病。如冠心病用活血化瘀、扩张动脉的药；肺炎用清热解毒、杀灭细菌的药。这种用药的方法与中医讲的辨证论治的方法相差很远这也从一定程度上影响了中医药在急症临床中的应用。因此要呼唤中医临床思维的研究，用中医学思考问题的方法来研究急症。

四、急诊人才培养，扬长补短中西融合

　　人才是发展的核心，没有中医急诊队伍中医急诊学的发展将成为空谈，目前的人才建设，应当侧重于临床技能的培养，加强中医经典的学习和应用。《黄帝内经》《伤寒论》《金匮要略》《备急千金要方》《温疫论》等，这些经典著作中蕴含了中医治疗急症的丰富内容。除此之外，还要有扎实的西医学的急救知识，掌握西医学急救知识就可弥补中医在急救技术上的不足。作为技术而言，并没有中西医之别，应用现代技术制造的先进设备可为中医诊疗服务，更好地扶危济困、济世活人，这是医学的最终目的。同时我们更应该加强对现代急救技术中中医理论的认识，如机械通气技术的使用使"喘脱"的患者起死回生，我们便可以将其归属于中医学的"回阳固脱法"范畴等。应扬长补短，中西融合，从而发展中医学术。

　　从传统上来说，并不存在中医急诊学这一个学科，但是中医体系中包含有非常丰富的中医急诊学的内容，提炼归纳而来的中医急诊学是利用中医的理论研究危重病的一门学

科。从大的方面来说，它也属于现代危重病急救医学的一个分支。想要让这一个分支不断地壮大，只有通过从事中医急诊学的学者们从不同的角度、不同的领域对其进行研究和探索，使它的点越来越多，面越来越大，才能使其最终形成一个比较完整而壮大的医学体系。

第三章

中医急诊学研究的思路与方法

一、强化中医急诊意识，更新急诊观念

中医治疗急症，首先要解决的问题仍然是观念的问题。观念的更新不仅是突破本专业固有束缚的更新，突破中医学者头脑中固有的学科性质的更新，更是站在时代发展的前沿，综合多学科的发展，预测未来趋势的更高层次的更新。只有基于这样一个基点，才能够适应社会的发展，打破封闭僵化、死板教条、故步自封、生搬硬套的桎梏，以活跃的、敏锐的、积极进取的思想创造一个全新的中医急诊学。

（一）扬长补短的融合竞争意识

中医学之所以几千年来长盛不衰，除了它本身在科学的理论体系支配下所产生的临床疗效的可靠性之外，还在于几千年来中国的医疗产业和百姓对于这一学科的依赖性。而在 21世纪的今天，各学科突飞猛进地发展，光、电、生物工程等学科与西医学的高度结合所显示出来的优势及其在人体解剖学诸多方面的突破，都对中医学的生存和发展提出了挑战。中医学要打破以往的观念、开展急诊研究、提高参与层次，首先面临的就是如何融合西医急诊学在疾病诊断方法、诊断技术、抢救技术及抢救药物方面所具有的优势，并运用中医学的思维扬长补短。正因为如此，中医急诊的研究不能脱离实际，必须强化中西医融合的自下而上意识，从西医急诊学的不足与中医急诊学的长处着眼，从医疗市场的需求和现代急诊医学的空白点入手，开展中医急诊的研究，在融合与竞争意识下求生存、求发展，只有这样才能有所突破，才能有后劲，才能具有顽强的生命力。

（二）创新理论的前瞻研究意识

进行急诊研究，囿于原有的医学模式，恪守固有的理论体系和具体的治疗措施，顺其自然地进行，已经不能适应时代的发展和人类卫生保健的需要。必须站立在原有体系之上，洞察西医学发展的趋向，既要看到本专业发展的脉络，也要清晰地了解相关专业的进展，了解其成果对人体科学、医学的相关意义，从而找出中医急诊的研究方向。而今所面临的首要问题就是如何赋予中医急诊学中的精华（包括基本理论、辨证方法、急救技术与药物）以新的生命，从而满足社会的需要。把继承、发展、创新统一起来。所谓前瞻也就是远虑，就是超前的意识，在事物发展的初级阶段，就要以胆略和学识认清事物发展的线路，瞄准最先进、最具生命力和竞争力的目标，这是制胜的先决条件。无论在基本理论、抢救措施、药物

研制方面，还是在证候分型上，都应瞄准世界先进水平，与世界同步，这是搞好中医急诊学、促进其发展成熟的要素。

（三）突出特色与发挥优势的意识

现代中医急诊学是中医学核心理论的升华，应该具有全新的特点和特色，既要具有现代急诊医学的特点，又要具有中医学的特色。在创立现代中医急诊学时，应该强化特色意识，使其不要失去自身的生命力，尽可能地汲取西医学的精华，并赋予它新的中医学特征，真正达到发展中医学的目的，并形成一种全新的医学体系。

二、突出特点、特色，提高临床疗效

临床疗效的提高是任何一门医学存在的前提，没有疗效就没有存在的价值，中医急诊学赖以生存的重要原因就是有较好的临床疗效。

（一）立足基础理论，做好继承和发扬

《素问·气交变大论》言："善言古者必验于今。"没有很好的继承就没有所谓的发扬，中医急诊学发展的关键是如何深入挖掘、整理中医学的精华，达到在突出特色的基础上提高临床疗效的目的。

（二）坚持辨证救治的中医特色思维

辨证论治是中医学的精髓，辨证救治是中医急诊学急救的关键，脱离这一理法的特点将无法取得临床疗效，也可能逐步脱离中医学的特点和特色。创立现代中医急诊学的关键是中医急诊学辨证体系的建立，把中医急诊辨证逐步由经验性过渡到科学性上来，为中医急诊学的研究由点到面铺平道路。

（三）拓宽急救手段，创新急救技术

在现代科技发展的新形势下，充分地运用现代科学技术，拓宽中医急诊急救的手段，加快中医急救药物的改革，目的是研制高效的中药注射剂，更重要的是发挥中医药的优势，从不同给药途径出发，研制出新型制剂用于临床。古代急诊医学创立了许多急救技术，如自缢急救术、溺水急救术、导尿术等，这些在中医急诊学的发展历史上起到了重要的作用。同样，在现代科技的指导下，如何创立中医急救新技术，也是中医急诊学发展的关键。

三、寻找切入点，加强中医急诊科学研究

中医急诊临床研究应以专科急诊为切入点和突破口，进行深入的探讨和研究。如以中风病急性期为主，探讨出血性中风和缺血性中风中医证候学演变规律、辨证论治体系和系列方药等，不仅推动了中医脑病的学科建立，而且极大地鼓舞了中医急诊研究学者的工作热情。如王永炎院士等不仅对中风病病名、证候演变规律、辨证论治体系、系列方药等方面进行了深入的临床研究，还提出了"毒损脑络"的新病机，认为清开灵注射液是治疗中风病的有

效药物，还认为风痰瘀血阻络证是中风病最常见的证候类型。成都中医药大学陈绍宏教授经过二十多年的研究，认为中风病成因与虚、瘀、痰、火、风有关，即元气虚为本，气虚生瘀、血瘀生痰、痰郁化火、火极生风。总之，本病以元气虚为发病之根本，痰瘀互结、痰热生风为病机核心。据此制定出治疗中风病的中风醒脑方，并将其制成中风醒脑口服液和中风醒脑颗粒，在临床上取得了很好的疗效。

外感发热是常见的中医急诊病症，中医学历代医家在诊治外感发热病方面积累了丰富的临床经验，张仲景的六经辨证体系和叶天士卫气营血辨证体系的创立，奠定了中医治疗外感热病的基础。此后，虽历代医家多有发挥，但不出这两大辨证体系的藩篱。当代学者对外感发热病的研究也多有发挥，北京中医药大学已故名医董建华院士提出了三期二十一候的论治体系；重庆名家黄星垣通过对外感发热的研究，提出了"热由毒生"的新理论；成都陈绍宏运用仲景学说的理论和方药治疗外感发热，即在伤寒论六经辨证思想指导下，将经方组合，用于治疗外感发热，并借鉴仲景治疗"并病、合病"的指导思想，提出"重三经（太阳、阳明、少阴）、定四型（外感风寒、外感风热、热毒壅盛、湿热互结）"的理论；江苏省中医院学者较系统地研究了外感高热的古代、现代文献，对辨证、治疗方法等进行了综合分析，对外感热病的诊断标准进行规范化研究；另有研究认为，外感高热以卫分、卫气同病、气分证型多见，其中尤以卫气同病为多，因此，采用卫气同治、透表清气的病因学截断法治疗可简化外感高热的辨治流程。

急性咳嗽是急诊科常见病，可对患者的生活质量产生严重的影响，西医多归属于咳嗽变异性哮喘、感冒后咳嗽等范畴。中日友好医院晁恩祥根据其临床表现具有风邪的特征，将其命名为"风咳"，并率先提出从风论治的学术思路，创立了疏风宣肺，解痉降气的独特治疗方法。

休克归属于中医学厥脱的范畴，早在 20 世纪 70 年代中期，王左领导的协作组就对该疾病进行了深入的研究，研制的参附注射液，具有较好的临床疗效，并且协作组对其疗效机制进行了深入研究，开创了中药注射液救治危重病的先河。天津已故中西医结合急诊危重病学家王今达根据多年的临床经验及理论，选用红花、赤芍等中药研制成的纯中药制剂血必净注射液具有高效拮抗内毒素和炎性介质的作用，不仅在动物实验中能显著降低休克动物模型的病死率，而且在临床研究中也显示了其治疗感染性休克的效果。北京友谊医院中西医结合危重病学家王宝恩、张淑文等，针对感染性休克及其引发的多器官功能障碍综合征，提出了"四证四法"的辨证论治方法，并制定了相应的方药以辨证施治。

脓毒症是近十余年来急诊危重病研究的热点之一，国内学者从不同角度对脓毒症开展了研究。王今达提出了"三证三法"理念，即热毒证与清热解毒法、瘀血证与活血化瘀法、急虚证与扶正固脱法，并提出了"菌毒并治"的新理念。王宝恩等针对脓毒症的不同程度，提出了益气通腑法治疗脓毒症急性肠功能障碍、益气活血法治疗脓毒症急性凝血功能障碍、清热解毒法治疗脓毒症炎症反应、益气固脱法治疗脓毒症循环功能障碍，达到了降低严重脓毒症（感染性多器官功能障碍综合征）病死率的最终目的，同时开发出促动合剂、参芪活血颗粒等，极大地丰富了脓毒症的中医治法。孔立等经过大量的临床实践，认为脓毒症病机关键是气机逆乱。刘清泉等认为脓毒症的基本病机是正虚毒损、络脉瘀滞，毒邪内蕴是脓毒症的重要发病基础，内陷营血是脓毒症主要的病变层次，瘀滞络脉是脓毒症重要的病位，进而提出了"扶正解毒通络、分层扭转"的治则；以"六经营血辨证"为脓毒症的基本辨证方法，并在此基础上针对脓毒症不同的病理环节辨证治疗，降低了严重脓毒症的病死率。

心脏骤停是临床上最为危重的疾病，国际上开展了大量的研究，先后推出了不同年代的心肺复苏指南，对于规范心脏骤停的抢救起到了指导作用，但本病患者的出院率仍然较低，成为国际急诊危重病研究的难点。近年来中医药逐步介入该病的研究，并取得了一定的研究成果，如早期生脉注射液、参附注射液的运用，在一定程度上提高了复苏的成功率；同时针对复苏后综合征开展研究亦提高了复苏后治疗的成功率。

四、确立研究重点，满足发展需求

（一）强化完善发展，规范中医急诊病名

中医急诊学是一门新兴的临床医学专业，是中医学中的新生儿，正处于发育期。我们要以常见急诊危重病为研究对象，提高中医药治疗急危重病的成功率，打破长期以来社会和业内认为中医是"慢郎中"的局面，提升从事中医急诊专业人员的积极性和自信心。中医急诊学的发展既是中医学发展的需求，又是社会发展的需要，更是医院发展的需要。

就中医急诊学内涵的发展来看，首先加快中医急诊常见疾病中医病名的规范化研究至关重要。中医急症病名既要有别于中医内科及其他相关学科疾病名称，又要与各学科密不可分，更要突出中医急诊学的特点。如"卒心痛"是中医急诊学特有疾病名称，与中医内科学"胸痹心痛"相关而又有区别。其次，研究和发掘中医急诊急救技术，弥补中医缺乏急救疗法之不足。第三，开展常见病中医急救切入点的研究，真正树立中医药在现代急诊危重病学界的地位。第四，加强中医急诊人才的培养是中医急诊学发展的根基。

（二）扩大中医急诊学内涵，满足社会发展需求

随着社会的进步和人们生活水平的提高，人们健康观念不断变化、医学模式不断转变，这对中医学提出的要求越来越高，为中医急诊学的发展创造了新的空间。从另一个方面来讲，发展中医急诊学也是中医学发展的需求。

近二十几年的发展奠定了中医急诊学在中医学中的重要地位，但若要确立中医急诊学在现代急诊医学中的地位，仍然需要汲取现代先进的科学技术，在继承中振兴、振兴中发展，力求被越来越多的人认可和接受。

（三）明确发展目标，确定优先发展领域

1. 要建立一批中医急诊专科基地，使之成为中医急诊学发展和临床教学的重要基地、国内外合作和交流的基地，并成为中医急诊学人才培养基地，培养一支结构合理、相对稳定的人才梯队，造就一批学术造诣较深、具有创新思想、在国内外有重要影响的学科带头人；要形成若干个立足于中医药前沿的中医急诊知识创新和技术创新基地，成为中医学科技发展创新源，重视中医急诊原创性的研究，加强中医急诊科研的支持力度。

2. 规范化研究是任何一个学科发展的必经之路，医学科学规范化研究尤为重要，不仅是学科传承的根本，更是学科发展的需求。但医学学科规范化的研究必须要建立在临床疗效的基础之上，要围绕常见病、多发病及重大疾病进行，重点加强中医急诊临床疾病诊疗指南的制订、修订等，开展诊疗方案优化的研究，开展中医急诊临床疗效评价标准的制订。

3. 以急诊学常见病为核心，如休克、脓毒症、外感高热、卒心痛、心肺复苏等，建立较完善的个体化诊疗方案和评价标准体系。

4. 开展临床基础研究，首先是文献的整理和继承；其次是中医急诊学内涵的进一步梳理，确定中医急诊学的地位；第三是对中医急诊常见病病名的规范化研究，提高中医急救能力和临床疗效；第四是在确立疾病名称的情况下，开展具有循证医学意义的临床研究。

5. 建立中医急诊学信息数字化网络体系，以文献信息的数字化、网络化为重点，系统建立中医急诊学的相关数据库和信息网络、远程教学、远程诊疗等信息平台。

（四）中医急诊重大疾病和危重病的研究

1. 外感高热

外感热病是急诊科最重要的疾病，中医学几千年来的研究，积累了丰富的临床经验，但外感高热的变迁，导致不同历史时期都存在不能解决的问题。从中医学的发展历史中可以看出，中医学真正的飞跃是对外感高热诊治的进展，如张仲景的六经论治、叶天士的卫气营血论治等，无不体现了其在中医学发展中的重要性。而如今，疾病谱的变化，感染性疾病的复杂化，耐药菌的广泛感染，已经成为外感发热领域重要的课题，但近年来并没有取得突破性的进展。因此加强外感高热的研究，加强耐药菌感染中医药治疗的研究是发展的需求，应该引起足够的重视。

2. 脓毒症

严重脓毒症和脓毒症休克是各种危重病死亡的重要因素，已经引起了世界医学范围内的高度重视，虽然进行了大量的基础和临床研究，但该病的病死率仍然高达 30%～70%。运用中医学"整体观""衡动观""辨证论治"及"治未病"的思想研究该病病机变化，对于降低其病死率具有重要价值。中医学具有突破性的研究潜能，中医学对该病的研究不仅能够巩固中医急诊学在现代急诊学中的地位，更重要的是能够造福人类。

3. 急性中毒

急性中毒是急诊领域的重要疾病，长期以来中医急诊对该病的研究没有实质性的突破；近年来，中医药非特异性解毒概念的提出促使中医急诊工作者在急性中毒方面进行了许多有价值的探索。如中药煎剂稀释洗胃、中药排毒、中药的脏器保护作用等研究，对于降低急性中毒的病死率显示了价值，值得我们深入探讨。

4. 心肺复苏

心肺复苏术是现代急诊医学一项重要的急救技术，几乎成为急诊医学发展的标志，虽然如此，心肺复苏的成功率仍然很低。如何提高复苏成功率，提高复苏后综合征的治愈率，已成为急诊医学研究的重要课题。中医学对复苏后综合征的救治具有一定优势，故应该加强循证医学的研究，建立中医心肺复苏的指南，巩固中医急诊的地位。

5. 相关学科急症的研究

如卒心痛中医治疗的价值和地位、早期重点干预治疗缺血性中风的循证医学意义、中医外治法对急性脾心痛治疗效果的研究、气血相关理论指导下急性出血疾病的治疗、虚实理论指导下急性痛症的诊疗等，通过这些研究使中医学在现代急诊领域逐步切入，救治范围逐步扩大。

自 2003 年非典型肺炎暴发以来，急诊医学面临急性传染病的威胁尤为突出。从历史的角度看，中医学学术的重大发展往往是基于急性传染病的发生。张仲景诊治的"伤寒"、吴又可诊治的"温疫"无不是传染性疾病，可见中医学的发展与传染性疾病息息相关。如今，随着流行性感冒、禽流感等传染性疾病的流行，急性传染病的防治已成为我国医学研究的重要课题，因此，加强中医急诊学在急性传染病领域的研究、推广其应用，是当下中医学者义不容辞的使命。

综上所述，在科技高度发达的今天，我们要集中力量，团结协作，大胆地汲取现代科技成果，进行多学科交叉研究，以推动中医急诊学更好更快地发展。

第四章

中医急诊辨证体系

中医治疗学最为突出的理论之一就是辨证论治，历代各家在此方面进行了大量的研究和临床实践，这对推动中医学的发展起到了决定性的作用。《黄帝内经》奠定了中医学的基础理论，创立了后世发展的各种辨证体系的雏形。如东汉张仲景基于《灵枢·热病》《素问·阴阳应象大论》等创立了著名的六经辨证体系；易水学派创始人张元素基于《黄帝内经》相关理论，在吸收孙思邈、钱乙等前人经验的基础上创立了以寒热虚实为纲的脏腑辨证理论体系；清代温病学家叶天士，在汲取前人研究的基础上创立了治疗温病的卫气营血辨证论治体系。从一定意义上讲，各种辨证体系都是在急诊危重病的基础上形成的，也就是说，各种辨证体系实际上就是临床上诊治急危重病的基本方法，对于急危重病临床疗效的提高起到了极大的推动作用。

中医急诊学理论体系完善的根本之一就是中医急诊学辨证体系的构建，如何让中医急诊学辨证体系更为实用、高效，是我们一直努力研究的核心。近年来，我们提出急诊危重病的病机是正气虚于一时、邪气突盛而爆发，从而在临床上提出了"三态论治"的辨证论治体系，实际上是一种思路，是对现有的各种辨证体系的综合运用。

第一节 两纲三态六要

急诊医学临床诊治要求准确快捷，要在极为复杂的临床情况面前能够用最简单的方法，最能够体现临床本质的辨证体系，取得最有效的结果。中医学辨证论治体系中，最简洁的辨证理论体系就是后世在程钟龄"六要"的基础上提出的八纲辨证，其对中医学的学习起到了提纲挈领的作用。然而，各学科如何运用，存在很大的差异。我们认为在中医急诊学领域，八纲辨证的临床使用极为重要，但要有一定的方法和思路，分步进行。首先，辨明中医之最高层次即阴阳两纲；继而对患者的疾病状态进行辨识，即三态论治，所谓三态论治就是基于"虚态、实态、虚实互存态"三种状态，进而归纳总结出以证候为核心的疾病状态，为临床救治提供准确的方法。

一、两纲论——急诊辨证的最高层次

所谓两纲实际上是阴阳两纲，阴阳两纲是八纲辨证的总纲，阴阳学说也是中医哲学理论的基础。临床上面对疾病的复杂临床表现总可以划分阴阳两类，表示疾病总体发展方向，具

有十分重要的临床意义。以阴阳两纲诊断的证候除阴证、阳证以外，还有阴脱、阳脱危重证候。

（一）阴证与阳证

1. 阴证

凡符合阴的一般属性的证候类型，称为阴证。如里证、寒证、虚证概属阴证范畴。

［临床表现］不同的疾病所表现的阴性证候不尽相同，各有侧重，一般常见为：面色暗淡，精神委靡，身重蜷卧，形寒肢冷，倦怠无力，语声低怯，纳差，口淡不渴，大便稀溏，小便清长。舌淡胖嫩，脉沉迟，或弱或细涩。

2. 阳证

凡符合阳的一般属性的证候类型，称为阳证。如表证、热证、实证概属阳证范畴。

［临床表现］不同的疾病表现的阳性证候也不尽相同。一般常见的有：面色红赤，恶寒发热，肌肤灼热，神烦，躁动不安，语声粗浊或骂詈无常，呼吸气粗，喘促痰鸣，口干渴饮，大便秘结、奇臭，小便涩痛、短赤，舌质红绛，苔黄黑生芒刺，脉浮数、洪大、滑实。

3. 阴证和阳证的鉴别

（1）阴证

1）望诊：面色苍白或暗淡，身重蜷卧，倦怠无力，委靡不振，舌质淡而胖嫩，舌苔润滑。

2）闻诊：语声低微，静而少言，呼吸怯弱，气短。

3）问诊：大便气腥臭，饮食减少，口中无味，不烦不渴，或喜热饮，小便清长短少。

4）切诊：腹痛喜按，身寒足冷，脉沉微细涩、弱迟无力。

（2）阳证

1）望诊：面色潮红或通红，喜凉，狂躁不安，口唇燥裂，舌质红绛，苔色黄或老黄，甚则燥裂，或黑而生芒刺。

2）闻诊：语声壮厉，烦而多言，呼吸气粗，喘促痰鸣，狂言叫骂。

3）问诊：大便或硬或秘或有奇臭，恶食，口干，烦渴引饮，小便短赤。

4）切诊：腹痛拒按，身热足暖，脉浮洪数大、滑实而有力。

（二）阴脱与阳脱

阴脱与阳脱是疾病的危险证候，辨证稍差或救治稍迟，死亡立见。阴脱与阳脱是两个性质不同的病证，阴脱的根本原因是体内大量脱失津液，从而导致阴脱。阳脱的主要病因是阳气亡脱，因为气可随液脱、可随血脱，所以阳脱也常见于汗、吐、下太过及大出血之后。同时，许多疾病的危笃阶段也可出现阳脱。由于阴阳是依存互根的，所以阴脱可导致阳脱，而阳脱也可以致使阴液耗损。在临床上，要首先分别阴脱、阳脱之主次，再行救治。

1. 阴脱

［临床表现］身热肢暖，烦躁不安，口渴咽干，唇干舌燥，肌肤皱瘪，小便极少，舌红干，脉细数无力。通常还以大汗淋漓为阴脱的特征，其汗温、咸而稀（吐、下之阴脱，有

时可无大汗出）。

2. 阳脱

［临床表现］大汗出、汗冷、味淡微黏、身凉恶寒、四肢厥冷、蜷卧神疲，口淡不渴，或喜热饮，舌淡白润，脉微欲绝。

3. 阴脱阳脱证的鉴别

（1）阴脱证　①汗：汗热，味咸，不黏；②四肢：温和；③舌象：红干；④脉象：细数无力；⑤其他：身热，烦躁不安，口渴，喜冷饮。

（2）阳脱证　①汗：汗凉，味淡，微黏；②四肢：厥冷；③舌象：白润；④脉象：微细欲绝；⑤其他：身冷，蜷卧神疲，口淡，喜热饮。

阴阳虽抽象，而结合临床实际阴阳辨证就十分清晰了。此法不仅简便易行，更有助于临床疗效的提高，因此在急诊临证之时，时时关注阴阳，救治方向方才不误。

二、三态观——急症论治的思维之本

所谓三态就是疾病存在的三种不同的状态，是基于证候基础的疾病变化过程中的一个横截面。证候可以相对稳定，状态总因不同的内部、外部条件而变化，状态是在不停运动的。把握住状态就更具有针对性，是提高临床疗效的基本途径之一。

所谓三态就是"虚态、实态、虚实互存态"。虚态、实态和虚实互存态不同于两纲的虚证和实证，前者是静态后者是动态，因为是静态所以一分为二，而动态情况下是一分为三，在两端论的基础上因为变化而产生了第三种状态，这种认识疾病的基本方法是基于疾病不断发展变化的根本规律，而且完全符合中国传统文化"道生一，一生二、二生三，三生万物，万物负阴而抱阳，冲气以为和"的哲学思想。"虚态、实态、虚实互存态"是针对"阴、阳、和"的一种病理变化，尤其是相互对立着的各种表现或事物，这种交错和谐、阴阳平衡的状态人体不会发生疾病；而这种交错在某种因素的作用下，发生了不和谐、阴阳不协调的状态，就会发生疾病，甚至疾病加重导致死亡。

三态观不是一种新的辨证体系，是基于中国经典哲学基础上的一种创新思维方法，这种方法改变了传统的一分为二的思想，在间接中重视细节的处理，对于急诊危重病的诊断和治疗具有极大意义。

三、六要辨证是急诊病机演变的核心

六要就是基于两纲的基础，在三态论的指导下，归纳总结疾病的六种不同状态，即表、里、寒、热、虚、实；是通过四诊掌握了辨证资料之后，根据病位的深浅、病邪的性质、人体正气的强弱等多方面的情况进行分析综合，归纳为六类不同的状态，称为六要辨证。六要是分析疾病共性的辨证方法，是各种辨证的总纲，在诊断过程中，有执简驭繁、提纲挈领的作用。六要辨证并不意味着把各种证候截然划分为六个区域。它们是相互联系而不可分割的，如表里与寒热虚实相联系、寒热与虚实表里相联系、虚实又与寒热表里相联系。由于疾病的变化往往不是单一的，而是经常会出现表里、寒热、虚实交织在一起的夹杂情况，如表里同病、虚实夹杂、寒热错杂。在一定的条件下，疾病还可出现不同程度的转化，如表邪入里、里邪出表；寒证化热、热证转寒；实证转虚、因虚致实等。在疾病发展到一定阶段时，还可以出现一些与疾病性质相反的假象，如真寒假热、真热假寒、真虚假实、真实假虚等。进行六要辨证，不仅要熟练地掌握各类证候的特点，还要注意它们之间的相兼、转化、夹杂、真假，只有这样才能正确而全面地认识疾病、诊断疾病。

（一）表里

表里是辨别疾病病位内外和病势深浅的一对纲领、它是一个相对的概念。就躯壳与内脏而言，躯壳为表、内脏为里；就脏与腑而言，腑为表、脏为里；就经络与脏腑而言，经络为表、脏腑为里。从病势深浅论，外感病者，病邪入里一层，病深一层；出表一层，病轻一层。这种相对的概念，在六经辨证和卫气营血辨证中尤为重要。以上是广义之表里概念。狭义的表里，是指身体的皮毛、肌腠、经络为外，这些部位受邪属于表证；脏腑、气血、骨髓为内，这些部位发病统属里证。表里辨证，在外感病辨证中有重要的意义，可以得知病情的轻重，明确病变部位的深浅，预测病理变化的趋势。表证病浅而轻，里证病深而重；表邪入里为病进；里邪出表为病退。了解病的轻重进退，就能掌握疾病的演变规律，取得治疗上的主动权，采取适当的治疗措施。

1. 表证

表证是指六淫疫疠邪气经皮毛、口鼻侵入时所产生的证候。多见于外感病的初期，一般起病急，病程短。表证有两个明显的特点：一是外感时邪，表证由邪气入侵人体所引起；二是病轻浅，表证的病位在皮毛肌腠，病轻易治。

[临床表现] 恶寒，发热，头身疼痛，舌苔薄白，脉浮，兼有鼻塞、流涕、咳嗽、喷嚏、咽喉痒痛等症。

2. 里证

里证是疾病深在于里（脏腑、气血、骨髓）的一类证候。它是与表证相对而言的。多见于外感病的中、后期或内伤疾病。里证的成因，大致有三种情况：一是表邪内传入里，侵犯脏腑所致；二是外邪直接侵犯脏腑而成；三是七情刺激、饮食不节、劳逸过度等因素损伤脏腑，引起功能失调、气血逆乱而致病。里证的范围甚广，除了表证以外，其他疾病都可以说是里证。里证的特点也可归纳为二点：一是病位深在；二是里证的病情一般较重。

[临床表现] 里证病因复杂，病位广泛，症状繁多，常以或寒或热，或虚或实的形式出现，故详细内容见各辨证之中。现仅举几类常见症脉分析如下：壮热恶热或微热潮热，烦躁神昏，口渴引饮，或畏寒肢冷，倦卧神疲，口淡多涎。大便秘结，小便短赤或大便溏泄，小便清长，腹痛呕恶，苔厚脉沉。

3. 半表半里证

外邪由表内传，尚未入于里；或里邪透表，尚未至于表，邪正相搏于表里之间，称为半表半里证。

[临床表现] 寒热往来，胸胁苦满，心烦喜呕，默默不欲饮食，口苦咽干，目眩，脉弦等。这种关于半表半里的认识，基本上类同六经辨证的少阳病证。

4. 表证和里证的关系

人体的肌肤与脏腑是通过经络的联系、沟通而表里相通的。疾病发展过程中，在一定的条件下，可以出现表里证错杂和相互转化，如表里同病、表邪入里、里邪出表等。

（1）表里同病：表证和里证在同一时期出现，称表里同病。这种情况的出现，除初病即见表证又见里证外，多因表证未罢，又及于里，或本病未愈，又加标病。如本有内伤，又加外感，或先有外感，又伤饮食之类。

表里同病的出现，往往与寒热、虚实互见。常见的有表寒里热、表热里寒，表虚里实、表实里虚等，详见寒热虚实辨证。

（2）表里出入

1）表邪入里：凡病表证，表邪不解，内传入里，称为表邪入里。多因机体抗邪能力降低，或邪气过盛，或护理不当，或误治、失治等因素所致。凡病表证，本有恶寒发热，若恶寒自罢，不恶寒而反恶热，并见渴饮、舌红苔黄、尿赤等症，便是表邪入里的证候。

2）里邪出表：某些里证，病邪从里透达于外，称里邪出表。这是由于治疗与护理得当，机体抵抗力增强的结果。例如内热烦躁，咳逆胸闷，继而发热汗出，或斑疹白㾦外透，这是病邪由里达表的证候。

表邪入里表示病势加重，里邪出表反映邪有去路，病势减轻。掌握表里出入的变化，对于推断疾病的发展转归有重要意义。

5. 表证和里证的鉴别

辨别表证和里证，主要是审察其寒热、舌象、脉象等变化。一般来说，外感病中，发热恶寒并见的属表证，但热不寒、但寒不热的属里证；表证舌苔不变化，里证舌苔多有变化；脉浮主表证，脉沉主里证。

（二）寒热

寒热是辨别疾病性质的两个纲领。寒证与热证反映机体阴阳的偏盛与偏衰，阴盛或阳虚表现为寒证，阳盛或阴虚表现为热证。寒热辨证在治疗上有重要意义。《素问·至真要大论》说"寒者热之""热者寒之"，两者治法正好相反。所以寒热辨证，必须确切无误。

1. 寒证

寒证，是疾病的本质属于寒性的证候类型。可以由感受寒邪而致，也可以由机体自身阳虚阴盛而致。由于寒证的病因与病位不同，又可分出几种不同的证型。如感受寒邪，有侵犯肌表、有直中内脏，故有表寒、里寒之别。内寒的成因有寒邪入侵者、有自身阳虚者，故又有实寒、虚寒之分。这里先就寒证的共性进行分析。

［临床表现］各类寒证的临床表现不尽一致，但常见的有：恶寒喜暖，面色㿠白，肢冷蜷卧，口淡不渴，痰涎、涕清稀，小便清长，大便稀溏，舌淡苔白润滑，脉迟或紧等。

2. 热证

热证，是疾病的本质属于热性的证候类型。可以由感受热邪而致，也可以由机体自身阴虚阳亢而致。根据热证的病因与病位的不同，亦可分出几种不同的证型。如外感热邪或热邪入里，便有表热、里热之别。里热中，有实热之邪入侵或自身虚弱造成，所以有实热和虚热之分。这里仅就热证的共性进行分析。

[临床表现] 各类热证的表现也不尽一致，但常见的有：恶热喜冷，口渴喜冷饮，面红目赤，烦躁不宁，痰、涕黄稠，吐血衄血，小便短赤，大便干结，舌红苔黄而干燥，脉数等。

3. 寒热错杂

在同一患者身上同时出现寒证和热证，呈现寒热交错的现象，称为寒热错杂。寒热错杂有上下寒热错杂和表里寒热错杂的不同。

（1）上下寒热错杂：患者身体上部与下部的寒热性质不同，称为上下寒热错杂。包括上寒下热和上热下寒两种情况。上下是一个相对的概念。如以膈为界，则胸为上，腹为下；而腹部本身上腹胃脘又为上，下腹膀胱、大小肠等又属下。

1）上寒下热：患者在同一时间内，上部表现为寒，下部表现为热的证候类型。例如胃脘冷痛，呕吐清涎，同时又兼见尿频、尿痛、小便短赤，此为寒在胃而热在膀胱之证候。此即中焦有寒，下焦有热，就其相对位置而言，中焦在下焦之上，所以属上寒下热的证型。

2）上热下寒：患者在同一时间内，上部表现为热，下部表现为寒的证候类型。例如患者胸中有热，肠中有寒，既见胸中烦热咽痛口干的上热证，又见腹痛喜暖，大便稀溏的下寒证，就属上热下寒证。

（2）表里寒热错杂：患者表里同病而寒热性质不同，称为表里寒热错杂。包括表寒里热和表热里寒两种情况。

1）表寒里热：患者表里同病，寒在表热在里的一种证候类型。常见于本有内热，又外感风寒，或外邪传里化热而表寒未解的病证。例如恶寒发热，无汗头痛，身痛，气喘，烦躁，口渴，脉浮紧，即是寒在表而热在里的证候。

2）里寒表热：患者表里同病，表有热里有寒的一种证候类型。常见于素有里寒而复感风热；或表热证未解，误下以致脾胃阳气损伤的病证。如平素脾胃虚寒，又感风热，临床上既能见到发热、头痛、咳嗽、咽喉肿痛的表热证，又可见到大便溏泄、小便清长、四肢不温的里寒证。

寒热错杂的辨证，除了要辨别上下表里的部位之外，关键在于分清寒热的多少。寒多热少者，应以治寒为主，兼顾热证；热多寒少者，应以治热为主，兼顾寒证。

4. 寒热转化

（1）寒证转化为热证：患者先有寒证，后来出现热证，热证出现后，寒证便渐渐消失，这就是寒证转化为热证。多因机体阳气偏盛、寒邪从阳化热所致，也可见于治疗不当、过服温燥药物的患者。例如感受寒邪，开始为表寒证，见恶寒发热，身痛无汗，苔白，脉浮紧。病情进一步发展，寒邪入里化热，恶寒症状消退，而壮热，心烦口渴，苔黄，脉数等症状相继出现，这就表示其证候由表寒而转化为里热。

（2）热证转化为寒证：患者先有热证，后来出现寒证，寒证出现后，热证便渐渐消失，就是热证转化为寒证。多因邪盛或正虚、正不胜邪、功能衰败所致，也见于误治、失治损伤阳气的患者。这种转化可缓可急。如热痢日久，阳气日耗，转化为虚寒痢，这是缓慢转化的过程。如高热患者，由于大汗不止，阳从汗泄，或吐泻过度，阳随津脱，出现体温骤降，四肢厥冷，面色苍白，脉微欲绝的虚寒证（阳脱），这是急骤转化的过程。

寒热证的转化，反映邪正盛衰的情况。由寒证转化为热证，是人体正气尚盛，寒邪郁而化热；热证转化为寒证，多属邪盛正虚，正不胜邪。

5. 寒热真假

当寒证或热证发展到极点时，有时会出现与疾病本质相反的一些假象，如寒极似热、热极似寒，即所谓真寒假热、真热假寒。这些假象常见于病情危笃的严重关头，如不细察，往往容易贻误生命。

（1）真寒假热：是内有真寒，外见假热的证候类型。其产生机制是由于阴寒内盛格阳于外，阴阳寒热格拒而成，故又称阴盛格阳。阴盛于内，格阳于外，形成虚阳浮越阴极似阳的现象，其表现如：身热，面色浮红，口渴，脉大等似属热证，但患者身虽热却反欲盖衣被，渴欲热饮而饮不多，面红时隐时现，浮嫩如妆，不像实热之满面通红，脉大却按之无力。同时还可见到四肢厥冷、下利清谷、小便清长、舌淡苔白等症状。所以，热象是假，阳虚寒盛才是疾病的本质。

（2）真热假寒：是内有真热而外见假寒的证候类型。其产生机制，是由于阳热内盛，阳气闭郁于内，不能布达于四末而形成；或者阳盛于内，拒阴于外，故也称为阳盛格阴。根据其阳热闭郁而致手足厥冷的特点，习惯上又把它叫阳厥或热厥。其内热愈盛则肢冷愈严重，即所谓热深厥亦深。其表现如：手足冷，脉沉等，似属寒证，但四肢冷而身热不恶寒反恶热，脉沉数而有力，更见烦渴喜冷饮、咽干、口臭、谵语、小便短赤、大便燥结或热痢下重，舌质红，苔黄而干等症。这种情况的手足厥冷，脉沉就是假寒的现象，而内热才是疾病的本质。

辨别寒热真假的要领，除了了解疾病的全过程外，还应从以下两个方面注意体察：①假象的出现，多在四肢、皮肤和面色方面，而脏腑气血、津液等方面的内在表现则常如实反映着疾病的本质，故辨证时应以里证、舌象、脉象等方面为主要依据；②假象毕竟和真象不同，如假热之面赤，是面色㿠白而仅在颧颊上见浅红娇嫩之色，时隐时现，而真热的面红却是满面通红。假寒常表现为四肢厥冷，而胸腹部却是大热，按之灼手，或周身寒冷而反不欲近衣被，而真寒则是身蜷卧，欲得衣被。

6. 寒证和热证的鉴别

辨别寒证与热证，不能孤立地根据某一症状做判断，应对疾病的全部表现进行综合观察、分析，尤其是寒热的喜恶，口渴与不渴，面色的赤白，四肢的凉温，以及二便、舌象、脉象等方面更应细致观察。

7. 寒热与表里的关系

寒证、热证与表里相互联系。可形成多种证候，除上述表寒里热、表热里寒外，尚有表寒证、表热证、里寒证、里热证。

（1）表寒证：是寒邪侵袭肌表所致的一种病证。

［临床表现］恶寒重，发热轻，头身疼痛，无汗，苔薄白润，脉浮紧。

（2）表热证：是热邪侵袭肌表所致的一种病证。

［临床表现］发热，微恶风寒，头痛，口干，微渴，或有汗，舌边尖红赤，脉浮数。

表热证也是表证之一种，特点是发热重恶寒轻，常常有汗，脉浮而数。

（3）里寒证：是寒邪内侵脏腑或阳气虚衰的病证。

［临床表现］形寒肢冷，面色㿠白，口淡不渴，或渴喜热饮，静而少言，小便清长，大便稀溏，舌质淡，苔白润，脉沉迟。

（4）里热证：是热邪内侵脏腑或阴液亏损致虚热内生的病证。

［临床表现］面红身热，口渴，喜饮冷水，烦躁多言，小便短赤，大便干结，舌质红，苔黄，脉数。

（三）虚实

虚实是辨别邪正盛衰的两个纲领。虚指正气不足，实指邪气盛实。虚证反映人体正气虚弱而邪气也不太盛。实证反映邪气太盛，而正气尚未虚衰，邪正相争剧烈。虚实辨证可以掌握病者邪正盛衰的情况，为治疗提供依据，实证宜攻，虚证宜补。只有辨证准确，才能攻补适宜，免犯虚虚实实之误。

1. 虚证

虚证是对人体正气虚弱各种临床表现的病理概括。虚证的形成，有先天不足、后天失养和疾病耗损等多种原因。由于虚证的临床表现相当复杂，在此仅介绍一些共同的、有规律性的表现。

［临床表现］各种虚证的表现极不一致，很难全面概括，常见有的：面色淡白或萎黄，精神委靡，身疲乏力，心悸气短，形寒肢冷，自汗，大便滑脱，小便失禁，舌淡胖嫩，脉虚沉迟，或为五心烦热，消瘦颧红，口咽干燥，盗汗潮热，舌红少苔，脉虚细数。

2. 实证

实证是对人体感受外邪，或体内病理产物堆积而产生的各种临床表现的病理概括。实证的成因有两个方面：一是外邪侵入人体，一是脏腑功能失调以致痰饮、水湿、瘀血等病理产物停积于体内所致。随着外邪性质的差异、致病之病理产物的不同，而有各自不同的证候表现。由于实证的表现也是多种多样的，所以也只介绍一些共同的、一般性的特征。

［临床表现］由于病因不同，实证的表现亦极不一致，而常见的表现为：发热，腹胀痛拒按，胸闷，烦躁，甚至神昏谵语，呼吸气粗，痰涎壅盛，大便秘结，或下利，里急后重，小便不利，淋沥涩痛，脉实有力，舌质苍老，舌苔厚腻。

3. 虚实错杂

凡虚证中夹有实证，实证中夹有虚证，以及虚实齐见的，都是虚实错杂证。例如表虚里实，表实里虚，上虚下实，上实下虚等。虚实错杂的证候，由于虚和实错杂互见，所以在治疗上便有攻补兼施法。但在攻补兼施中还要分虚与实孰多孰少，因而用药就有轻重主次之分。虚实错杂中根据虚实的多少有实证夹虚，虚证夹实，虚实并重三种情况。

（1）实证夹虚：此证常发生于实证过程中正气受损的患者，亦可见于原来体虚而新感外邪的患者。它的特点是以实邪为主，正虚为次。例如《伤寒论》的白虎加人参汤证，本来是阳明经热盛，证见壮热，口渴，汗出，脉洪大。热炽伤及气阴，又出现口燥渴，心烦，背微恶寒等气阴两伤的症状，这就是邪实夹虚。治疗以白虎攻邪为主，再加人参兼扶正气。

（2）虚证夹实：此证往往见于实证深重，拖延日久，正气大伤、余邪未尽的患者；亦可见于素体大虚，复感邪气的患者。其特点是以正虚为主，实邪为次。例如春温病的肾阴亏损证出现在温病的晚期，是邪热动烁肝肾之阴而呈现邪少虚多的证候。症见低热不退，口干，舌质干绛，此时治法以滋阴养液，扶正为主，兼清余热。

（3）虚实并重：此证见于以下两种情况：一是原为严重的实证，迁延时日，正气大伤，而实邪未减者；二是原来正气甚弱，又感受较重邪气的患者。他们的特点是正虚与邪实均十分明显，病情比较严重。例如小儿疳积，大便泄泻，贪食不厌，苔厚浊，脉细稍弦。病起于饮食积滞，损伤脾胃，虚实并见，治应消食化积与健脾同用。

4. 虚实转化

疾病的发展过程往往是邪正斗争的过程，邪正斗争在证候上的反映主要表现为虚实的变化。在疾病过程中，有些本来是实证，由于病邪久留，损伤正气，而转为虚证；有些由于正虚，脏腑功能失常，而致痰、食、血、水等凝结阻滞为患，成为因虚致实证。例如高热、口渴、汗出、脉洪大之实热证，因治疗不当，日久不愈，可导致津气耗伤，而见肌肉消瘦，面色枯白，不欲饮食，虚羸少气，舌苔光剥，脉细无力等，证已由实转虚。又如病本心脾气虚，常见心悸、短气，久治未愈，突然心痛不止，这是气虚血滞引致心脉瘀阻之证，虚证已转变为实证，治当活血祛瘀止痛。

5. 虚实真假

虚证和实证，有真假疑似之分，辨证时要从错杂的证候中辨别真假，以去伪存真。辨虚实之真假与虚实之错杂证绝不相同，应注意审察鉴别。

（1）真实假虚：指疾病本身属实证，但又出现一些似乎是虚的现象。如热结肠胃，痰食壅滞，大积大聚之实证，却见神情沉静，身寒肢冷，脉沉伏或迟涩等症脉。若仔细辨别则可以发现，患者神情虽沉静，但语出则声高气粗；脉虽沉伏或迟涩，但按之有力；虽然形寒肢冷，但胸腹久按灼手。导致这类似虚之症脉其原因并不是病体虚弱，而是实邪阻滞经络，气血不能外达之故，因此称这类症脉为假象，古称之为"大实有羸状"。此时治疗仍然应专力攻邪。

（2）真虚假实：指疾病本质属虚证，但又出现一些似乎是实的现象。如素体脾虚、运化无力，而出现腹部胀满而痛，脉弦等症脉。若仔细辨别可以发现腹部胀满，即有时减轻，不似实证的常满不减；虽有腹痛，但喜按；脉虽弦，但重按则无力。导致这类似实之症脉的原因并不是实邪，而是身体虚弱，故亦定之为假象。古人所谓"至虚有盛候"，就是指此而言。治疗应用补法。

虚实真假的鉴别，可概括为以下四点，指导临床辨证：①脉象的有力无力，有神无神，浮候如何，沉候如何；②舌质的胖嫩与苍老；③言语发声的亢亮与低怯；④患者体质的强弱，发病的原因，病的新久，以及治疗经过如何。

6. 虚证和实证的鉴别

虚证与实证的证候表现已分别介绍如上，但从临床来看，有一些症状，可出现于实证，也可见于虚证。例如，腹痛，虚证、实证均可发生。因此，要鉴别虚实，必须四诊合参，通过望形体，舌象，闻声息，问起病，按胸腹，查脉象等多方面进行综合分析。一般来说，虚证必身体虚弱，实证多身体粗壮。虚证者声息低微，实证者声高息粗。久病多虚，暴病多实。舌质淡嫩，脉象无力为虚；舌质苍老，脉象有力为实。

7. 虚实与表里寒热的关系

虚实常通过表里寒热几个方面反映出来，形成多种证候，临床常见的有表虚、表实、里虚、里实、虚寒、虚热、实寒、实热等类。

（1）表虚证：表虚证有两种，一是指感受风邪而致的表证，以恶风、自汗为特征，为外感表虚。二是肺脾气虚，卫气不能固密，肌表疏松，经常自汗，易被外邪侵袭的表虚者，属内伤表虚。

〔临床表现〕外感表虚：头痛，项强，发热，汗出，恶风，脉浮缓。内伤表虚：平时常自汗出，容易感冒，兼有面色淡白，气短，动则气喘，倦怠乏力，纳少便溏，舌淡苔白，脉细弱等气虚表现。

（2）表实证：表实证是寒邪侵袭肌表所致的一种证候类型。

〔临床表现〕发热恶寒，头身疼痛，无汗，脉浮紧。

（3）里虚证：里虚证的内容也较多，各脏腑经络、阴阳气血亏损，都属里虚证的范畴。里虚证若按其寒热划分，则可分为虚寒证、虚热证两类。

（4）里实证：里实证包括的内容也较多，不但有各脏腑经络之分，而且还有各种不同邪气之别。里实证若按寒热划分，亦可分为实寒证、实热证两大类。

（5）虚寒证：虚寒证是由于体内阳气虚衰所致的一种证候类型。

〔临床表现〕精神不振，面色淡白，畏寒肢冷，腹痛喜温喜按，大便溏薄，小便清长，少气乏力，舌质淡嫩，脉微沉迟无力。

（6）虚热证：虚热证是由于体内阴液亏虚所致的一种证候类型。

〔临床表现〕两颧红赤，形体消瘦，潮热盗汗，五心烦热，咽干口燥，舌红少苔，脉细数。

（7）实寒证：实寒证是寒邪（阴邪）侵袭人体所致的一种证候类型。

〔临床表现〕畏寒喜暖，面色苍白，四肢欠温，腹痛拒按，肠鸣腹泻，或痰鸣喘嗽，口淡多涎，小便清长，舌苔白润，脉迟或紧。

（8）实热证：阳热之邪侵袭人体，由表入里所致的实证热证。

〔临床表现〕壮热喜凉，口渴饮冷，面红目赤，烦躁或神错谵语，腹胀满痛拒按，大便秘结，小便短赤，舌红苔黄而干，脉洪滑数实。

第二节　脏腑辨证突出三态观

脏腑辨证是根据脏腑的生理功能、病理表现对疾病证候进行归纳，借以推究病机，判断病变的部位、性质、正邪盛衰情况的一种辨证方法，是临床各科的诊断基础，是辨证体系中的重要组成部分。

脏腑辨证，包括脏病辨证、腑病辨证及脏腑兼病辨证。其中脏病辨证是脏腑辨证的主要内容。由于临床上单纯的腑病较为少见，多与一定的脏病有关，故将腑病编入相关脏病中进行讨论。脏腑病变复杂，证候多种多样，本节在三态观的理论指导下研究临床常见的一些证候。

一、肝与胆病辨证

肝位于右胁，胆附于肝，肝胆经脉相互络属，肝与胆相表里，肝主疏泄，主藏血，在体为筋，其华在爪，开窍于目，其气升发，性喜条达而恶抑郁。胆贮藏排泄胆汁以助消化，并与情志活动有关，因而有胆主决断之说。

（一）实态

1. 肝气郁结证

肝气郁结证是指肝失疏泄，气机郁滞而表现的证候类型，多因情志抑郁，或突然的精神刺激及其他病邪的侵扰而引发。

［临床表现］胸胁或少腹胀闷窜痛，胸闷喜太息，情志抑郁易怒，咽部如有异物，或颈部瘿瘤，或痞块。妇女可见乳房作胀疼痛，月经不调，甚则闭经。

2. 肝火上炎证

肝火上炎证是指肝脏之火上逆所表现的证候类型，多因情志不遂，肝郁化火，或热邪内犯等引起。

［临床表现］头晕胀痛，面红目赤，口苦口干，急躁易怒，不眠或噩梦纷纭，胁肋灼痛，便秘尿黄，耳鸣如潮，吐血衄血，舌红苔黄，脉弦数。

3. 寒凝肝脉证

寒凝肝脉证是指寒邪凝滞肝脉所表现的证候类型，多因感受寒邪而发病。

［临床表现］少腹牵引睾丸坠胀冷痛，或阴囊收缩引痛，受寒则甚，得热则缓，舌苔白滑，脉沉弦或迟。

4. 肝胆湿热证

肝胆湿热证是指湿热蕴结肝胆所表现的证候类型，多由感受湿热之邪，或偏嗜肥甘厚腻，酿湿生热，或脾胃失健，湿邪内生，郁而化热所致。

［临床表现］胁肋胀痛，或有痞块，口苦，腹胀，纳少呕恶，大便不调，小便短赤，舌红苔黄腻，脉弦数。或寒热往来，或身目发黄，或阴囊湿疹，或睾丸肿胀热痛，或带浊阴痒等。

5. 胆郁痰扰证

胆郁痰扰证是指胆失疏泄，痰热内扰所表现的证候类型，多由情志不遂，疏泄失职，生痰化火而引起。

［临床表现］头晕目眩耳鸣，惊悸不宁，烦躁不寐，口苦呕恶，胸闷太息，舌苔黄腻，脉弦滑。

（二）虚态

1. 肝血虚证

肝血虚证是指肝脏血液亏虚所表现的证候类型，多因脾肾亏虚，生化之源不足，或慢性病耗伤肝血，或失血过多所致。

[临床表现] 眩晕耳鸣，面白无华，爪甲不荣，夜寐多梦，视力减退或雀目，或见肢体麻木，关节拘急不利，手足震颤，肌肉瞤动，妇女常见月经量少、色淡，甚则经闭，舌淡苔白，脉弦细。

2. 肝阴虚证

肝阴虚证是指肝脏阴液亏虚所表现的证候类型，多由情志不遂，气郁化火，慢性疾病、温热病等耗伤肝阴引起。

[临床表现] 头晕耳鸣，两目干涩，面部烘热，胁肋灼痛，五心烦热，潮热盗汗，口咽干燥，或见手足蠕动，舌红少津，脉弦细数。

（三）虚实互存态

1. 肝阳上亢证

肝阳上亢证是指肝肾阴虚，不能制阳，致使肝阳偏亢所表现的证候类型，多因情志过极或肝肾阴虚致使阴不制阳，水不涵木而发病。

[临床表现] 眩晕耳鸣，头目胀痛，面红目赤，急躁易怒，心悸健忘，失眠多梦，腰膝酸软，头重脚轻，舌红少苔，脉弦有力。

肝气郁结、肝火上炎、肝阴不足、肝阳上亢四证的病机，常可互相转化，如肝气久郁，可以化火；肝火上炎，火热炽盛，可以灼烁肝阴；肝阴不足，可致肝阳上亢；而肝阳亢盛又可化火伤阴。所以在辨证上既要掌握其各自特征，又要分析其内在联系，才能做出准确判断。

2. 肝风内动证

肝风内动证是指患者出现眩晕欲仆、震颤、抽搐等动摇不定症状为主要表现的证候类型，临床上常见肝阳化风、热极生风、阴虚动风三种。

（1）肝阳化风证：是指肝阳亢逆无制而表现动风的证候类型，多因肝肾之阴久亏，肝阳失潜而发。

[临床表现] 眩晕欲仆，头摇而痛，项强肢颤，语言謇涩，手足麻木，步履不正，或猝然昏倒，不省人事，口眼㖞斜，半身不遂，舌强不语，喉中痰鸣，舌红苔白或腻，脉弦有力。

（2）热极生风证：是指热邪亢盛引动肝风所表现的证候类型，多由邪热亢盛，燔灼肝经，热闭心神而发病。

[临床表现] 高热神昏，躁热如狂，手足抽搐，颈项强直，甚则角弓反张、两目上视、牙关紧闭，舌红或绛，脉弦数。

（3）阴虚动风证：是指阴液亏虚引动肝风表现的证候类型，多因外感热病后期阴液耗损，或内伤久病，阴液亏虚而发病。

[临床表现] 眩晕头痛，颧红，咽干，五心烦热，舌嫩红，苔少或无苔，脉弦细或弱或细数。

二、心与小肠病辨证

心居胸中，心包络围护于外，为心主的宫城。其经脉下络小肠，两者相为表里。心主血脉，又主神明，开窍于舌。小肠分清泌浊，具有化物的功能。

（一）实态

1. 心火亢盛证

心火亢盛证是指心火炽盛所表现的证候类型，凡五志、六淫化火，或因劳倦，或进食辛辣厚味，均能引起此证。

［临床表现］心中烦怒，夜寐不安，面赤口渴，溲黄便干，舌尖红绛，或生舌疮，脉数有力。甚则狂躁谵语，或见吐血衄血，或见肌肤疮疡，红肿热痛。

2. 痰火扰心证

痰火扰心证是指痰火扰乱心神所出现的证候类型，多因五志化火，灼液成痰，痰火内盛或外感邪热，夹痰内陷心包所致。

［临床表现］发热气粗，面红目赤，痰黄稠，喉间痰鸣，躁狂谵语，舌红苔黄腻，脉滑数，或见失眠心烦，痰多胸闷，头晕目眩，或见语言错乱，哭笑无常，不避亲疏，狂躁妄动，打人毁物，力逾常人。

3. 小肠实热证

小肠实热证是指小肠里热炽盛所表现的证候类型，多由心热下移所致。

［临床表现］心烦口渴，口舌生疮，小便赤涩，尿道灼痛，尿血，舌红苔黄，脉数。

4. 痰迷心窍证

痰迷心窍证是指痰浊蒙蔽心窍表现的证候类型，多因湿浊酿痰，或情志不遂，气郁生痰而引起。

［临床表现］面色晦滞，脘闷作恶，意识模糊，语言不清，喉有痰声，甚则昏不知人，舌苔白腻，脉滑。或精神抑郁，表情淡漠，神志痴呆，喃喃自语，举止失常。或突然仆地，不省人事，口吐痰涎，喉中痰鸣，两目上视，手足抽搐，口中如作猪羊叫声。

（二）虚态

1. 心气虚、心阳虚与心阳暴脱证

心气虚证是指心脏功能减退所表现的证候类型。凡禀赋不足、年老体衰、久病或劳心过度均可引起此证。心阳虚证是指心脏阳气虚衰所表现的证候类型。凡心气虚甚，寒邪伤阳，汗下太过等均可引起此证。心阳暴脱证，是指阴阳相离、心阳骤越所表现的证候类型。凡病情危重、危症险症者均可出现此证。

［临床表现］心悸怔忡，胸闷气短，活动后加重，面色淡白或㿠白，或有自汗，舌淡苔白，脉虚，为心气虚。若兼见畏寒肢冷、心痛、舌淡胖、苔白滑、脉微细为心阳虚。若突然冷汗淋漓、四肢厥冷、呼吸微弱、面色苍白、口唇青紫、神志模糊或昏迷，则是心阳暴脱的危象。

心气虚、心阳虚、心阳暴脱三证的鉴别如下。

相同点：心悸怔忡，胸闷气短，活动后加重，自汗。

不同点：①心气虚者，面色淡白或㿠白，舌淡苔白，脉虚；②心阳虚者，畏寒肢冷，心痛，面色㿠白或晦暗，舌淡胖，苔白滑，脉微细；③心阳暴脱者，突然冷汗淋漓，四肢厥冷，呼吸微弱，面色苍白，口唇青紫，神志模糊，或昏迷。

2. 心血虚与心阴虚证

心血虚证是指心血不足，不能濡养心脏所表现的证候类型。心阴虚证是指心阴不足，不能濡养心脏所表现的证候类型。二者常由久病耗损阴血，或失血过多，或阴血生成不足，或情志不遂，气火内郁，暗耗阴血等因素引起。

［临床表现］心悸怔忡、失眠多梦，为心血虚与心阴虚的共有症。若兼见眩晕、健忘、面色淡白无华、或萎黄、口唇色淡、舌色淡白、脉细弱等症，为心血虚。若见五心烦热、潮热、盗汗、两颧发红、舌红少津、脉细数，则为心阴虚。

（三）虚实互存态

1. 心脉痹阻证

虚实互存态表现为心脉痹阻证。心脉痹阻证是指心脏脉络在各种致病因素作用下痹阻不通所反映的证候类型，常由年高体弱或病久正虚以致瘀阻、痰凝、寒滞、气郁而发作。

［临床表现］心悸怔忡，心胸憋闷疼痛，痛引肩背内臂，时发时止。若痛如针刺，并见舌紫暗有紫斑、紫点，脉细涩或结代，为瘀阻心脉。若为闷痛，并见体胖痰多，身重困倦，舌苔白腻，脉沉滑，为痰阻心脉。若剧痛暴作，并见畏寒肢冷，得温痛缓，舌淡苔白，脉沉迟或沉紧，为寒凝之象。若疼痛而胀，且发作时与情志有关，舌淡红，苔薄白，脉弦，为气滞之证。

三、脾与胃病辨证

脾胃共处中焦，经脉互为络属，具有表里的关系。脾主运化水谷，胃主受纳腐熟，脾升胃降，共同完成饮食物的消化吸收与输布。脾又具有统血，主四肢肌肉的功能。

1. 脾气虚证

脾气虚证是指脾气不足，运化失健所表现的证候类型，多因饮食失调，劳累过度，以及其他急慢性疾患耗伤脾气所致。

［临床表现］纳少腹胀，饭后尤甚，大便溏薄，肢体倦怠，少气懒言，面色萎黄或㿠白，形体消瘦或浮肿，舌淡苔白，脉缓弱。

2. 脾阳虚证

脾阳虚证是指脾阳虚衰，阴寒内盛所表现的证候类型，多由脾气虚发展而来，或过食生冷，或肾阳虚，火不生土所致。

［临床表现］腹胀纳少，腹痛喜温喜按，畏寒肢冷，大便溏薄清稀，或肢体困重，或周身浮肿，小便不利，或白带量多质稀，舌淡胖，苔白滑，脉沉迟无力。

3. 中气下陷证

中气下陷证是指脾气亏虚，升举无力而反下陷所表现的证候类型，多由脾气虚进一步发展，或久泄久痢，或劳累过度所致。

　　［临床表现］脘腹重坠作胀，食后尤甚；或便意频数，肛门坠重；或久痢不止，甚或脱肛；或子宫下垂；或小便浑浊如米泔。伴见气少乏力，肢体倦怠，声低懒言，头晕目眩，舌淡苔白，脉弱。

4. 脾不统血证

　　脾不统血证是指脾气亏虚不能统摄血液所表现的证候类型，多由久病脾虚，或劳倦伤脾等引起。

　　［临床表现］便血，尿血，肌衄，齿衄，妇女月经过多，崩漏等。常伴见食少便溏，神疲乏力，少气懒言，面色无华，舌淡苔白，脉细弱等症。

5. 寒湿困脾证

　　寒湿困脾证是指寒湿内盛，中阳受困而表现的证候类型，多由饮食不节，过食生冷，淋雨涉水，居处潮湿，以及内湿素盛等因素引起。

　　［临床表现］脘腹痞闷胀痛，食少便溏，泛恶欲吐，口淡不渴，头身困重，面色萎黄，或肌肤面目发黄，黄色晦暗如烟熏，或肢体浮肿，小便短少，舌淡胖，苔白腻，脉濡缓。

6. 湿热蕴脾证

　　湿热蕴脾证是指湿热内蕴中焦所表现的证候类型，常因受湿热外邪，或过食肥甘酒酪酿湿生热所致。

　　［临床表现］脘腹痞闷，纳呆呕恶，便溏尿黄，肢体困重，或面目肌肤发黄，色泽鲜明如橘，皮肤发痒，或身热起伏，汗出热不解，舌红苔黄腻，脉濡数。

7. 胃阴虚证

　　胃阴虚证是指胃阴不足所表现的证候类型，多由胃病久延不愈，或热病后期阴液未复，或平素嗜食辛辣，或情志不遂，气郁化火使胃阴耗伤而致。

　　［临床表现］胃脘隐痛，饥不欲食，口燥咽干，大便干结，或脘痞不舒，或干呕呃逆，舌红少津，脉细数。

8. 食滞胃脘证

　　食滞胃脘证是指食物停滞胃脘不能腐熟所表现的证候类型，多由饮食不节，暴饮暴食，或脾胃素弱，运化失健等因素引起。

　　［临床表现］胃脘胀闷疼痛，嗳气吞酸或呕吐酸腐食物，吐后胀痛得减，或矢气便溏，泻下物酸腐臭秽，舌苔厚腻，脉滑。

9. 胃寒证

　　胃寒证是指阴寒凝滞胃腑所表现的证候类型，多由腹部受凉，过食生冷，或劳倦伤中，复感寒邪所致。

　　［临床表现］胃脘冷痛，轻则绵绵不已，重则拘急剧痛，遇寒加剧，得温则减，口淡不渴，口泛清水，或恶心呕吐，或伴见胃中水声漉漉，舌苔白滑，脉弦或迟。

10. 胃热证

　　胃热证是指胃火内炽所表现的证候类型，多因平素嗜食辛辣肥腻，化热生火，或情志不遂，气郁化火，或热邪内犯等所致。

［临床表现］胃脘灼痛，吞酸嘈杂，或食入即吐，或渴喜冷饮，消谷善饥，或牙龈肿痛齿衄口臭，大便秘结，小便短赤，舌红苔黄，脉滑数。

四、肺与大肠病辨证

肺居胸中，经脉下络大肠，与大肠相为表里。肺主气，司呼吸，主宣发肃降，通调水道，外合皮毛，开窍于鼻。大肠主传导，排泄糟粕。

1. 肺气虚证

肺气虚证是指肺气不足、卫表不固所表现的证候类型，多由久病咳喘，或气的生化不足所致。

［临床表现］咳喘无力，气少不足以息，动则益甚，体倦懒言，声音低怯，痰多清稀，面色㿠白，或自汗畏风，易于感冒，舌淡苔白，脉虚弱。

2. 肺阴虚证

肺阴虚证是指肺阴不足，虚热内生所表现的证候类型，多由久咳伤阴，痨虫袭肺，或热病后期阴津损伤所致。

［临床表现］干咳无痰，或痰少而黏，口燥咽干，形体消瘦，午后潮热，五心烦热，盗汗，颧红，甚则痰中带血，声音嘶哑，舌红少津，脉细数。

3. 风寒犯肺证

风寒犯肺证是指风寒外袭，肺卫失宣所表现的证候类型。

［临床表现］咳嗽，痰稀薄色白，鼻塞流清涕，微微恶寒，轻度发热，无汗，苔白，脉浮紧。

4. 风热犯肺证

风热犯肺证是指风热侵犯肺系，肺卫受病所表现的证候类型。

［临床表现］咳嗽，痰稠色黄，鼻塞流黄浊涕，身热，微恶风寒，口干咽痛，舌尖红苔薄黄，脉浮数。

5. 燥邪犯肺证

燥邪犯肺证是指秋令燥邪犯肺，耗伤津液，侵犯肺卫所表现的证候类型。

［临床表现］干咳无痰，或痰少而黏，不易咳出。唇、舌、咽、鼻干燥欠润，或身热恶寒，或胸痛咯血。舌红苔白或黄，脉数。

6. 痰湿阻肺证

痰湿阻肺证是指痰湿阻滞肺系所表现的证候类型，多由脾气亏虚，或久咳伤肺，或感受寒湿等病邪引起。

［临床表现］咳嗽，痰多质黏，色白易咳，胸闷，甚则气喘痰鸣，舌淡苔白腻，脉滑。

7. 大肠湿热证

大肠湿热证是指湿热侵袭大肠所表现的证候类型，多因感受湿热外邪，或饮食不节等因素引起。

［临床表现］腹痛，下痢脓血，里急后重，或暴注下泻，色黄而臭，伴见肛门灼热，小便短赤，身热口渴。舌红苔黄腻，脉滑数或濡数。

五、肾与膀胱病辨证

肾左右各一，位于腰部，其经脉与膀胱相互络属，故两者为表里。肾藏精，主生殖，为先天之本，主骨生髓充脑，在体为骨，开窍于耳，其华在发。又主水，并有纳气功能。膀胱具有贮尿排尿的作用。

1. 肾阳虚证

肾阳虚证是指肾脏阳气虚衰表现的证候类型，多由素体阳虚，或年高肾亏，或久病伤肾，以及房劳过度等因素引起。

[临床表现] 腰膝酸软而痛，畏寒肢冷，尤以下肢为甚，精神委靡，面色㿠白或黧黑，舌淡胖苔白，脉沉弱。或男子阳痿，女子宫寒不孕；或大便久泄不止，完谷不化，五更泄泻；或浮肿，腰以下为甚，按之没指，甚则腹部胀满，全身肿胀，心悸咳喘。

2. 肾阴虚证

肾阴虚证是指肾脏阴液不足所表现的证候类型，多由久病伤肾，或禀赋不足，房事过度，或过服温燥劫阴之品所致。

[临床表现] 腰膝酸痛，眩晕耳鸣，失眠多梦，男子遗精早泄，女子经少经闭，或见崩漏，形体消瘦，潮热盗汗，五心烦热，咽干颧红，溲黄便干，舌红少津，脉细数。

3. 肾不纳气证

肾不纳气证是指肾气虚衰，气不归元所表现的证候类型，多由久病咳喘，肺虚及肾，或劳伤肾气所致。

[临床表现] 久病咳喘，呼多吸少，气不得续，动则喘息益甚，自汗神疲。声音低怯，腰膝酸软，舌淡苔白，脉沉弱。或喘息加剧，冷汗淋漓，肢冷面青，脉浮大无根；或气短息促，面赤心烦，咽干口燥，舌红，脉细数。

4. 膀胱湿热证

膀胱湿热证是湿热蕴结膀胱所表现的证候类型，多由感受湿热，或饮食不节，湿热内生，下注膀胱所致。

[临床表现] 尿频尿急，排尿艰涩，尿道灼痛，尿黄赤浑浊或尿血，或有砂石，小腹痛胀迫急，或伴见发热，腰酸胀痛，舌红苔黄腻，脉滑数。

六、脏腑兼病辨证

人体每一个脏腑虽然都有它各自特殊的功能，但它们彼此之间却是密切联系的，因而在发病时往往不是孤立的，而是相互关联的。常见有脏病及脏、脏病及腑、腑病及脏、腑病及腑。

凡两个或两个以上脏器相继或同时发病者，即为脏腑兼病。

一般来说，脏腑兼病，在病理上有着一定的内在规律，只要具有表里、生克、乘侮关系的脏器，兼病较常见，反之则较少见。因此在辨证时应注意辨析发病脏腑之间的因果关系，这样在治疗时才能分清主次，灵活运用。

脏腑兼病，证候极为复杂，但一般以脏与脏、脏与腑的兼病常见。具有表里关系的病变，已在五脏辨证中论述，现对临床最常见的兼证进行讨论。

1. 心肾阳虚证

心肾阳虚证是指心肾两脏阳气虚衰，阴寒内盛所表现的证候类型，多由久病不愈，或劳倦内伤所致。

［临床表现］畏寒肢冷，心悸怔忡，小便不利，肢体浮肿，或唇甲青紫，舌淡暗或青紫苔白滑，脉沉微细。

2. 心肺气虚证

心肺气虚证是指心肺两脏气虚所表现的证候类型，多由久病咳喘，耗伤心肺之气，或禀赋不足，年高体弱等因素引起。

［临床表现］心悸咳喘，气短乏力，动则尤甚，胸闷，痰液清稀，面色㿠白，头晕神疲，自汗声怯，舌淡苔白，脉沉弱或结代。

3. 心脾两虚证

心脾两虚证是指心血不足、脾气虚弱所表现的证候类型，多由病久失调，或劳倦思虑，或慢性出血而致。

［临床表现］心悸怔忡，失眠多梦，眩晕健忘，面色萎黄，食欲不振，腹胀便溏，神倦乏力，或皮下出血，妇女月经量少色淡，淋沥不尽等，舌质淡嫩，脉细弱。

第三节 六经辨证是三态论治的具体案例

六经辨证始见于《伤寒论》，是东汉医学家张仲景在《素问·热论》等的基础上，结合伤寒病证的传变特点所创立的一种论治外感病的辨证方法。它以六经（太阳经、阳明经、少阳经、太阴经、少阴经、厥阴经）为纲，将外感病演变过程中所表现的各种证候总结归纳为三阳病（太阳病、阳明病、少阳病），三阴病（太阴病、少阴病、厥阴病）六类，分别从邪正盛衰，病变部位，病势进退及其相互传变等方面阐述外感病各阶段的病变特点。凡是抗病能力强、病势亢盛的，为三阳病证；抗病力衰减，病势虚弱的，为三阴病证。

六经病证，是经络、脏腑病理变化的反映。其中三阳病证以六腑的病变为基础；三阴病证以五脏的病变为基础。所以说六经病证基本上概括了脏腑和十二经的病变。运用六经辨证，不仅可对外感病进行诊治，对内伤杂病的论治也同样具有指导意义。

一、六经病证的分类

六经病证是外邪侵犯人体，作用于六经，致六经所系的脏腑经络及其气化功能失常，从而产生病理变化，出现一系列证候。经络脏腑是人体不可分割的有机整体，故某一经的病变，很可能影响到另一经，六经之间可以相互传变。六经病证传变的一般规律是由表入里，由经络而脏腑，由阳经入阴经。病邪的轻重、体质强弱，以及治疗恰当与否，都是决定传变的主要因素。如患者体质衰弱，或医治不当，虽为阳证者亦可转入三阴；反之，如病护理较好，医治适宜，正气得复，虽为阴证者亦可转出三阳。因而针对临床上出现的各种证候，可运用六经辨证的方法确定何经为病，进而明确该病证的病因病机，确立相应的治法，列出一定的方药，这正是六经病证分类的意义所在。

（一）太阳病证

太阳病证是指邪自外入或病由内发，致使太阳经脉及其所属脏腑功能失常所出现的临床证候类型。太阳，是阳气旺盛之经，主一身之表，主摄营卫，为一身之藩篱，包括足太阳膀胱经和手太阳小肠经。外邪侵袭人体，大多从太阳而入，卫气奋起抗邪，正邪相争，太阳经气不利，营卫失调而发病；病由内发者，系在一定条件下，疾病由阴转阳，或由里出表。由于患者体质和病邪传变的不同，同是太阳经证，却又有中风与伤寒的区别。

1. 太阳经证

太阳经证是指太阳经受外邪侵袭、邪在肌表，经气不利而出现的临床证候类型，可分为太阳中风证和太阳伤寒证。

（1）太阳中风证：是指风邪袭于肌表，卫气不固，营阴不能内守而外泄出现的一种临床证候类型，临床上亦称之为表虚证。

［临床表现］发热，汗出，恶风，头痛，脉浮缓，有时可见鼻鸣干呕。

（2）太阳伤寒证：是指寒邪袭表，太阳经气不利，卫阳被束，营阴郁滞所表现出的临床证候类型。

［临床表现］发热，恶寒，头项强痛，体痛，无汗而喘，脉浮紧。

2. 太阳腑证

太阳腑证是指太阳经邪不解，内传入腑所表现出的临床证候类型。

（1）太阳蓄水证：是指外邪不解，内舍于太阳膀胱之腑，膀胱气化失司，水道不利而致蓄水所表现出的临床证候类型。

［临床表现］小便不利，小腹胀满，发热烦渴，渴欲饮水，水入即吐，脉浮或浮数。

（2）太阳蓄血证：是指外邪入里化热，随经深入下焦，邪热与瘀血相互搏结于膀胱少腹部位所表现出的临床证候类型。

［临床表现］少腹急结，硬满疼痛，如狂或发狂，小便自利或不利，或大便色黑，舌紫或有瘀斑，脉沉涩或沉结。

（二）阳明病证

阳明病证是指太阳病未愈，病邪逐渐亢盛入里，内传阳明或本经自病而起，邪热炽盛，伤津成实所表现出的临床证候类型，为外感病的极期阶段，以身热汗出、不恶寒、反恶热为基本特征。病位主要在胃肠，病性属里、热、实。根据邪热入里是否与肠中积滞互结而分为阳明经证和阳明腑证。

1. 阳明经证

阳明经证是指阳明病邪热弥漫全身，充斥阳明之经，肠中并无燥屎内结所表现出的临床证候类型，又称阳明热证。

［临床表现］身大热，大汗出，大渴引饮，脉洪大，或见手足厥冷，喘促气粗，心烦谵

语，舌质红苔黄腻。

2. 阳明腑证

阳明腑证是指阳明经邪热不解，由经入腑，或热自内发，与肠中糟粕互结，阻塞肠道所表现出的临床证候类型，又称阳明腑实证。临床是证以"痞、满、燥、实"为特点。

［临床表现］日晡潮热，手足汗出，脐腹胀满疼痛，大便秘结，或腹中转矢气，甚者谵语，狂乱，不得眠，舌苔多厚黄干燥，边尖起芒刺，甚至焦黑燥裂。脉沉迟而实，或滑数。

（三）少阳病证

少阳病证是指人体受外邪侵袭，邪正交争于半表半里之间，少阳枢机不利所表现出的临床证候类型。少阳病从其病位来看，是已离太阳之表，而又未入阳明之里，正是半表半里之间，因而在其病变的机转上属于半表半里的热证。可由太阳病不解内传，或病邪直犯少阳，或三阴病阳气来复，转入少阳而发病。

［临床表现］往来寒热，胸胁苦满，默默不欲饮食，心烦喜呕，口苦，咽干，目眩，苔薄白，脉弦。

（四）太阴病证

太阴病证是指邪犯太阴，脾胃功能衰弱所表现出的临床证候类型。太阴病中之太阴主要是指脾（胃），可由三阴病治疗失当，损伤阳气而来，也可因脾气素虚，寒邪直中而起病。

［临床表现］腹满而吐，食不下，自利，口不渴，时腹自痛，舌苔白腻，脉沉缓而弱。

（五）少阴病证

少阴病证是指少阴心肾阳虚、虚寒内盛，表现为全身性虚弱的一类临床证候类型。少阴病证为六经病变发展过程中最危险的阶段。病至少阴，心肾功能衰减，抗病能力减弱，或从阴化寒或从阳化热，因而在临床上有寒化、热化两种不同证候类型。

1. 少阴寒化证

少阴寒化证是指心肾水火不济，病邪从水化寒，阴寒内盛而阳气衰弱所表现出的临床证候类型。

［临床表现］无热恶寒，脉微细，但欲寐，四肢厥冷，下利清谷，呕不能食，或食入即吐；或脉微欲绝，反不恶寒，甚至面赤。

2. 少阴热化证

少阴热化证是指少阴病邪从火化热而伤阴，致阴虚阳亢所表现出的临床证候类型。

［临床表现］心烦不寐，口燥咽干，小便短赤，舌红，脉细数。

（六）厥阴病证

厥阴病证是指病至厥阴，机体阴阳调节功能发生紊乱，表现为寒热错杂、厥热胜复的临床证候类型，为六经病证的晚期阶段。厥阴病的发生，一为直中，系平素厥阴之气不足，风寒外感，直入厥阴；二为传经，少阴病进一步发展传入厥阴；三为转属，少阳病误治、失治，阳气大伤，病转厥阴。

[临床表现] 消渴，气上冲心，心中疼热，饥不欲食，食则吐蛔。

二、六经病的传变

传变是疾病本身发展过程中固有的某些阶段性的表现，也是人体脏腑经络关系出现紊乱而依次传递的表现。"传"是指疾病循着一定的趋势发展；"变"是指病情在某些特殊条件下发生性质的转变。六经病证是脏腑、经络病理变化的反映，人体是一个有机的整体，脏腑经络密切相关，故一经的病变常会涉及另一经，从而表现出合病、并病及传经的证候。

（一）合病

两经或三经同时发病，出现相应的证候，无先后次第之分。如太阳经病证和阳明经证同时出现，称太阳阳明合病；三阳经同病的为三阳合病。

（二）并病

凡一经之病治不彻底，或一经之证未罢，又见他经证候的，称为并病，有先后次第之分。如少阳病未愈，进一步发展而又涉及阳明，称少阳阳明并病。

（三）传经

病邪从外侵入，逐渐向里传播，由这一经的证候转变为另一经的证候，称为传经。传经与否，取决于体质的强弱、感邪的轻重、治疗的当否三个方面。如邪盛正衰，则发生传变，正盛邪退，则病转痊愈。身体强壮者，病变多传三阳；体质虚弱者，病变多传三阴。此外，误汗、误下，也能传入阳明，更可以不经少阳、阳明而径传三阴。但三阴病也不一定从阳经传来，有时外邪可以直中三阴。传经的一般规律有：

1. 循经传

就是按六经次序相传。如太阳病不愈，传入阳明，阳明不愈，传入少阳；三阳不愈，传入三阴，首传太阴，次传少阴，终传厥阴。一说有按太阳－少阳－阳明－太阴－厥阴－少阴相传者。

2. 越经传

越经传不按上述循经次序，隔一经或隔两经相传。如太阳病不愈，不传少阳，而传阳明，或不传少阳、阳明而直传太阴。越经传的原因，多由病邪旺盛，正气不足所致。

3. 表里传

即是相为表里的经相传。如太阳传入少阴、少阳传入厥阴等，是邪盛正虚，由实转虚，病情加剧的证候，与越经传含义不同。

4. 直中

凡病邪初起不从阳经传入，而径中阴经，表现出三阴证候的为直中。

以上所述，都属由外传内，由阳转阴。此外，还有一种里邪出表，由阴转阳的阴病转阳证。所谓阴病转阳，就是本为三阴病而转变为三阳证，为正气渐复，病有向愈的征象。

第四节　卫气营血辨证是三态论治的经典体现

卫气营血辨证是清代医学家叶天士首创的一种论治外感温热病的辨证方法。四时温热邪气侵袭人体会造成卫气营血生理功能的失常，破坏了人体的动态平衡，从而导致温热病的发生。此种辨证方法是在伤寒六经辨证的基础上发展而来的，且又弥补了六经辨证的不足，从而丰富了外感病辨证的内容。

卫、气、营、血，即卫分证、气分证、营分证、血分证这四类不同证候。当温热病邪侵入人体，一般先起于卫分，邪在卫分郁而不解则传变而入气分，气分病邪不解，以致正气虚弱，津液亏耗，病邪乘虚而入营血，营分有热，动血耗阴，势必累及血分。

一、卫气营血证候分类

温热病按照卫气营血的方法来辨证，可分为卫分证候、气分证候、营分证候和血分证候四大类。四类证候标志着温热病邪侵袭人体后由表入里的四个层次。卫分主皮毛，是最浅表的一层，也是温热病的初起。气分主肌肉，较皮毛深入一层。营血主里，营主里之浅，血主里之深。

（一）卫分证候

卫分证候是指温热病邪侵犯人体肌表，致使肺卫功能失常所表现的证候。其病变主要累及肺卫。

［临床表现］发热与恶寒并见，发热较重，恶风（寒）较轻。风温之邪犯表，卫气被郁，奋而抗邪，故发热、微恶风寒。风温伤肺，故咳嗽，咽喉肿痛；风热上扰，则舌边尖红；风邪在表，故苔薄，脉浮；兼热邪则脉数。

（二）气分证候

气分证候是指温热病邪内入脏腑，正盛邪实，正邪剧争，阳热亢盛的里热证候，为温热邪气由表入里、由浅入深的极盛时期。由于邪入气分及所在脏腑、部位的不同，所反映的证候有多种类型，常见的有热壅于肺、热扰胸膈、热在肺胃、热迫大肠等。

［临床表现］发热不恶寒反恶热，舌红苔黄，脉数，常伴有心烦、口渴、面赤等症。若兼咳喘、胸痛、咳吐黄稠痰者，为热壅于肺；若兼心烦懊𢙐坐卧不安者，为热扰胸膈；若兼自汗、喘急、烦闷、渴甚、脉数而苔黄燥者，为热在肺胃；若兼胸痞、烦渴、下利、谵语者，为热迫大肠。

（三）营分证候

营分证候是指温热病邪内陷的深重阶段表现的证候。营行脉中，内通于心，故营分证以营阴受损，心神被扰的病变为其特点。

[临床表现] 身热夜甚，口渴不甚，心烦不寐，甚或神昏谵语，斑疹隐现，舌质红绛，脉细数。

（四）血分证候

血分证候是指温热邪气深入阴分，损伤精血津液的危重阶段所表现出的证候，也是卫气营血病变最后阶段的证候。典型的病理变化为热盛动血，心神错乱。病变主要累及心、肝、肾三脏。临床以血热妄行和血热伤阴多见。

1. 血热妄行证

是指热入血分，损伤血络而表现的出血证候。

[临床表现] 在营分证的基础上，更见烦热躁扰，昏狂，谵妄，斑疹透露，色紫或黑，吐衄，便血，尿血，舌质深绛或紫，脉细数。

2. 血热伤阴证

是指血分热盛，阴液耗伤而见的阴虚内热的证候。

[临床表现] 持续低热，暮热朝凉，五心烦热，口干咽燥，神倦耳聋，心烦不寐，舌上少津，脉虚细数。

二、卫气营血证候的传变规律

在外感温热病过程中，卫气营血的证候传变有顺传和逆传两种形式。

（一）顺传

外感温热病多起于卫分，渐次传入气分、营分、血分，即由浅入深、由表及里，按照卫－气－营－血的次序传变，标志着邪气步步深入，病情逐渐加重。

（二）逆传

即不依上述次序传变，又可分为两种：一为不循经传，如在发病初期不一定出现卫分证候，而直接出现气分、营分或血分证候；一为传变迅速而病情重笃，如热势弥漫，不但气分、营分有热，而且血分受燔灼出现气营同病，或气血两燔。

第五章

急诊危重病病机学

"病机"二字，首见于《素问·至真要大论》，其云"谨候气宜，无失病机""审察病机，无失气宜""谨守病机，各司其属"；又提出了"病机十九条"，对于临床有重要的指导价值。"病机"二字的原意为"病之机要""病之机括"，含有疾病之关键的意思。疾病是病邪作用于人体，人体正气奋起抗邪，引起正邪相争，进而破坏人体阴阳平衡，或使脏腑气机升降失常，或使气血功能紊乱，影响全身脏腑组织器官的生理活动，并产生一系列临床表现的现象的总称。急诊危重病病机阐明了急诊危重病发生、发展和变化规律，其任务旨在揭示急诊危重病发生、变化的本质，是对疾病进行正确诊断和有效救治的基础理论。其内容包括疾病发生的机制、疾病传变的机制、病程演变的机制三个部分。

第一节 急诊危重病发病机制

发病机制是指人体疾病发生的机制和原理，它是研究急症、危重症发生的普遍规律。

一、发病

急症、危重病是人体正常生理功能在某种因素作用下的破坏过程，也就是邪正斗争对机体破坏的过程。在人体的生命活动中，一方面正气发挥着它维持人体正常生理功能的作用，另一方面，人体也无时无刻不遭受着邪气的侵袭，二者不断地发生斗争，也不断地取得平衡和统一，保证了人体的健康。因此，疾病的发生，决定于正气和邪气双方斗争的结果。中医发病学既强调人体正气在发病上的决定作用，又不排除邪气的重要作用，并且认为邪气在一定条件下也可以起决定性的作用。

（一）邪正斗争与发病

1. 正气与邪气的概念

正气，简称正，通常与邪气相对而言，是人体正常机能及所产生的各种维护健康的能力，包括自我调节能力、适应环境能力、抗邪防病能力和康复自愈能力。正气的作用方式有三：①自我调节，以适应内外环境的变化，维持阴阳的协调平衡，保持和促进健康；②抗邪防病，或疾病发生后祛邪外出；③自我康复，病后或虚弱时自我修复，恢复健康。

邪气，又称病邪，简称邪，与正气相对而言，泛指各种致病因素。包括存在于外界环境之中和人体内部产生的各种具有致病或损伤正气作用的因素。诸如前述的六淫、疫疠、七情、外伤及痰饮和瘀血等。

2. 邪正斗争与发病

疾病的发生、发展和变化在一定条件下是邪正斗争的结果，在疾病发生发展过程中，病邪侵害和正气虚弱都是必不可少的因素。既强调"邪之所凑，其气必虚"（《素问·评热病论》），"不得虚，邪不能独伤人"（《灵枢·百病始生》），同时也强调"必有因加而发"，因此，预防发病应"避其毒气"。邪气与正气的斗争贯穿于疾病过程的始终，两者互相联系又相互斗争，是推动疾病发展的动力。邪气与正气的斗争及它们之间的力量对比常影响着疾病的发展方向和转归。中医学在重视邪气对疾病发生的重要作用的同时，更重视正气在疾病发生中的主导作用，两者都起决定作用。

（1）正气在邪正斗争中起主导作用，若人体脏腑功能正常，气血充盈，卫外固密，常足以抗御邪气的侵袭，病邪便难以侵入，即使邪气侵入，亦能赶邪外出。因此，一般不易发病，即使发病也较轻浅易愈。当正气不足时，或邪气的致病能力超过正气抗病能力的限度时，邪正之间的力量对比表现为邪盛正衰，正气无力抗邪，感邪后又不能及时赶邪外出，更无力尽快修复病邪对机体造成的损伤，及时调节紊乱的功能活动，于是发生疾病。所谓"邪之所凑，其气必虚"（《素问·评热病论》），"凡风寒感人，由皮毛而入；瘟疫感人，由口鼻而入。总由正气适逢亏欠，邪气方能干犯"（《医论三十篇》）。因此，在病邪侵入之后，机体是否发病，一般是由正气盛衰所决定的。正能抗邪，正盛邪却，则不发病；正不敌邪，正虚邪侵，则发病。人体正虚的程度各不相同，因而形成疾病的严重程度不一。一般而言，人感受邪气而生病，多是摄生不当，机体的抵抗力一时性下降，给邪气以可乘之机。邪气侵入以后，人体正气也能奋起抗邪，但在邪气尚未被祛除之前，生理功能已经受到破坏，所以会有相应的临床症状，从而说明某一性质的疾病已经形成。但是，素体虚弱的患者，往往要待邪气侵入到一定的深度以后，正气才能被激发。因此，其病位较深，病情较重。"邪乘虚入，一分虚则感一分邪以凑之，十分虚则感十分邪"（《医原纪略》）。在一般情况下，正虚的程度与感邪为病的轻重是相一致的。

邪气侵入人体以后，究竟停留于何处而为病，这取决于人体各部分正气之强弱。一般来说，人体哪一部分正气不足，则邪气即易于损伤哪一部分而发病。如脏气不足，病在脏；腑气不足，病在腑；经脉不足，病在经脉。

由上可知，人体正气的强弱可以决定疾病的发生与否，并与发病部位、病变程度及轻重有关。所以，正气不足是发病的主要因素。从疾病的发生来看，人体脏腑功能正常，正气旺盛，气血充盈，卫外固密，病邪就难以侵入，疾病也就无从发生。从人体受邪之后看，正气不甚衰者，即使受邪，也较轻浅，病情多不深重；正气虚弱者，即使轻微受邪，亦可发生疾病或加重病情。从发病的时间来看，正气充盛者，不一定立即发病，而正气不足时可立即发病。即只有在人体正气相对虚弱，卫外不固，抗邪无力的情况下，邪气方能乘虚侵入，使人体阴阳失调、脏腑经络功能紊乱，而发生疾病。

（2）重视正气，强调正气在发病中的主导地位，并不排除邪气对疾病发生的重要作用。邪气是发病的必要条件，在一定的条件下，甚至起主导作用。如高温、各种剧毒剂、枪弹刀伤、毒蛇咬伤等，即使正气强盛，也难免不被伤害。疫疠之发生，疫毒之邪成为了疾病发生的决定性因素，因而导致了疾病的大流行。所以中医学提出了避其毒气的主动预防思想，以防止传染病的发生和播散。

急诊危重病核心病机是正气虚于一时、邪气暴盛而突发。若正气强盛，抗邪有力，则病邪难于侵入，或侵入后即被正气及时消除，不产生病理反应而不发病。如自然界中存在着各种各样的致病因素，但并不是所有接触这些因素的人都会发病，此即正能胜邪的结果。若邪气偏胜，正气相对不足，邪胜正负，则使脏腑阴阳、气血失调，气机逆乱，便可导致疾病的发生。

邪正相搏的发病观点，提出了正气内虚和因加而发之说。认为人体受邪之后，邪留体内，当时可不出现任何症状，而由某种因素，如饮食起居失调，或情志变化等，造成人体气血运行失常，抗病能力衰退，病邪乘机与正气相搏而发病。故临床上常见某些疾患，随着正气的时衰时盛，而出现时发时愈，或愈而复发的情况。所以，病邪虽可致病，但多是在正气虚衰的条件下才为害成病。

由此可见，正气和邪气是相互对抗、相互矛盾的两个方面。正气与邪气不断地进行斗争，而疾病的发生即决定于正气和邪气双方斗争的结果。急诊危重病就从这两个方面的辨证关系出发，建立了中医急诊学发病的基本观点，即正气虚于一时、邪气突盛而爆发。

（二）影响发病的因素

邪正斗争受机体内外各种因素影响。机体的外环境包括自然环境和社会环境；机体的内环境包括体质因素、精神状态和遗传因素等，与人体正气相关。

1. 外环境与发病

人生活在不同的地区、不同的时间、不同工作条件下，其生长环境各不相同。不同的环境可对人体造成不同的影响，因而其发病情况也有差异。一般来说，人长期生活于某一较为稳定的环境中，便会获得对此种环境的适应能力，因此，不易生病；若环境突然发生了变化，人在短时间内不能适应这种变化，就会感受外邪而发病。

天人相应，人随着季节气候的演变可产生相应的生理变化。脏腑、经络之气，在不同的时令又各有旺衰，人对不同气候的适应能力也有所差异，因此，不同的季节，就有不同的易感之邪和易患之病。如春易伤风、夏易中暑、秋易伤燥、冬易病寒等。所谓"四时之气，更伤五脏"（《素问·生气通天论》）。疫疠的暴发或流行，也与自然气候的变化密切相关。反常的气候一方面使正气的调和能力不及而处于易病状态，另一方面又促成了某些疫疠病邪的孳生与传播，从而易于发生时行疫气。

地域不同，其气候特点、水土性质、物产及人们生活习俗的差异对疾病的发生有着重要影响，甚至形成地域性的常见病和多发病。一般来说，西北之域，地势高峻，居处干燥，气候寒凉而多风，水土刚强，人之腠理常闭而少开，故多风寒中伤或燥气为病；东南之方，地势低下，居处卑湿，气候温暖或炎热潮湿，水土薄弱，人之腠理常开而少闭，故多湿邪或湿热为病。

生活居处与劳作环境的不同亦可成为影响疾病发生或诱发的因素。如生活居处潮湿阴暗或空气秽浊，易感寒湿或秽浊之邪。夏月炎热季节在野外作业容易中暑；冬月严寒在野外工作容易受风寒或冻伤；渔民水上作业易感阴湿之气而发病；矿工在石粉迷雾中劳动易致尘毒伤肺而成肺痿等。

此外，不良的生活习惯、生活无规律、作息无常，以及个人和环境卫生不佳等，都会影响人体的正气而使人体易患疾病。

2. 内环境与发病

内环境稳定是生命存在的根本，是由脏腑经络、形体官窍等组织结构和精、气、血、津液等生命物质及其功能活动共同构成。人体通过气机升降出入调节机制保持了内环境的相对稳定。

（1）体质因素：个体的体质特征，决定其对某些外邪的易感性及某些疾病的易罹倾向。感受外邪后，发病与否及发病证候演变也往往取决于体质。不同体质的人所易感受的致病因素或好发疾病各不相同，而某一特殊体质的人往往表现为对某种致病因素的易感性或好发某种疾病。如肥人多痰湿，善病中风；瘦人多火，易得劳嗽；老年人肾气虚衰，故多病痰饮咳喘等。不同体质的人，对相同的致病因素或疾病的耐受性也有所不同。一般来说，体质强壮者对邪气耐受性较好，不易发病；体质虚弱者对邪气耐受性较差，容易发病。也就是说，要使体质强壮者发病，邪气必须较盛，而体质虚弱者只要感受轻微之邪就可发病。强壮者发病多实，虚弱者发病易虚。"有人于此，并行而立，其年之长少等也，衣之厚薄均也，卒然遇烈风暴雨，或病，或不病，或皆病，或皆不病。"（《灵枢·论勇》）。具体说来，不同体质类型的人所能耐受的邪气各不相同。如体质的偏阴或偏阳，可影响机体对寒热的耐受性。阳偏盛者，其耐寒性高，感受一般寒邪不发病，或稍有不适可自愈，而遇热邪却易病，甚至直犯阳明。阴虚者稍遇热邪即病，热邪甚则有热中厥阴出现逆传心包或肢厥风动之变。阴偏盛或阳衰者，其耐热性较高，而感受寒邪却易发病，甚至直中三阴。

（2）精神因素：精神状态受情志因素影响，情志舒畅，精神愉快，气机畅通，气血调和，脏腑功能协调则正气旺盛，邪气难于入侵；若情志不畅，精神异常，气机逆乱，阴阳气血失调，脏腑功能异常，则正气减弱而易于发病。精神情志因素不仅关系到疾病的发生与否，而且与疾病的发展过程有密切关系。精神情志状态不同，其发病的缓急、病变的证候也不尽一致。大怒、大喜、大悲、大惊等剧烈的情志波动易于引起急性发病。如五志过极，心火暴盛，阳气怫郁，心神昏冒，则突然仆倒；神虚胆怯之人，有所惊骇，则心神慌乱，气血失主而骤然昏闷等。

总之，七情为人之常性，但不良的精神情志，不仅能削弱人的正气，使之易于感受邪气而发病，而且又是内伤疾病的重要因素，通过影响脏腑的生理功能而发病。所谓"动之则先自脏郁而发，外形于肢体"（《三因极一病证方论》），最终形成因郁致病、因病致郁、郁 – 病 – 郁的恶性循环。

急诊发病学认为，疾病的发生关系到正气和邪气两个方面，正气不足是发病的内在因素，邪气是导致发病的重要条件。内外环境通过影响正气和邪气的盛衰而影响人体的发病。如体质、精神状态及遗传因素等可影响正气的强弱；若先天禀赋不足，体质虚弱，情志不畅，则正气减弱，抗病力衰退，邪气则易于入侵而发病。

二、发病类型

（一）猝发

猝发，又称顿发，即感而即发，急暴突然之意。一般多见以下几种情况：

1. 感邪较甚

六淫之邪侵入，若邪气较盛，则感邪之后随即发病。如新感伤寒或温病，此为外感热病中最常见的发病类型。外感风寒、风热、燥热、温热、温毒等病邪为病，多感而即发，随感随发。

2. 情志遽变

急剧的情志波动，如暴怒、悲伤欲绝等情绪变化，导致人的气血逆乱，病变顷刻即发，出现猝然昏仆、半身不遂、胸痹心痛、脉绝不至等危急重证。

3. 疫气致病

发病暴急，来势凶猛，病情危笃，常相"染易"，以致迅速扩散，广为流行。某些疫气，其性毒烈，致病力强，善"染易"流行而暴发，危害尤大，故又称暴发。

4. 毒物所伤

误服毒物，被毒虫毒蛇咬伤，吸入毒秽之气等，均可使人中毒而发病急骤。

5. 急性外伤

如金刃伤、坠落伤、跌打伤、烧烫伤、冻伤、触电伤、枪弹伤等，均可直接而迅速致病。

（二）伏发

伏发，即伏而后发，指某些病邪传入人体后，不即时发病而潜伏于内，经一段时间后，或在一定诱因作用下才发病。如破伤风、狂犬病等，均经一段潜伏期后才发病。有些外感性疾病也常需经过一定的潜伏期，如伏气温病、伏暑等。

新感与伏气是相对而言的。在温病学上，感受病邪之后，迅即发病者，为新感或新感温病。新感温病，随感随发，初起即见风寒表证。藏于体内而不立即发病的病邪谓之伏邪，又称之伏气。由伏邪所致之病名为伏气温病。伏气温病，初起不见表证，而即见里热，甚至血分热证。若内有伏邪，由新感触动而发病，称为新感引动伏邪。

（三）继发

继发，系指在原发疾病的基础上继续发生新的急性病证。继发病必然以原发病为前提，二者之间有着密切的联系。如急性病毒性肝炎所致的胁痛、黄疸等，若失治或治疗失当，日久可继发致癥积、鼓胀。亦如癥瘕、积块、痞块，即是胀病之根，日积月累，腹大如箕，腹大如瓮是名单腹胀。间日疟反复发作，可继发出现疟母（脾脏肿大）；小儿久泻或虫积，营养不良，则致生疳积；久罹眩晕，是由于忧思恼怒，饮食失宜，劳累过度所致，有的可发为中风，出现猝然昏仆、面瘫、半身不遂等症状。

（四）合病与并病

凡两经或三经的病证同时出现者称为合病；若一经病证未罢又出现另一经病证者，则称为并病。合病与并病的区别主要在于发病的时间，即合病为同时并见，并病则依次出现。

合病多见于病邪较盛之时。由于邪盛，可同时侵犯两经，如伤寒之太阳与少阳合病、太阳与阳明合病等，甚则有太阳、阳明与少阳之三阳合病者。

至于并病，则多体现于病位传变之中。病位的传变是病变过程中病变部位发生了相对转移的现象，并且，原始病位的病变依然存在。在不同类别的疾病中，病位的传变也很复杂，即病有一定之传变，有无定之传变。所谓一定之传变，多表现出传变的规律，如六经、卫气营血、三焦传变规律等；所谓无定之传变，是指在上述一般规律之外的具体疾病的病后增病，即可视为并发病症。如脓毒症在其疾病发展过程中可以先后出现发热、黄疸、厥脱、关格、喘促等合病与并病。

（五）复发

所谓复发，是重新发作的疾病，又称为复病。复病具有如下特点：其临床表现类似初病，但又不仅是原有病理过程的再现，而是因诱发因素作用于旧疾之宿根，机体遭受再一次的病理性损害而旧病复发。复发的次数愈多，静止期的恢复就愈不完全，预后也就愈差，并常可遗留下后遗症。所谓后遗症是主病在好转或痊愈过程中未能恢复的机体损害，是与主病有着因果联系的疾病过程。

1. 复发的基本条件

疾病复发的基本条件有三：其一，邪未尽除。就病邪而论，疾病初愈，病邪已去大半，犹未尽除。因为尚有余邪未尽，便为复发提供了必要的条件。若邪已尽除，则不可能再复发。因此，邪未尽除是复发的首要条件。其二，正虚未复。因为疾病导致正气受损，疾病初愈时正气尚未完全恢复。若正气不虚，必能除邪务尽，也不会出现旧病复发。所以，正虚未复也是疾病复发中必不可少的因素。其三，诱因。如新感病邪，过于劳累，均可助邪而伤正，使正气更虚，余邪复炽，引起旧病复发。其他如饮食不慎，用药不当，亦可伤正助邪，导致复发。

2. 复发的主要类型

由于病邪的性质不同，人体正气的盛衰各异，因而复发大体上可以分为疾病少愈即复发、休止与复发交替和急性发作与慢性缓解期交替等三种类型。

（1）疾病少愈即复发：这种复发类型多见于较重的外感热病。多因饮食不慎，用药不当，或过早操劳，使正气受损，余火复燃，引起复发。如湿温恢复期，患者脉静身凉，疲乏无力，胃纳渐开。若安静休息，进食清淡易于消化的半流质食物，自当逐渐康复。若饮食失宜，进食不易消化的偏硬的或厚味饮食，则食积与余热相搏，每易引起复发，不但身热复炽，且常出现腹痛、便血，甚至危及生命。

（2）休止与复发交替：这种复发类型在初次患病时即留宿根伏于体内，虽经治疗，症状和体征均已消除，但宿根未除，一旦正气不足，或感新邪引动宿邪，即旧病复发。例如，哮喘病，有痰饮宿根胶着于胸膈，休止时宛若平人。但当气候骤变，新感外邪引动伏邪，或过度疲劳，正气暂虚，无力制邪时，痰饮即泛起，上壅气道，使肺气不畅，呼吸不利，张口抬肩而息，喉中痰鸣如拉锯，哮喘复发。经过适当治疗，痰鸣气喘消除，又与常人无异。但胸膈中宿痰不除，终有复发之虞。欲除尽宿根，确非易事。

（3）急性发作与慢性缓解交替：这种复发类型实际上是慢性疾病症状较轻的缓解期与症状较重的急性发作期的交替。例如，胆石症，结石为有形之病理产物，会阻碍气机，而致肝气郁结。在肝疏泄正常，腑气通降适度时，患者仅感右胁下偶有不适，进食后稍觉饱胀，是谓慢性缓解期。若因情志抑郁，引起肝失疏泄或便秘，腑气失于通降，或因进食膏粱厚味，助生肝胆湿热，使肝胆气机郁滞不通，胆绞痛发作，症见右胁下剧痛，牵引及右侧肩背，甚则因胆道阻塞而见黄疸与高热，是谓急性发作。经过适当治疗，发作渐轻，可进入缓解期。但是，胆石不除，急性发作反复出现也是在所难免的。

从上述三种情况看，其一是急性病恢复期余邪未尽，正气已虚，适逢诱因而引起复发。若治疗中注意祛邪务尽，避免诱因，复发是可以避免的。第二、第三皆因病有宿根而导致复发。宿根之形成，一是正气不足，脏腑功能失调，无力消除病邪；一是病邪之性胶着固涩，难以清除。故治疗时，一方面要扶助正气，令其祛邪有力；另一方面应根据宿邪的性质，逐步消除，持之以恒，以挖除病根。尽量减少复发，避免诱因十分重要。因此，必须认真掌握引起复发的主要诱发因素。

3. 复发的诱因

复发的诱因是导致病理静止期趋于重新活跃的因素。诱发因素归纳起来主要有如下几个方面：

（1）复感新邪：疾病进入静止期，余邪势衰，正亦薄弱，复感新邪势必助邪伤正，使病变再度活跃。这种重感致复多发生于热病新瘥之后，所谓："瘥后伏热未尽，复感新邪，其病复作"（《重订通俗伤寒论·伤寒复证》）。因此，强调病后调护，慎避风邪，防寒保暖，对防止复发有着重要的意义。

（2）食复：疾病初愈，因饮食因素而致复发者称为食复。在疾病过程中，由于病邪的损害或药物的影响，脾胃已伤；少愈之际，受纳、腐熟、运化功能犹未复健，若多食强食，或不注意饮食宜忌，或不注意饮食卫生，可致脾胃再伤。余邪得宿食、酒毒、"发物"等之助而复作。例如，胃脘痛、痢疾、痔疾、淋证等新瘥之后，每可因过食生冷，或食醇酒辛辣炙煿之物而诱发。鱼虾海鲜等可致隐疹及哮病的复发等。

（3）劳复：凡病初愈，切忌操劳，宜安卧守静，以养其气。疾病初愈，若形神过劳，或早犯房事而致复病者，称为劳复。例如，某些外感热病的初愈阶段，可因起居劳作而复生余热；慢性水肿，以及痰饮、哮病、疝气、子宫脱垂等，均可因劳倦而复发并加重。若某些病证因劳致复，如中风的复中、真心痛的反复发作等，则其预后可一次比一次更为凶险。

（4）药复：病后滥施补剂或药物调理运用失当而致复发者，称为药复。疾病新瘥，为使精气来复，或继清余邪，可辅之以药物调理。但应遵循扶正宜平补，勿助邪，祛邪宜缓攻，勿伤正的原则。尤其注意勿滥投补剂，若急于求成，迭进大补，反会导致虚不受补，或壅正助邪而引起疾病的复发，或因药害而滋生新病。

气候因素、精神因素、地域因素等也可成为复发的因素。如哮病，或久病咳喘引起的肺胀，多在气候转变的季节或寒冬复发；许多皮肤疾患的复发或症状的加剧与气候变化的联系亦极为密切。又如眩晕、失眠、脏躁、癫狂，以及某些月经不调的复发和加重与情志的刺激有关。

发病学理论，主要是研究与阐述病邪作用于人体，正邪相搏的发病原理，影响发病的因素、发病的途径与类型等，从而构成了中医急诊学发病理论的主要框架。

第二节 基本病机

一、邪正盛衰

邪正盛衰是指在疾病过程中，机体的抗病能力与致病邪气之间相互斗争所发生的盛衰变化。邪正斗争，不仅关系着疾病的发生、发展和转归，而且也影响着病证的虚实变化。在疾病的发展变化过程中，正气和邪气的力量对比不是固定不变的，而是在正邪的斗争过程中不断地发生着消长盛衰变化的。体内邪正的消长盛衰形成了病机的虚实变化。虚与实，体现了人体正气与病邪相互对抗消长运动形式的变化，"邪气盛则实，精气夺则虚"，致病因素作用于人体之后，在疾病的发展过程中，邪正是互为消长的，正盛则邪退，邪盛则正衰。随着邪正的消长，疾病反映出两种不同的本质，即虚与实的变化。

（一）虚实的概念

1. 实

所谓实，是指邪气盛而正气尚未虚衰，以邪气盛为主要矛盾的一种病理变化。实所表现的证候称为实证。发病后，邪气亢盛，正气不太虚，尚足以同邪气相抗衡，临床表现为亢盛有余的实证。实证必有外感六淫或痰饮、食积、瘀血等病邪滞留不解的表现。一般多见于疾病的初期或极期，病程一般较短。如外感热病进入热盛期阶段出现了大热、大汗、大渴、脉洪大等，或潮热、谵语、狂躁、腹胀满坚硬而拒按、大便秘结、手足微汗出、舌苔黄燥、脉沉数有力等症状，则前者称阳明经证，后者称阳明腑证。就邪正关系来说，它们皆属实，就疾病性质来说它们均属热，故称实热证。此时，邪气虽盛，但正气尚未大伤，还能奋起与邪气斗争，邪正激烈斗争的结局以实热证的形式表现出来。或因痰、食、水、血等滞留于体内引起的痰涎壅盛、食积不化、水湿泛滥、瘀血内阻等病变，都属于实证。

2. 虚

所谓虚，是指正气不足、抗病能力减弱，并以正气不足为主要矛盾的一种病理变化。虚所表现的证候称为虚证。或体质素虚，或疾病后期，或大病久病之后，气血不足，伤阴损阳，导致正气虚弱，正气对病邪虽然还在抗争，但力量已经严重不足，难以出现较剧烈的病理反应。所以，临床上出现一系列虚损不足的证候。虚证必有脏腑功能衰退的特殊表现，一般多见于疾病的后期和慢性疾病过程中。如大病、久病消耗精气，或大汗、吐、利、大出血等，耗伤人体气血、津液、阴阳，均会导致正气虚弱，出现阴阳气血虚损之证。如崩漏，由于大量出血，其症状除了出血之外，同时伴有面色苍白或萎黄、神疲乏力、心悸、气短、舌淡、脉细等，称作脾不统血。就邪正关系而言，心脾生理功能低下，既有脾虚之证，又有心血不足之候，属虚证。

（二）虚实互存

虚实互存包括虚中夹实和实中夹虚两种病理变化。在疾病过程中，邪正的消长盛衰，不仅可以产生单纯的虚或实的病理变化，而且由于疾病的失治或治疗不当致病邪久留，损伤了人体的正气；或因正气本虚，无力祛邪外出，而致水湿、痰饮、瘀血等病理产物的凝结阻滞，往往可以形成虚实同时存在的虚中夹实、实中夹虚等虚实错杂的病理变化。

1. 虚中夹实

虚中夹实是指以虚为主，又兼夹实候的病理变化。如脾阳不振之水肿即属于此。脾阳不振，运化无权，皆为虚候；水湿停聚，发为浮肿为实。上述病理变化以虚为主，实居其次。

2. 实中夹虚

实中夹虚是以实为主，兼见虚候的一种病理变化。如外感热病在发展过程中，常见实热伤津之象，邪热炽盛而见高热、汗出、便秘、舌红、脉数之实象，又兼口渴、尿短赤等邪热伤津之征，病本为实为热，津伤源于实热，而属于虚，此为实中夹虚。分析虚实错杂的病机，应根据邪正之孰缓孰急、虚实之孰多孰少，来确定虚实之主次。

（三）虚实转化

急诊危重病发生后，邪正双方力量的对比经常发生变化，因而疾病在一定条件下也常发生实证转虚，因虚致实的病理变化。

1. 由实转虚

疾病在发展过程中，邪气盛，正气不衰，且由于误治、失治，病情迁延，虽然邪气渐去，但是人体的正气、脏腑的生理功能已受到损伤，因而疾病的病理变化由实转虚。例如，外感性疾患，疾病初期多属于实，如表寒证或表热证等，由于治疗不及时或治疗不当、护理失宜、年高体弱、抗病能力较差，从而病情迁延不愈，正气日损，可逐渐形成肌肉消瘦、纳呆食少、面色不华、气短乏力等肺脾功能衰弱之虚象，这是由实转虚。

2. 因虚致实

所谓因虚致实是由于正气本虚，脏腑生理功能低下，导致气、血、水等不能正常运行，产生了气滞、瘀血、痰饮、水湿等实邪停留体内之害。此时，虽然邪实明显，但正气亦不足，脏腑亦衰，故谓之因虚致实。如肾阳虚衰，不能主水，而形成的阳虚水停之候，既有肾脏温化功能减退的虚象，又有水液停留于体内的邪实之象，这种水湿泛滥乃由肾阳不足，气化失常所致，故称之为因虚致实。实际上，因虚致实是正气不足，邪气亢盛的一种虚实错杂的病理变化。

（四）虚实真假

病机的或实或虚，在临床上均有一定的征象。但必须指出，临床上的征象，仅是疾病的现象,在一般情况下,即现象与本质相一致的情况下,可以反映病机的虚或实。但在特殊情况下,即现象与本质不完全一致的情况下,在临床上往往会出现与疾病本质不符的许多假象,因而有"至虚有盛候"的真虚假实和"大实有羸状"的真实假虚的病理变化。虽然假象也是由疾病的本质所决定的,是疾病本质的表现,但它并不如真象那样更直接地反映疾病的本质,往往会把疾病的本质掩盖起来。因此,我们要全面地收集临床资料,全面地分析疾病的现象,从而揭示病机的真正本质。

1. 真虚假实 (至虚有盛候)

真虚假实之虚指病理变化的本质,而实则是表面现象,是假象。如正气虚弱的人,因脏腑虚衰、气血不足、运化无力,有时反出现类似实的表现。一方面可以见到纳呆食少、疲乏无力、舌胖嫩苔润、脉虚无力等正气虚弱的表现,同时又可见腹满、腹胀、腹痛等一些类似实的症状。但其腹虽满,却时有减轻,不似实证之腹满不减或减不足言;腹虽胀,但有时和缓,不若实证之常急不缓;腹虽痛,但喜按,与实证之腹痛拒按不同。所以,病机的本质为虚,实为假象,即真虚假实。

2. 真实假虚 (大实有羸状)

真实假虚病机本质为实,而虚则是表面现象,为假象。如热结肠胃、痰食壅滞、湿热内蕴、大积大聚等,使经络阻滞,气血不能畅达,反而出现一些类似虚的假象。如热结肠胃,里热炽盛之患者,一方面见到大便秘结、腹满硬痛拒按、潮热谵语、舌苔黄燥等实证的表现,一方面又可出现精神委靡、不欲多言,但语声高亢气粗,肢体倦怠,稍动则舒适,大便下利,但得泄而反快。究其本质,是实而不是虚。

总之,在疾病的发生和发展过程中,病机的虚和实,都只是相对的而不是绝对的。由实转虚、因虚致实和虚实夹杂,常是疾病发展过程中的必然趋势。因此,在临床上不能以静止的、绝对的观点来对待虚和实的病机变化,而应以运动的、相对的观点来分析虚和实的病机。

二、阴阳失调

阴阳失调的病理变化,其主要表现不外阴阳盛衰、阴阳互损、阴阳格拒、阴阳转化及阴阳亡脱等几个方面,其中阴阳偏盛偏衰则是各种疾病最基本的病理变化,这种变化通过疾病性质的寒热而表现出来。

(一) 阴阳盛衰

阴阳盛衰是阴和阳的偏盛或偏衰,表现为或寒或热、或实或虚的病理变化,其表现形式有阳盛、阴盛、阳虚、阴虚四种。

1. 阴阳偏盛

阴或阳的偏盛,主要是指邪气盛则实的病理变化。阳盛则热、阴盛则寒是阳偏盛和阴偏盛的病机特点。前者病属热、属实,后者病属寒、属实。

阳长则阴消,阴长则阳消。所以,"阳盛则阴病,阴盛则阳病"(《素问·阴阳应象大论》)是阳偏盛或阴偏盛等病理变化的必然发展趋势。

（1）阳盛则热：阳盛是指机体在疾病发展过程中所出现的阳气偏亢，脏腑经络功能亢进，邪热过盛的病理变化。阳盛则热是由于感受温热阳邪，或感受阴邪而从阳化热，或七情内伤，五志过极而化火，或因气滞、血瘀、痰浊、食积等郁而化热化火所致。阳盛则热的病机特点多表现为阳盛而阴未虚的实热证。阳以热、动、燥为其特点，故阳气偏盛产生热性病变，以及燥、动之象，出现发热、烦躁、舌红苔黄、脉数等故称阳盛则热。由于阳的一方偏盛会导致阴的一方相对偏衰，所以除上述临床表现外，患者还同时会出现口渴、小便短少、大便干燥等阳盛伤阴，阴液不足的症状，故称阳盛则阴病，但矛盾的主要方面在于阳盛。

（2）阴盛则寒：阴盛，是指机体在疾病过程中所出现的一种阴气偏盛，功能障碍或减退，阴寒过盛及病理性代谢产物积聚的病理变化。阴盛则寒多由感受寒湿阴邪，或过食生冷，寒湿中阻，阳不制阴而致阴寒内盛之故。

一般地说，阴盛则寒的病机特点多表现为阴盛而阳未虚的实寒证。阴以寒、静、湿为其特点，故阴偏盛产生的寒性病变及湿、静之象表现为形寒、肢冷、喜暖、口淡不渴、苔白、脉迟等。所以说，阴盛则寒。由于阴的一方偏盛，常耗伤阳气，会导致阳的一方偏衰，从而出现恶寒、腹痛、溲清便溏等。这种阳气偏衰的表现是由于阴盛所引起的，所以又称阴盛则阳病。

阴盛则阳病，阴盛则阳虚。从病机变化来说，阴盛则阳病虽然也可区分为阳的相对不足和绝对的虚损，但是，由于阳主动而易耗散，而且阴寒内盛，阳不制阴所致。所以，实际上在阴偏盛时，多同时伴有程度不同的阳气不足，难以明确区分为相对不足和绝对损伤。

2. 阴阳偏衰

阴阳偏衰是人体阴精或阳气亏虚所引起的病理变化。阳气亏虚，阳不制阴，使阴相对偏亢，形成阳虚则寒的虚寒证。反之，阴精亏损，阴不制阳，使阳相对偏亢，从而形成阴虚则热的虚热证。

（1）阳虚则寒：阳虚是指机体阳气虚损，失于温煦，功能减退或衰弱的病理变化。形成阳偏衰的主要原因多由于先天禀赋不足，或后天饮食失养，或劳倦内伤，或久病损伤阳气所致。一般地说，其病机特点多表现为机体阳气不足，阳不制阴，阴相对亢盛的虚寒证。阳气不足，一般以脾肾之阳虚为主，其中尤以肾阳不足为最。因为肾阳为人身诸阳之本，所以，肾阳虚衰（命门之火不足）在阳偏衰的病机中占有极其重要的地位。由于阳气的虚衰，阳虚则不能制阴，阳气的温煦功能减弱，经络、脏腑等组织器官的某些功能活动也因之而减弱衰退，血和津液的运行迟缓，水液不化而阴寒内盛，这就是阳虚则寒的主要机制。阳虚则寒，虽也可见到面色㿠白、畏寒肢冷、舌淡、脉迟等寒象，但还有喜静蜷卧、小便清长、下利清谷等虚象。所以，阳虚则寒与阴盛则寒，不仅在病机上有所区别，而且在临床表现方面也有不同：前者是虚而有寒，后者是以寒为主，虚象不明显。

（2）阴虚则热：阴虚，是指机体精、血、津液等物质亏耗，以及阴不制阳，导致阳相对亢盛，功能虚性亢奋的病理变化。形成阴偏衰的主要原因多由于阳邪伤阴，或因五志过极，化火伤阴，或因久病耗伤阴液所致。一般地说，其病机特点多表现为阴液不足、滋养及宁静功能减退，以及阳气相对偏盛的虚热证。

（二）阴阳互损

阴阳互损是指在阴或阳任何一方虚损的前提下，病变发展影响到相对的一方，形成阴阳两虚的病理变化。在阴虚的基础上，继而导致阳虚，称为阴损及阳；在阳虚的基础上，继而导致阴虚，称为阳损及阴。由于肾藏精气，内寓真阴真阳，为全身阳气阴液之根本，所以，无论阴虚或阳虚，多在损伤肾脏阴阳及肾本身阴阳失调的情况下发生阳损及阴或阴损及阳的阴阳互损的病理变化。

1. 阴损及阳

阴损及阳系指由于阴液亏损，累及阳气，使阳气生化不足或无所依附而耗散，从而在阴虚的基础上又导致了阳虚，形成了以阴虚为主的阴阳两虚的病理变化。例如，临床常见的遗精、盗汗、失血等慢性消耗性病症，严重地耗伤了人体阴精，因而化生阳气的物质基础不足发展到一定阶段就会出现自汗、畏冷、下利清谷等阳虚之候。这是由阴虚而导致的阳虚，病理上称为阴损及阳。

2. 阳损及阴

阳损及阴系指由于阳气虚损，无阳则阴无以生，累及阴液的生化不足，从而在阳虚的基础上又导致了阴虚，形成了以阳虚为主的阴阳两虚的病理变化。例如，临床上常见的水肿一病，其病机主要为阳气不足，气化失司，水液代谢障碍，津液停聚而水湿内生，溢于肌肤所致。但其病变发展则又可因阴无阳生使阴阳日益亏耗，而见形体消瘦、烦躁生火，甚则癥瘕等阴虚症状，转化为阳损及阴的阴阳两虚证。这是由阳虚而导致阴虚，病理上称为阳损及阴。

实际上，由阴或阳的一方不足导致另一方虚损，终究会导致阴阳两虚，只是程度轻重不同而已，这在脏腑、气血病理变化中是屡见不鲜的。因为肾阴为全身阴液之本，肾阳为全身阳气之根，故阳损及阴、阴损及阳，最终又总是以肾阳、肾阴亏虚为主要病变。

（三）阴阳格拒

阴阳格拒是阴盛至极或阳盛至极而壅遏于内，使阴气与阳气或阳气与阴气相互阻隔不通的病理变化。阴阳格拒是阴阳失调中比较特殊的一类病机，包括阴盛格阳和阳盛格阴两方面。阴阳相互格拒的机制主要是由于某些原因引起阴或阳的一方偏盛至极，而壅遏于内，将另一方排斥于外，迫使阴阳之间不相维系所致。阴阳格拒表现为真寒假热或真热假寒等复杂的病理现象。

1. 阴盛格阳（真寒假热）

阴盛格阳是指阴寒过盛，阳气被格拒于外，出现内真寒外假热的一种病理变化。如虚寒性疾病发展到严重阶段，其证除有阴寒过盛之四肢厥逆、下利清谷、脉微细欲绝等症状外，又见身反不恶寒（但欲盖衣被）、面颊泛红等假热之象。身反不恶寒、面颊泛红，似为热盛之证，但与四肢厥逆、下利清谷、脉微欲绝并见，知非真热，而是假热。

阴盛格阳，又有格阳和戴阳之分。格阳是内真寒而外假热，阴盛格阳于体表（身反不恶寒）。戴阳是下真寒而上假热，阴盛格阳于头面（面赤如妆）。格阳和戴阳均属真寒假热证，其病机同为阴阳格拒。实际上，疾病发展到阴阳格拒的严重阶段，格阳证和戴阳证常同时出现，只是名称不同而已。

2. 阳盛格阴（真热假寒）

阳盛格阴是指阳盛已极，阻拒阴气于外，出现内真热外假寒的一种病理变化。阳盛格阴是由于热极邪气深伏于里，阳气被遏，闭郁于内，不能透达于外所致。其病机的本质属热，而临床症状有某些假寒之象，故又称真热假寒。如热性病发展到极期（阳明经证－白虎汤证、阳明腑证－承气汤证，及暑厥病等），既有阳热极盛之心胸烦热、胸腹扪之灼热、口干舌燥、舌红等症状，又有阳极似阴的四肢厥冷或微畏寒等症。热势愈深，四肢厥冷愈甚，所以有"热深厥亦深，热微厥亦微"之说。四肢厥冷是假象，系阳盛于内，格阴于外所致。

（四）阴阳转化

在疾病发展过程中，阴阳失调还可表现为阴阳的相互转化。阴阳转化包括由阳转阴和由阴转阳。

1. 由阳转阴

疾病的本质本为阳气偏盛，但当阳气亢盛到一定程度时就会向阴的方向转化。如某些急性外感性疾病，初期可以见到高热、口渴、胸痛、咳嗽、舌红、苔黄等一些热邪亢盛的表现，属于阳证，但由于治疗不当或邪毒太盛等原因，可突然出现体温下降、四肢厥逆、冷汗淋漓、脉微欲绝等阴寒危象。此时，疾病的本质即由阳转化为阴，疾病的性质由热转化为寒，病理上称之为重阳必阴。重阳必阴与阳证似阴不同，前者的"阳"和"阴"皆为真；后者的"阳"为真，而其"阴"为假。

2. 由阴转阳

疾病的本质为阴气偏盛，但当阴气亢盛到一定程度，就会向阳的方向转化。如感冒初期，可以出现恶寒重发热轻、头身疼痛、骨节疼痛、鼻塞流涕、无汗、咳嗽、苔薄白、脉浮紧等风寒束表之象，属于阴证。如治疗失误，或因体质等因素，可以发展为高热、汗出、心烦、口渴、舌红、苔黄、脉数等阳热亢盛之候。此时，疾病的本质即由阴转化为阳，疾病的性质则由寒转化为热，病理上称之为重阴必阳。重阴必阳与阴证似阳有本质的区别。

（五）阴阳亡脱

阴阳亡脱，是指机体的阴液或阳气突然大量的亡失导致生命垂危的一种病理变化，包括阴脱和阳脱。

1. 阳脱

是指机体的阳气发生突然脱失，而致全身机能突然严重衰竭的一种病理变化。一般地说，亡阳多由于邪盛，正不敌邪，阳气突然脱失所致；也可由于素体阳虚，正气不足，疲劳过度等多种原因，或过用汗法，汗出过多，阳随阴泄，阳气外脱所致。慢性消耗性疾病的亡阳，多由于阳气的严重耗散，虚阳外越所致，其临床表现多见大汗淋漓、手足逆冷、精神疲惫、神情淡漠，甚则昏迷、脉微欲绝等一派阳气欲脱之象。

由于阳气和阴精具有依存互根的关系，亡阳则阴精无以化生而耗竭。所以，亡阳之后，继之往往出现阴竭之变，阳亡阴竭，生命就告终了。

2. 阴脱

阴脱是指由于机体阴液发生突然性的大量消耗或丢失，而致全身机能严重衰竭的一种病理变化。一般地说，亡阴多由于热邪炽盛，或邪热久留，大量煎灼阴液所致；也可由于其他因素大量耗损阴液而致亡阴，其临床表现多见汗出不止、汗热而黏、四肢温和、渴喜冷饮、身体干瘪、皮肤皱褶、眼眶深陷、精神烦躁或昏迷谵妄、脉细数无力，或洪大按之无力。同样，由于阴液与阳气的依存互根关系，阴液亡失，则阳气无所依附而涣散不收，浮越于外，故亡阴可迅速导致亡阳，阴竭则阳脱，阴阳不相维系而衰竭，生命也随之告终了。

综上所述，阴阳失调的病机，是以阴阳的属性，阴和阳之间存在着的相互制约、相互消长、互根互用和相互转化关系的理论，来阐释、分析、综合机体一切病理现象的机制。因此，在阴阳的偏盛和偏衰之间、亡阴和亡阳之间，都存在着密切的联系。也就是说，阴阳失调的各种病机，并不是固定不变的，而是随着病情的进退和邪正盛衰等情况的变化而变化的。

三、气血失调

气血是人体脏腑、经络等一切组织器官进行生理活动的物质基础，而气血的生成与运行又有赖于脏腑生理功能的正常。因此，在病理上，脏腑发病必然会影响到全身的气血，而气血的病变也必然影响到脏腑。气血的病理变化总是通过脏腑生理功能的异常而反映出来。由于气与血之间有着密切关系，所以在病理情况下，气病必及血，血病亦及气，其中尤以气病及血为多见。

（一）气失调

气的病变，包括气的生成不足或耗散太过，气的运行失常，以及气的生理功能减退等，具体表现为气虚和气的升降失常之气陷、气脱、气滞、气逆、气闭等几个方面。

1. 气虚

气虚是指元气不足，全身或某些脏腑机能衰退的病理变化。气虚主要表现在元气不足、脏腑功能活动减退及机体抗病能力下降等方面，其形成的主要原因多是先天不足，或后天失养，或肺脾肾功能失调，也可因劳伤过度、久病耗伤、年老体弱所致。气虚多见于慢性疾患、老年患者、营养缺乏、疾病恢复期及体质衰弱等病变。其临床表现以少气懒言、疲倦乏力、脉细软无力等症为重要特点。

气虚和阳虚，虽然都是脏腑组织功能活动的衰退和抗病能力的减弱，但气虚是指单纯的功能减退，而阳虚则是在气虚进一步发展的基础上，出现了阳气虚少，所以气虚属于阳虚的范畴，气虚可发展为阳虚，但气虚不一定兼有阳虚。其区别在于：气虚是虚而无寒象，而阳虚则是虚而有寒象。

由于气与血、津液的关系极为密切，因而在气虚的情况下，必然会影响及血和津液，从而引起血和津液的多种病变。如气虚可导致血虚、血瘀和出血，也可引起津液的代谢障碍，如脾气虚不能运化水湿而形成痰饮、水肿等。

2. 气的升降失常

升降失常包括气陷、气脱、气滞、气逆和气闭等。

（1）气陷：气陷为气虚病机之一，是以气的升举无力，应升反降为主要特征的一种病理变化。气陷多因气虚进一步发展而来。脾宜升则健，脾气虚，易导致气陷，常称中气下陷。机体内脏位置的相对恒定，全赖于气的正常升降出入运动。所以，在气虚而升举力量减弱的情况下，就会引起某些内脏的下垂，如胃下垂、肾下垂、子宫脱垂、脱肛等，还可伴见腰腹胀满重坠、便意频频，以及短气乏力、语声低微、脉弱无力等症。

（2）气脱：气脱是指气虚之极而有脱失消亡之危的一种病理变化。由于体内气、血、津液严重损耗，以致脏腑生理功能极度衰退，真气外泄而陷于脱绝危亡之境。气脱有虚脱、暴脱之分，精气逐渐消耗，引起脏腑功能极度衰竭者，为虚脱；精气骤然消耗殆尽，引起阴竭阳亡者，为暴脱。如心气虚脱则心神浮越，脉微细欲绝；肝气虚脱则目视昏蒙，四肢微搐；脾气虚脱则肌肉大脱，泻痢不止；肺气虚脱则呼吸息高，鼾声如雷；肾气虚脱则诸液滑遗，呼气困难。阴气暴脱则肤皱眶陷，烦躁昏谵，冷汗如珠，四肢厥逆等。

（3）气滞：气滞是指某些脏腑经络或局部气机郁滞的病理变化。气滞主要是由于情志内郁，或痰、湿、食、积、瘀血等阻滞，以及外伤侵袭、用力努伤、跌仆闪挫等因素，使气机阻滞而不畅，从而导致某些脏腑经络的功能失调或障碍所致，以闷胀、疼痛为其临床特点。由于人体气机升降多与肝主疏泄、肺主宣降、脾主升清、胃主降浊，以及肠主泌别传导功能有关，故气滞多与这些脏腑功能失调有关。

气行则血行，气滞则血瘀；气行水亦行，气滞则水停。所以气滞可以引起血瘀、水停，形成瘀血、痰饮、水肿等病理变化。

（4）气逆：气逆是气机逆乱、失常之统称。气逆，主要指气机上逆，是气机升降失常，脏腑之气逆乱的一种病理变化。气逆多由情志所伤，或因饮食寒温不适，或因痰浊壅阻等所致。气逆最常见于肺、胃和肝等脏腑。肺以清肃下降为顺，若肺气逆，则肺失肃降，发为咳逆上气；胃气宜降则和，若胃气逆，则胃失和降，发为恶心、呕吐、嗳气、呃逆；肝主升发，若肝气逆，则升发太过，发为头痛胀，面红目赤而易怒。由于肝为刚脏，主动主升，且又为藏血之脏，因此，在肝气上逆时甚则可导致血随气逆，或为咯血、吐血，或壅遏清窍而致昏厥。

一般地说，气逆于上，以实为主，但也有因虚而气上逆者。如肺虚而失肃降或肾不纳气，都可导致肺气上逆；胃虚失降也能导致胃气上逆等，属因虚而气逆。

（5）气闭：气闭是脏腑经络气机闭塞不通的一种病理变化。气闭多是风寒湿热痰浊等邪毒深陷于脏腑或郁闭于经络，以致某一窍隧失其通顺之常所致。如心气内闭则谵语癫狂，神昏痉厥；胸肺气闭，则胸痹结胸，气喘声哑；膀胱气闭则小便不通；大肠气闭则大便秘结；经络气闭则关节疼痛等。其中以心闭神昏最为严重，一般所说的闭证主要是指心气内闭而言。

（二）血失调

1. 血虚

血虚是指血液不足，濡养功能减退的一种病理变化。其形成的原因：一是失血过多，如吐血、衄血、月经过多、外伤出血等使体内血液大量丧失，而新血又不能及时生成和补充所形成的失血过多；二是血液生化不足，脾为气血生化之源，脾胃虚弱，化源不足，导致生成血液的物质减少，或化生血液的功能减弱；三是久病不愈，慢性消耗等因素而致营血暗耗；四是瘀血阻滞，瘀血不去则新血不生等，最终导致全身血虚。

血是维持人体生命活动的重要物质之一，对人体具有营养作用。因此，血液虚亏不能营养脏腑组织必然导致全身或局部失于营养，生理功能逐渐减退等病理变化。其临床表现以眩晕，面色不华，唇、舌、爪甲淡白无华为重要特征。

2. 血瘀

血瘀是指瘀血内阻，血行不畅的一种病理变化。气滞而致血行受阻，或气虚而血运迟缓，或痰浊阻于脉络，或寒邪入血，血寒而凝，或邪热入血，煎熬血液等，均足以形成血瘀，甚则血液瘀结而成瘀血。所以，瘀血是血瘀的病理产物，而在瘀血形成之后，又可阻于脉络，而成为血瘀的一种原因。

血瘀的病机主要是血行不畅。瘀血阻滞在脏腑、经络等某一局部时，则发为疼痛，痛有定处，得寒温而不减，甚则可形成肿块，称之为癥。同时，可伴见面目鳌黑、肌肤甲错、唇舌紫暗以及瘀斑、红缕等血行迟缓和血液瘀滞的现象。

血瘀反过来又可加剧气机的郁滞从而形成气滞导致血瘀、血瘀导致气滞的恶性循环。由于血瘀与气虚、气滞、血寒、血热等病理上相互影响，所以血除有寒热之别外，常出现血瘀兼气虚、血瘀兼气滞、血瘀兼血虚等病理改变。

3. 血热

血热是指血分有热，血行加速甚则瘀阻的一种病理变化。血热多由外感热邪侵袭机体，或外感寒邪入里化热，伤及血分，以及情志郁结，郁久化火，火热内生，伤及血分所致。

由于血得温则行，故在血热的情况下，血液运行加速，甚则灼伤脉络，迫血妄行，邪热又可煎熬阴血和津液。所以，血热的病理变化以既有热象，又有耗血、动血及伤阴为其特征。

4. 出血

出血是指血液溢于脉外的一种病理变化。其形成多由火气上逆，或热邪迫血妄行，或气虚不能摄血，或瘀血停滞，或因外伤损伤脉络等，使血液不能正常循行而溢于脉外所致。出血之候，随处可见，由于出血部位、原因及出血量之多寡和血的颜色之不同可表现出不同的病理现象。

出血过多，可以导致血虚气弱发展成为气血双虚，从而使脏腑组织功能减退；若突然大量失血，还可致气随血脱，甚则发生阴阳离决而死亡。

此外，血的失常还包括血寒。血寒是血分有寒，血行迟缓的一种病理变化，多因寒邪侵袭或阳虚内寒所致，以肢体手足麻木冷痛，心腹怕冷，腹有块痛，得温则减，女子月经不调为其病变特征。

（三）气血关系失调

1. 气滞血瘀

气滞血瘀是指气机郁滞，血行不畅而气滞与血瘀并存的一种病理变化。气滞和血瘀常同时存在。由于气的运行不畅，导致血运的障碍，而形成气滞血瘀，也可因闪挫外伤等因素而致气滞和血瘀同时形成。在一般情况下，肝主疏泄而藏血，肝的疏泄在气机调畅中起着关键性的作用。因此，气滞血瘀多与肝的生理功能异常密切相关。其次，由于心主血脉而行血，故在心的生理功能失调时，多先发生血瘀而后导致气滞。气滞血瘀，在临床上多见胀满疼痛，瘀斑及积聚癥瘕等症。

2. 气虚血瘀

气虚血瘀是指气虚而运血无力，血行瘀滞，气虚与血瘀并存的一种病理变化。气能行血，气虚则推动无力而致血瘀。轻者，气虚无力，但尚能推动，只不过血行迟缓，运行无力；重者，在人体某些部位，因气虚较甚，无力行血，血失濡养，致瘫软不用，甚至萎缩、肌肤干燥、瘙痒、欠温，甚则肌肤甲错等气血不荣经脉的具体表现。

3. 气不摄血

气不摄血，是指因气的不足，固摄血液的生理功能减弱，血不循经，溢出脉外而导致咯血、吐血、衄血、发斑、便血、尿血、崩漏等各种出血的病理变化。其中因中气不足，气虚下陷而导致血从下溢，则可见崩漏、便血、尿血等病症。

4. 气随血脱

气随血脱，是指在大量出血的同时，气也随着血液的流失而散脱，从而形成气血两虚或气血并脱的病理变化。常由外伤失血或妇女崩漏、产后大出血等因素所致。血为气之载体，血脱则气失去依附，故气亦随之散脱而亡失。

5. 气血两虚

气血两虚，即气虚和血虚同时存在的病理变化，多因久病消耗、气血两伤所致，或先有失血，气随血耗；或先因气虚，血的生化无源而日渐衰少，从而形成肌肤干燥、肢体麻木等气血不足之证。

四、津液失常

津液的正常代谢是维持体内津液的生成、输布和排泄之间相对平衡的基本条件。

津液代谢失常是津液的输布失常、津液的生成和排泄之间失去平衡，从而出现津液的生成不足、排泄障碍，以致津液在体内的环流缓慢，形成水液潴留、停阻、泛滥等病理变化。

（一）津液不足

津液不足是指津液在数量上的亏少，进而导致内则脏腑，外而孔窍、皮毛失其濡润滋养作用，因之产生一系列干燥失润的病理变化。津液不足多由燥热之邪或五志之火，或高热、多汗、吐泻、多尿、失血，或过用辛燥之剂等引起津液耗伤所致。

津液不足的病理变化，由于津液亏损程度不同，而有伤津和伤阴之分。津和液，在性状、分布部位、生理功能等方面均有不同，因而津液不足的病机及临床表现，也存在着一定的差异。津较清稀，流动性明显，内则充盈血脉，润泽脏腑，外则达于皮毛和孔窍，易于耗散，也易于补充。如炎夏而多汗，或因高热而口渴引饮，气候干燥季节，常见口、鼻、皮肤干燥；大吐、大泻、多尿时所出现的目陷、螺瘪，甚则转筋等，均属于以伤津为主的临床表现。液较浓稠，流动性不明显，是以濡养脏腑，充养骨髓、脑髓、脊髓，滑利关节为主，一般不易损耗，一旦亏损则亦不易迅速补充。如热病后期或久病伤阴，所见到的舌光红无苔或少苔，唇舌干燥而不引饮，形瘦肉脱，皮肤毛发枯槁，甚则肉困、手足震颤蠕动等均属于阴液枯涸、动风的临床表现。

伤津和脱液，在病机和临床表现方面虽然有所区别，但津液本为一体，二者相互为用，病理上互相影响。一般来说，轻者为伤津，重者为伤阴。伤津并不一定兼有伤阴，但伤阴则必兼有伤津，所以说伤津乃伤阴之渐，伤阴乃津枯之甚。

由于津血同源，故津液亏乏或枯竭必然导致阴血亏乏，出现血燥虚热内生或血燥生风等津枯血燥的病理改变。若津液耗损，血液减少而血行郁滞不畅，可发生血瘀之变，终致津亏血瘀。

气与津液相互依附、相互为用。津液的代谢，有赖于气的升降出入运动；气有固摄和气化作用，可以控制和调节津液的生成与排泄。气也要依附于津液而存在，如人体津液大量丢失，气失其依附而随之形成气随液脱的危重状态。

（二）水湿停聚

津液的输布和排泄是津液代谢中的两个重要环节。津液的输布和排泄的功能障碍，虽然原因各有不同，但其结果都能导致津液在体内不正常的停滞，成为内生水湿、痰饮等病理产物的根本原因。

津液的输布障碍是指津液得不到正常输布，导致津液在体内环流迟缓，或在体内某一局部发生潴留，津液不化，因而水湿内生，酿成痰饮的一种病理变化。导致津液输布障碍的原因很多，涉及肺的宣发和肃降、脾的运化和散精、肝的疏泄条达和三焦的水道是否通利等各个方面，但其中最主要的是脾的运化功能障碍。

津液的排泄障碍主要是指津液转化为汗液和尿液的功能减退，而致水液潴留，上下溢于肌肤而为水肿的一种病理变化。津液化为汗液，主要是肺的宣发功能；津液化为尿液，主要是肾的蒸腾气化功能。肺肾的功能减弱，虽然均可引起水液潴留，发为水肿，但是肾的蒸腾气化则起着主宰排泄的作用。

津液的输布障碍和排泄障碍，二者虽然有别，但亦常相互影响、互为因果，其结果则导致内生水湿，酿成痰饮，引起多种病变。

总之，水湿停聚，主要形成湿浊困阻、痰饮凝聚和水液潴留等病理变化。

1. 湿浊困阻

湿浊困阻虽因肺脾肾等相关为病，但以脾不运湿为要。湿之为病最多，"湿伤人隐而缓。隐则莫见，而受之也深；缓则不觉，而发之也迟"（《医原》）。

2. 痰饮凝聚

痰与饮都是脏腑功能失调、津液代谢障碍，以致水湿停聚而形成的病理产物，又是多种疾患的致病因素，导致复杂的病理变化。

3. 水液潴留

水液潴留多由肺、脾、肾等脏腑功能失调，水液代谢障碍，致水液潴留体内，而发为水肿。水液泛溢肌肤，则头面、眼睑、四肢浮肿，甚则全身水肿。若水邪潴留腹腔，则腹肿胀大，发为腹水。

气可以化水，水停则气阻，故津液代谢障碍、水湿痰饮潴留可导致气机阻滞的病理变化。

（三）津液与气血的关系失调

1. 水停气阻

水停气阻是水液停蓄体内，导致气机阻滞的病理变化。津液的生成、输布和排泄，依赖于脏腑气机的升降出入运动，气行则水行。津液的气化失常可使水液停聚而形成水湿痰饮，水湿痰饮阻碍气机运行，水停则气阻。如水饮阻肺，则肺气壅滞，失于肃降，可见胸满咳嗽、喘促不能平卧；水饮凌心，阻遏心气，致使心阳被抑，则可见心悸、心痛；水饮停滞中焦，阻遏脾胃气机，则可致清气不升、浊气不降，而见头昏困倦、脘腹胀满、纳化呆滞、恶心呕吐等症；水饮停于四肢，则可阻滞经脉气血的流通，故除见浮肿外，尚可见肢体沉困或胀痛等症。

2. 气随液脱

气随液脱是由于津液大量丢失，气失其依附而随津液外泄，从而导致阳气暴脱亡失的气阴两脱的病理变化。气随液脱多由大汗伤津或严重吐泻，耗伤津液所致。

3. 津枯血燥

津枯血燥是指津液亏乏，甚则枯竭，而导致血燥虚热内生，或血燥生风的病理变化。津液是血液的重要组成部分，津血又同源于后天的水谷精微，若因高热伤津、烧伤，而使津液大亏，或阴虚痨热、津液暗耗均会导致津枯血燥，而见心烦、鼻咽干燥、口渴喜饮、肌肉消瘦、小便短少、舌红少津、脉细数等症。

4. 津亏血瘀

津亏血瘀指津液亏损，血液运行不畅的病理变化。津液充足是保持血脉充盈、血液运行通畅的重要条件。若因高热、烧伤，或吐泻、大汗出等因素使津液大量消耗出现津液亏少而血亦亏虚，使血液循行滞涩不畅者，即可发生血瘀之病变，临床表现即可在原有津液亏损不足基础上出现舌质紫绛，或见瘀斑等症。

中篇　病症篇

第六章

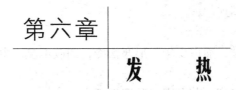

发　热

　　发热是人体抗御病邪导致机体阴阳失去相对平衡的一种病理状态。根据其病因不同分为外感发热与内伤发热两大类，如李东垣《内外伤辨惑论》中有外感手背热手心不热、内伤手心热手背不热、外感则寒热齐作而无间、内伤则寒热间作而不齐的观点；正邪的盛衰又有实热和虚热之别，如何梦瑶《医碥》中指出"口苦干燥，大便难，脉洪盛者为实热；骨痿肉燥，筋缓血枯，皮聚毛落……气短脉虚者为虚热"。

　　西医学中的感染性疾病与非感染性疾病引起发热病症的均可参考本章节辨证救治。

【诊断】

（一）证候诊断

1. 外感发热

（1）外邪袭表

症状：发热，恶寒或恶风，咽干、咽痛，或头痛、身痛，鼻塞流涕，喷嚏，周身酸楚不适。

舌脉：苔薄白或腻，脉浮或濡。

（2）邪犯少阳

症状：寒热往来，口苦脘闷，咽干咽痛，默默不欲饮食，或胸胁胀满不适。

舌脉：舌质红苔白，脉数或弦。

（3）邪热壅肺

症状：壮热汗出，口渴欲饮，咳嗽或喘促，咳痰黄稠或痰中带血，胸痛，口渴，或伴见腹胀便秘，口中气臭，呼气急促。

舌脉：舌红苔黄或燥，脉滑数。

（4）营血炽热

症状：身热夜甚，神昏，谵语，心烦不寐，口渴不饮，甚至斑疹隐隐。

舌脉：舌质红绛，少苔或剥苔，脉细数。

2. 内伤发热

（1）气虚发热

症状：发热，热势不高或缠绵不退，常在劳累后发作或加剧，倦怠乏力，气短懒言，自汗，易于感冒，食少便溏。

舌脉：舌质淡苔薄白，脉细弱。

（2）血虚发热

症状：发热，热势多为低热，头晕眼花，身倦乏力，心悸不宁，面白少华，唇甲色淡。

舌脉：舌质淡，脉细弱。

（3）阳虚发热

症状：发热而欲近衣被，面白少华，形寒怯冷，四肢不温，少气懒言，头晕嗜卧，腰膝酸软，纳少便溏。

舌脉：舌质淡胖或有齿痕，苔白润，脉沉细无力。

（4）血瘀发热

症状：午后或夜晚发热，或自觉身体某些部位发热，口燥咽干，但不多饮，肢体或躯干有固定痛处或肿块，面色萎黄或晦暗。

舌脉：舌质青紫或有瘀点、瘀斑，脉弦或涩。

临症发热患者多是在内伤基础上的发热，虽有虚实之别，但往往是虚实互存，即有外感又有内伤，当认真辨识。

（二）鉴别诊断

1. 外感高热与内伤发热

外感高热，多起病快，病程短，为感受时邪导致的实热证，呈壮热、潮热或寒热往来，可伴外感表证；内伤发热，多起病缓慢，病程长，多为脏腑功能失调，气血阴津亏损，导致的虚热证，表现为热势不高，反复发作，可伴有脏腑虚损之象。

2. 不同疾病引发高热的鉴别

临证时，需根据发热的伴随症状，结合望、闻、切诊获得的资料，应用六经辨证或脏腑辨证鉴别病邪的性质及病位，同时有针对性地查找邪毒。

【治则治法】

外感发热多属实证，治疗以祛邪为先，以宣透、清利、和解为主。

内伤发热多为虚实互存之候，治法以扶正为主，把握阴阳、气血、虚实，切忌勿犯"虚虚实实之戒"。

【急救处理】

（一）一般治疗

1. 在发热病因未明确之前，禁止滥用退热药、抗生素与激素类药物。

2. 常规留观，卧床休息，多饮水。

3. 对病情危重者，进行相应的监护与吸氧。

（二）退热

1. 针刺

取穴曲池、合谷、内关、手三里、足三里、阳陵泉、三阴交，用毫针刺法，以泻为主。耳针可选取耳尖、皮质下。

2. 穴位注射

柴胡注射液 0.5mL 穴位注射，取穴曲池（双）、足三里（双），6 小时 1 次，热退为止。

3. 物理降温

荆芥 15g，薄荷 15g，青蒿 30g，生石膏 30g，水煎液擦浴。

4. 结肠滴注

北京中医药大学东直门医院退热汤：柴胡 30g，大黄 30g，枳实 15g，黄芩 30g，青蒿 30g，生石膏 60g，生麻黄 10g。水煎取汁 200mL，待放凉后结肠滴注。

5. 中药注射液

（1）柴胡注射液：2～4mL 肌内注射。

（2）醒脑静注射液：10～20mL 稀释后静脉点滴。

（3）清开灵注射液：20～60mL 稀释后静脉点滴。

（4）血必净注射液：50～100mL 稀释后静脉点滴。

（5）紫雪散、安宫牛黄丸：口服或鼻饲。

（三）合并症处理

1. 止痉

针刺，取穴百会、人中、大椎、少阳、委中，用毫针刺法，强刺激、强捻转。

2. 开窍

三棱针十宣放血；或取穴人中、曲泽、委中放血；或人中、涌泉、素髎用毫针刺法，以泻法为主。

【分证论治】

1. 外感发热

（1）外邪袭表

治法：解表透邪。

方药：麻杏石甘汤合银翘散。常用药炙麻黄 6g，生石膏 30g（先煎），杏仁 10g，金银花 10g，连翘 15g，芦根 30g，薄荷 6g（后下），生甘草 10g，牛蒡子 10g。

加减：咽喉疼痛明显者，加射干、锦灯笼；热甚者，加黄芩、板蓝根、青蒿；口渴甚者，加天花粉；痰多加贝母、杏仁。

（2）邪犯少阳

治法：和解少阳。

方药：小柴胡汤。常用药柴胡 20g，黄芩 12g，清半夏 10g，党参 10g，生姜 10g，大枣 10g，炙甘草 10g。

加减：夹湿者，合平胃散；腹胀便秘者，加生大黄、枳实。

（3）邪热壅肺

治法：清热解毒，宣肺通腑。

方药：宣白承气汤合麻杏石甘汤。常用药全瓜蒌 15g（打），杏仁 10g，生石膏 30g（先煎），桑白皮 15g，炙麻黄 6g，生大黄 6g（后下）等。

（4）热入营血

治法：清热透营，凉血解毒。

方药：清营汤送服安宫牛黄丸。常用药水牛角片 30g（先煎），竹叶心 15g，连翘 15g，黄连 10g，生地黄 15g，麦冬 10g，玄参 15g，丹参 15g 等。

2. 内伤发热

（1）气虚发热

治法：益气健脾，甘温除热。

方药：补中益气汤。常用药炙黄芪 30g，党参 10g，白术 15g，甘草 10g，当归 10g，陈皮 10g，升麻 6g，柴胡 6g。

加减：自汗较多者，加牡蛎、浮小麦；时冷时热、汗出恶风者，加桂枝、芍药；胸闷脘痞、舌苔白腻者，加苍术、茯苓、厚朴。

（2）血虚发热

治法：益气养血。

方药：归脾汤。常用药生黄芪 30g，党参 15g，茯苓 10g，白术 15g，甘草 10g，当归 15g，龙眼肉 10g，酸枣仁 15g，远志 10g，木香 6g 等。

加减：发热较甚者，加柴胡、白薇；出血者，加三七粉、仙鹤草、茜草。

（3）阳虚发热

治法：温补阳气，引火归元。

方药：金匮肾气丸。常用药制附子 10g（先煎），桂枝 10g，山茱萸 15g，熟地黄 15g，山药 30g，茯苓 10g，丹皮 10g，泽泻 10g 等。

加减：气短甚者，加人参；便溏、腹泻者，加白术、干姜。

（4）血瘀发热

治法：活血化瘀。

方药：血府逐瘀汤。常用药当归 15g，川芎 10g，赤芍 12g，生地黄 15g，桃仁 10g，红花 10g，牛膝 10g，柴胡 10g，枳壳 10g，桔梗 10g，甘草 10g 等。

加减：发热较甚者，加秦艽、白薇、丹皮；肢体肿痛者，加丹参、郁金、元胡。

【调护】

1. 卧床休息，病室温度应适宜，空气宜清新，避免直接吹风。

2. 观察体温，做好记录。

3. 高热同时伴有恶寒者不可冷敷，以免固闭邪气，导致传变。

4. 中药宜温服，服后多饮水，盖被安卧，观察身热汗出情况。

5. 饮食宜清淡、富于营养的半流食，以新鲜蔬菜、水果为宜，如马齿苋、藤菜、雪梨等，忌油腻之品。

【经典选读】

《素问·阴阳应象大论》："阳胜则热，阴胜则寒。重寒则热，重热则寒。"

《素问·至真要大论》："寒者热之，热者寒之。"

《素问·调经论》："阳虚则外寒，阴虚则内热，阳盛则外热，阴盛则内寒。""有所劳倦，形气衰少，谷气不盛，上焦不行，下脘不通，胃气热，热气熏胸中。"这是劳倦内伤、气虚发热及甘温大热的理论基础。

《伤寒论》："太阳病，或已发热，或未发热，必恶寒，体痛，呕逆，脉阴阳俱紧者，名曰伤寒。""太阳病，发热而渴，不恶寒者为温病。""伤寒脉浮滑，此以表有热，里有寒，白虎汤主之。""（少阳病）伤寒五六日，中风，往来寒热，胸胁苦满，嘿嘿不欲饮食，心烦喜呕……小柴胡汤主之。"

《金匮要略》："太阳病，发热脉沉而细者，名曰痉，为难治。""太阳病，发热无汗反恶寒者，名曰刚痉，太阳病，发热汗出而不恶寒者名曰柔痉。""病者一身尽疼，发热，日晡所剧者，名风湿。此病伤于汗出当风，或久伤取冷所致也。可与麻黄杏仁薏苡甘草汤。"

《景岳全书》："内生之热，则有因饮食而致者，有因劳倦而致者，有因酒色而致者，有因七情而致者，有因药饵而致者，有因阴虚而致者，有偶感而致者，有积累而致者，虽其所因不同。但当察脏腑之阴阳。治热之法，凡微热之气，宜凉以和之，火热之气，宜寒以制之，郁热在经络者，宜疏之发之，结热在脏腑者，宜通之利之。"

《寿世保元》最早提出内伤发热这一病名。

【病案介绍】

病例 1（《经方实验录》）

黄汉栋，夜行风雪中，冒寒，因而恶寒，时欲呕，脉浮紧，宜麻黄汤。

生麻黄（三钱）　　川桂枝（三钱）　　光杏仁（三钱）　　生甘草（钱半）

拙巢注：汉栋服后，汗出，继以桔梗五钱、生草三钱，泡汤饮之，愈。

按：麻黄汤全部脉症固如前案拙按所云，但并不谓必如此诸状悉具，乃可用本汤，若缺其一，即不可施也。反之，若病者体内之变化确属麻黄汤证之病理，则虽见证稍异，亦可以用之而效。缘病者体气不同，各如其面，加以受邪有轻重之别，时令有寒热之殊，故虽同一汤证，彼此亦有差池。《伤寒论》曰："太阳病，或已发热，或未发热，必恶寒，体痛，呕逆，脉阴阳俱紧者，名曰伤寒。"窃谓此"必"字犹言"多"也，并非一定之谓。盖其人胃气本弱，或有湿痰，故牵引而作呕。若夫喘，则实为麻黄汤之症状，较呕着要多多，此吾人所当了然于胸中者也。

第七章

神　昏

神昏多因外感温热毒邪逆传心包，神明被扰，或因内伤诸疾，阴阳气血逆乱，浊邪上犯，扰蒙蔽窍，或耗散元气，脑窍失养，导致以神志不清为特征的危急重症。神昏病名首载于宋代《许叔微医案》，云："神昏，如睡，多困，谵语，不得眠。"神昏的病因有外感内伤之分，究其发病必犯神机清窍，脑为髓海，元神之府，内寓神机，机用之权，清窍为出入之所。心藏神，主血脉，行气血上奉于脑，神机得血则功能畅开，得气则神机乃发。神机需心脑相辅而成，又需五脏、五志以助之。故外感温热毒邪内伤致痰瘀，阴阳气血逆乱，窍络闭塞，神明失主，发为神昏。

本病可于任何季节和各年龄阶段发病，多为疫毒痢、消渴、癃闭、鼓胀、中暑、中风等，各种急、慢性病证发展到一定阶段后出现的危重症。西医学的昏迷、意识障碍可参照本病辨证论治。

【诊断】

（一）诊断要点

1. 多有外感邪毒或虚衰劳损的病史，突然发病，常有明显的诱因如外感发热、饮食不节等。

2. 突发神志不清，轻者嗜睡昏蒙，重者昏不知人。

3. 血、尿、便常规，血糖，肝、肾功能，血气分析，脑脊液检查，头颅 CT、核磁共振检查等有助于原发疾病的诊断。

（二）证候诊断

1. 邪实闭窍

症状：神昏谵语，甚则昏聩不语，高热烦躁，面红目赤，身热夜甚，或见四肢厥冷，尿赤便干，甚则躁扰不宁，大便秘结，腹中胀满，口干口臭，或者神昏呆滞，时昏时醒或意识朦胧，身热不扬，面色晦暗，胸闷呕恶，痰涎壅盛，或有喉中痰鸣。

舌脉：舌质红或绛，苔白腻或黄燥或起芒刺，脉弦实有力。

2. 内闭外脱

主证：神情淡漠，发热，烦渴躁妄，胸腹灼热，溺赤便秘，便下腐臭，喉中痰鸣，气粗息促，汗出如油，周身皮肤花斑，四肢厥冷。

舌脉：舌质绛，苔黄燥，脉数、促。

3. 阴竭阳脱

症状：昏迷，汗出如油，喘息气促，目合口开，面红身热，眼窝深陷，肢厥不温，或神情淡漠，目呆口张，瞳仁散大，面色晦暗无华，舌蜷囊缩，手足厥冷，冷汗淋漓，甚则身冷如冰，尿少或遗溺，自利清谷。

舌脉：舌淡或绛，舌面少津，苔厚或少苔，脉细数微欲绝。

（三）鉴别诊断

1. 厥证

素有眩晕病史，表现为突然眩晕昏仆，神志不清，大汗淋漓，四肢厥冷，多为一过性意识丧失，一般移时苏醒复如常人；神昏则为意识不清，不经积极救治，常难以在短时间内苏醒，病情较重。

2. 痫病

常有先天原因或有头部外伤史，以青少年为多见，表现为突然昏仆，不知人事，抽搐，口吐涎沫，两目上视，小便失禁，口中作猪羊叫声，常反复发作，每次症状类似，苏醒缓解后一如常人。

【治则治法】

神昏为临床上危急证，总以醒神开窍为治则，证候变化复杂，要分清闭证、脱证，以及由闭转脱的内闭外脱证。脱证为元气耗散，闭证为邪实内闭，急救治疗以回阳固脱，祛邪开窍醒神为要，切不可犯虚虚实实之戒。

神昏危急之证，根据病情，采取中西医结合综合急救措施。

【急救处理】

（一）一般治疗

1. 急诊留观，吸氧。

2. 开通静脉通路。

3. 监测生命体征，记录 24 小时出入量。

（二）中医辨证救治

1. 闭证

（1）清开灵注射液：稀释后静脉点滴，每日 1~2 次。

（2）醒脑静注射液：稀释后静脉点滴，每日 1~2 次。

（3）安宫牛黄丸：每次 1 丸，每 4 至 12 小时 1 次，口服或鼻饲。

（4）针灸：取穴水沟、素髎、百会、内关、十宣、合谷、太冲、丰隆、涌泉。水沟、素髎用雀啄灸，以患者面部表情变化为度；内关用捻转泻法，持续行针 2~3 分钟；十宣用三棱针点刺放血；合谷、太冲、丰隆、涌泉用泻法。

2. 脱证

（1）生脉注射液：静脉泵持续泵入，或稀释后静脉点滴，每日1次。

（2）参附注射液：静脉泵持续泵入，或稀释后静脉点滴，每日1次。

（3）针灸：取穴百会、素髎、神阙、关元、三阴交、太溪、涌泉。素髎用强刺激泻法；百会、关元用艾条悬灸30~60分钟；神阙用隔盐灸法，直至四肢转温为止；三阴交、太溪、涌泉用补法或可用温针灸。

【分证论治】

1. 邪实闭窍

治法：开窍醒神，清心泄热，通腑化痰。

方药：清宫汤送服安宫牛黄丸。常用药水牛角片30g（先煎），玄参15g，连翘心15g，竹叶10g，莲子心10g，麦冬10g等。

加减：腑实者，加生大黄、芒硝、厚朴、枳实等；神昏痰鸣重者，加天竺黄、竹沥、胆南星，或合用涤痰汤；舌暗有瘀斑、脉涩者，可加桃仁、红花、丹参等。

2. 内闭外脱

治法：泄热解毒开窍，益气养阴固脱。

方药：人参白虎汤或黄连解毒汤合生脉散。药用生石膏20g（先煎），知母10g，党参15g，甘草10g，粳米10g，黄芩10g，黄连10g，栀子10g，黄柏10g，麦冬10g，五味子10g等。

加减：若见唇面指端紫绀者，可加丹参、赤芍、红花、川芎等活血通络之品；若痰壅气滞者，宜豁痰行气加用二陈汤，或导痰汤加竹沥、姜汁、菖蒲、郁金；四肢厥冷者，可加附子、桂枝、细辛等；有高热者，可口服或鼻饲安宫牛黄丸。

3. 阴竭阳脱

治法：益气固脱，回阳救逆。

方药：四逆汤合生脉散。药用人参30g（另煎），制附片30g（先煎），麦冬15g，五味子15g，干姜10g，山萸肉30g等。

加减：病轻浅者，当早用大剂独参汤浓煎频服，气固阳自回；阳随阴脱者，加大剂山萸肉，回阳固脱；高热烦渴者，加石膏、知母；风动抽搐较频者，加蝉蜕、僵蚕等。

【调护】

1. 观察生命体征，记录体温、脉搏、呼吸、血压、神志、瞳孔、心电图、出入量、舌象、脉象等。

2. 一般仰卧，将头偏向一侧，避免痰阻气道，可予鲜竹沥水频服，若痰量很多，可针刺印堂、天突、丰隆等穴。

3. 保证二便通畅，3日未行大便者，可鼻饲番泻叶或按摩下腹部，必要时可用甘油剂灌肠。

4. 加强饮食护理，忌食肥甘厚味、辛辣之品，因肥甘辛辣之类能助热生火，导致肝火或心火亢盛，加重痰浊蒙蔽清窍或痰火扰心之证。饮食应富有营养，易于消化，可鼻饲高热量、高蛋白、高维生素的流质饮食。

【经典选读】

《伤寒论·辨阳明病脉证并治》："阳明病，谵语有潮热，反不能食者，胃中必有燥屎五六枚也。若能食者，但硬耳，宜大承气汤下之。"

《症因脉治·卷一·中风总论》："内有积热，外中风邪，经络不通，发热自盛，热极生痰，上熏心肺，神识昏迷，则不语之症作矣。"

《景岳全书·非风》："灸非风卒厥危急等证，神阙，用净盐炒干纳于脐中，令满，上加厚姜一片盖定，灸百壮至五百壮。""如阳脱寒甚者，仍宜灸关元、气海、神阙以回其阳气。"

《温病条辨·中焦》："湿热上焦未清，里虚内陷，神识如蒙。"

《通俗伤寒论》："热陷包络神昏，非痰迷心窍，即瘀塞心孔。"

《类证治裁》："阴阳互根，相抱不脱……汗多亡阳，神气乱，魂魄离，即脱阳也。"

《温病条辨·上焦》："邪入心包，舌蹇肢厥，牛黄丸主之，紫雪丹亦主之。""温毒神昏谵语者，先与安宫牛黄丸，紫雪丹之属，继以清宫汤。"

【病案介绍】

李某，男，33岁，工人。因发热9天，神志不清，反复抽搐6天入院。

病史：患者因为发热神昏，经检查确诊为病毒性脑膜炎。行气管切开、呼吸机维持呼吸、抗感染、营养神经等治疗，仍昏迷不醒，发热不退，时时抽搐，收住院。

刻下症见：身热汗出，昏聩不语，舌蹇，口唇紧闭，喉中痰多，舌边尖红，苔黄厚腻，脉弦滑数，重按无力。

诊断：神昏，痰浊蒙窍、热闭心包证。

治法：清心泻火，豁痰开窍。

处理：

1. 安宫牛黄丸，早晚各1丸，凉开水溶化后鼻饲。

2. 汤药：生石膏30g（先煎），石菖蒲、川贝母、胆南星各10g，天竺黄、知母、连翘、瓜蒌皮各12g，大青叶、太子参各20g，天花粉、板蓝根各15g。每日1剂，取汁400mL，分4次鼻饲。

服药1周后，患者神志已转清，对答尚可，热亦退，二便调。但现症见汗多，舌边尖红苔黄，脉数无力。病情明显好转，治宜清除余邪，益气生津。处方：①西洋参10g，炖服；②太子参、板蓝根、连翘、天花粉、瓜蒌皮、白扁豆花各15g，川贝母6g，糯稻根30g，甘草3g，每日1剂煎服。调治月余而愈。

按：患者神昏，伴有身热，口唇紧闭，喉中痰多，中医诊断神昏，当属闭证而非脱证，热闭心包，湿浊蒙窍，治疗以涤痰汤加减合用安宫牛黄丸，切中病机，热退窍开。本病治疗的关键是明确其病位在心包，与心、肝相关，即有邪闭，又伤及正气，方用涤痰汤化痰开窍兼参、草扶正，更用安宫牛黄丸泄热开窍，终获痊愈。

第八章

呕 吐

呕吐，又称吐逆，最早见于《素问·六元正纪大论》，云："土郁发之……呕吐霍乱"，既是病名，又是临床症状，为胃失和降，气机上逆而发病。呕与吐所指不同，李东垣认为"呕者有物有声，吐者有物无声"，然二者于临症之时实难分开，病机及论治一致，故统称呕吐。呕吐的病因概而言之为外感六淫、饮食不节、七情内伤、脏腑亏弱等，且常相互影响。病位在胃，但肝脾多有涉及。病机核心在于胃失和降、气机上逆。

西医学的急性胃炎、急性胰腺炎、肠梗阻、胆囊炎、急性脑血管病、急性肠道传染病等出现严重呕吐者，可参考本病辨证救治。

【诊断】

（一）证候诊断

1. 外邪犯胃

症状：发病急剧，突然呕吐，常伴有发热恶寒、头身困痛、胃脘胀闷等症。

舌脉：舌质淡红苔白腻，脉沉。

2. 积滞伤胃

症状：呕吐酸腐，腹泻或便结，心中烦热，胃脘痞满胀痛，口苦口干，或伴有往来寒热。

舌脉：舌质红苔白厚腻，脉滑。

3. 肝郁脾虚

症状：呕吐嗳气，胸胁胀满，反酸，烦闷不舒，情志不遂更甚，时作时止，纳食不香，面色萎黄少华，倦怠乏力，大便稀溏。

舌脉：舌质淡红苔白，脉沉细或细弦。

4. 胃阴不足

症状：呕吐频繁量少，时有干呕，口干咽燥，胃中嘈杂，似饥而不欲食。

舌脉：舌红少津，脉细数。

（二）鉴别诊断

1. 反胃

食入胃后，停留胃中，朝食暮吐，宿食不化，过时尽吐，吐后自觉舒适，即"暮食朝吐，朝食暮吐"，然呕吐发病并无规律，既可见食入即吐，亦可见时吐时止。

2. 噎膈

吞咽困难，饮食难下，自觉梗阻食不得入为主要表现，轻者稀食可进，重者只能饮水，食后不一定呕吐，病位在食道，病情较重，治疗困难，难以纠正，预后多不良。

3. 霍乱

发病迅猛，呕吐与下利米泔水共见，常伴有腹痛，轻者仅伤其津液，重者有厥脱之变，与呕吐不难鉴别。

【治则治法】

本病治疗以和胃降逆为主。实者重在祛邪，虚者重在扶正，解表、和解、清热、养阴、温阳、辛开苦降。审证求因，辨证论治，不可拘泥于一方一药。

临症之时当辨需催吐与止呕，当呕吐如为胃有痈脓、食滞、毒物等有害之物，不可见呕止呕，甚至可用探吐法催吐，待邪去呕自止。

【急救处理】

1. 评估病情，如患者脱水，尽快开通静脉通路，补液，调节水、电解质平衡。

2. 急救处理应首选外治法，常用包括针灸、中药结肠滴注等。

（1）针灸：取足阳明经穴，以中脘、胃俞、足三里、内关为主。

配穴：热证选合谷、金津；寒证选上脘；痰浊选丰隆；食积配下脘；肝气上逆取太冲、阳陵泉；脾虚选脾俞、章门。寒证可留针配合灸法，热证针刺快出。

穴位注射：选足三里、灵台，穴位注射胃复安注射液2mL，每日1次。

耳针：选胃、肝、神门、脑，捻转强刺激，每日1次。

灸法：可选隔姜灸神阙穴。

耳穴按压：取耳穴部位为胃、神门、皮质下，用75%酒精消毒耳部皮肤，王不留行籽贴压穴位，并按压穴位，每日5次，每次3~5分钟，产生酸麻微痛及热感为宜，双耳交替进行，每耳隔日1次。

（2）中药结肠滴注：多用于实证患者，以大黄甘草汤为主方，随证配加药物：夹痰饮者，加全瓜蒌30g（打）；夹瘀者，加桃仁15g；气虚者，加生黄芪30g；阴虚者，加生地黄15g。通因通用，胃气和降则呕止。

【分证论治】

1. 外邪犯胃

治法：解表疏邪，和胃降逆。

方药：藿香正气散。常用药藿香15g，姜半夏12g，厚朴10g，紫苏叶10g，陈皮10g，生姜10g，白芷10g，茯苓10g等。

加减：寒重无汗者，加荆芥、防风；湿重者，加苍术、蔻仁、薏苡仁等；热重者，可加连翘、黄芩、黄连、葛根等。

2. 积滞伤胃

治法：辛开苦降，和胃止呕。

方药：枳实导滞汤加减。常用药枳实 10g，大黄 6~10g（后下），黄芩 12g，黄连 10g，白术 10g，茯苓 10g，泽泻 10g，神曲 10g 等。

加减：寒热往来者，用大柴胡汤加味；脘腹痞满呃逆者，合旋覆代赭汤。

3. 肝郁脾虚

治法：疏肝健脾，降逆和胃。

方药：半夏泻心汤合枳术丸加味。常用药半夏 12g，黄芩 10g，黄连 10g，生姜 10g，干姜 10g，甘草 10g，大枣 10g，枳实 10g，炒白术 15g，荷叶 10g，柴胡 10g，香附 10g 等。

加减：肝火盛者，加左金丸。

4. 胃阴不足

治法：滋阴养胃，降逆止呕。

方药：麦门冬汤。常用药麦冬 10g，党参 10g，生姜 10g，甘草 10g，大枣 10g，半夏 10g，北沙参 10g，石斛 10g 等。

加减：五心烦热者，加天花粉、知母；便秘者，加火麻仁、蜂蜜。阴水上结者，可选用猪苓汤。

【调护】

1. 病房环境应安静，温度应适宜，避免嘈杂，空气应流通。

2. 在病人呕吐过程中应保持头高脚低侧卧位，使头偏向一侧，有利于呕吐物流出，防止呕吐物误吸气管后窒息，吐后尽量保持侧卧位，尤其对于婴幼儿，必要时可采取俯卧位。

3. 呕吐后应及时清理口腔，神志清楚的病人应温水漱口，对于婴幼儿可使用棉签擦拭，神志不清病人可负压吸引口腔内异物。

【经典选读】

《素问·至真要大论》："诸痿喘呕，皆属于上……诸逆冲上，皆属于火……诸呕吐酸，暴注下迫，皆属于热。"

《素问·举痛论》："寒气客于胃肠，厥逆上出，故痛而呕也。"

《诸病源候论·脾胃诸病呕吐候》："呕吐者，皆由脾胃虚弱，受于风邪所为也，若风邪在胃则呕，膈间有停饮，胃内有久寒，则呕而吐。"

《三因极一病证方论·呕吐叙论》："呕吐虽本于胃，然所因亦多端，故有寒热、饮食、血气不调之不同，皆使人呕吐。"

《丹溪心法》："凡有声有物谓之呕吐，有声无物谓之哕。胃中有热，膈上有痰者……有久病呕者，胃虚不纳谷也。"

《东垣试效方·呕吐哕门》："夫呕吐哕者，俱属于胃，胃者，总司也，以其气血多少为异耳。且如呕者，阳明也，阳明多血多气，故有声有物，气血俱病也。"

《医统正脉全书》："吐证有三，气积寒也，皆从三焦论之；上焦在胃口，上通于天气，主纳而不出；中焦在中脘，上通天气，下通地气，主腐熟水谷；下焦在脐下，下通地气，主出而不纳。是故上焦吐者，皆从于气……中焦吐者，皆从于积，有阴有阳，食与气相假为积而痛……下焦吐者，从于寒，地道也。"

《金匮要略·痰饮咳嗽病脉证并治》："呕家本渴，渴者为欲解，今反不渴，心下有支饮故也。"

【病案介绍】

舒某，女，62岁，因呕吐厌食反复发作2月，加重3天入院。

患者症见：厌食、恶心呕吐，呕吐物为黄绿色黏液及痰涎，不能进食，饮食下咽旋即呕吐，中西药物，入口复出，心烦失眠，情绪烦躁，口干渴，小便量少，大便不畅，三五日一行，舌红无苔，脉弦细数。

初诊分析病人阴伤水结，但因呕吐日久，阴不足而化热，热瘀于内，水热互结，单独养阴恐难奏效，按阴伤水热互结，邪气上逆犯胃论治，方用猪苓汤加味：猪苓30g，茯苓15g，泽泻15g，阿胶10g（烊化），滑石10g（包煎），焦山楂15g，焦神曲15g，生甘草6g。嘱患者多次少量频服。7剂后呕吐次数明显减少，可进半流食，且饮食量逐渐增加，二便正常。继之投以健脾和胃、疏肝理气方药，患者调理半月后病情稳定出院。

第九章

眩　晕

眩是指眼前发黑，晕是指头目旋动不定，站立不稳。眩与晕常同时出现，伴有头痛、恶心、呕吐、耳鸣等症状，轻者闭目即止，重者如坐舟车，呕恶出汗，甚或短暂晕厥，或心悸脉迟。

眩晕可因情志过极、饮食失节、失血、劳倦过度、跌仆外伤等原因引起，形成"风、火、痰、瘀、虚"五大病理改变而发病，病因虽复杂，但总与肝、脾、肾三脏关系密切，分实证、虚证、虚实夹杂证三大类。

西医学的梅尼埃病、晕动病、高血压病、椎基底动脉供血不足、低血压、贫血、神经官能症及头部外伤后出现眩晕表现者均可参照本病辨证救治。

【诊断】

（一）诊断要点

1. 头晕目眩，视物旋转，轻者闭目即止，重者如坐车船，甚则仆倒。
2. 严重者可伴有头痛、项强、恶心呕吐、眼球震颤、耳鸣耳聋、汗出、面色苍白等表现。
3. 多有情志不遂、年高体虚、饮食不节、跌仆损伤等病史。头颅 CT、颈椎 X 线片、头颈部血管多普勒等及实验室辅助检查有助于鉴别诊断。

（二）证候诊断

1. 风邪外袭
症状：头晕头痛，恶风身热，鼻塞流涕，或伴全身酸痛，恶心，不欲进饮食。
舌脉：舌淡红苔薄白腻，脉浮濡。

2. 肝阳上亢
症状：眩晕耳鸣，头痛且胀，每因烦劳或恼怒而头晕头痛加剧，心烦易怒，少寐多梦，口苦咽干。
舌脉：舌质红少津苔薄黄，脉弦。

3. 中虚痰蕴
症状：眩晕，倦怠，头重如蒙，胸闷，时吐痰涎，少食多寐。
舌脉：舌胖，苔浊腻或白厚而润，脉滑或弦滑。

4. 气虚下陷
症状：眩晕，动则加剧，劳累即发，神疲懒言，气短声低，面白少华或萎黄，心悸失眠，纳减体倦。

舌脉：舌淡胖嫩，边有齿印，苔少或薄，脉细或虚大。

（三）鉴别诊断

1. 中风

中风以突然昏仆，不省人事，口舌㖞斜，半身不遂，失语；或不经昏仆，仅以半身不遂为特征。中风昏仆与眩晕之甚者相似，眩晕之甚者亦可仆倒，但无半身不遂及不省人事、口舌㖞斜诸症。也有部分中风病人，以眩晕、头痛为其先兆表现，故临证当注重中风与眩晕的区别与联系。

2. 厥证

厥证以突然昏仆，不省人事，四肢厥冷为特征，发作后可在短时间内苏醒，严重者可一厥不复而死亡。眩晕严重者也有欲仆或晕旋仆倒的表现，但眩晕病人无昏迷、不省人事的表现。

临证之时当分清实证、虚证、虚实互存。凡兼头重头胀，胸闷欲恶，肢体发麻，脉弦滑或弦涩者，多属实证；如兼头脑空痛，心悸气短，腰酸膝软，脉细弱，劳则即发，动则加重者，多属虚证。

虚实转化之变化关键在于正气之强弱，正气是防邪气内陷或内闭之关键，如见面色苍白、胸闷烦躁、肢冷汗出者，虽为眩晕之病，则当防厥脱之变。

【治则治法】

眩晕之发作多以邪证或正气下陷为多，故多以祛邪、息风、潜阳、补气、升阳、化痰为基本治法，不可概用苦寒清泄之剂。

【急救处理】

1. 一般处理

病情重者应立刻留观，安静卧床休息。

2. 针灸

体针：取穴太冲、内关、印堂等穴，平补平泻针刺，实证者用泻法，虚证者用补法或改予艾灸。

耳针：可取双耳晕听区间歇捻转针刺，或取神门、肝、肾、内分泌、交感等耳穴埋针或按压。

穴位注射：合谷、太冲、翳风与内关、风池、四渎两组穴隔日轮流以药物穴位注射。

3. 中药注射液

天麻素注射液：适用于肝阳上亢者。

生脉注射液或参麦注射液或参附注射液：适用于气虚脱证者。

【分证论治】

1. 风邪外袭

治法：疏风解表。

方药：川芎茶调散。常用药川芎 12g，防风 10g，荆芥 10g，白芷 10g，黄芩 10g，羌活 10g，菊花 10g，苦丁茶 10g 等。

加减：发热重，面红目赤，口渴溲黄，兼有热邪者，用芎芷石膏汤加减；头昏头重，肢体困重者，多兼湿邪，用羌活胜湿汤化裁。夏季暑湿浸淫，头昏胸闷，汗出不畅，干呕不食者，用黄连香薷饮加藿香、佩兰、荷叶、竹茹、知母等。

2. 肝阳上亢

治法：平肝潜阳，滋养肝肾。

方药：天麻钩藤饮。常用药天麻 10g，钩藤 30g（后下），生石决明 30g（先煎），牛膝 12g，桑寄生 12g，杜仲 10g，炒栀子 10g，黄芩 10g，首乌藤 30g，茯苓 10g，益母草 10g 等。

加减：肝火亢盛者，加龙胆草、丹皮；大便秘结者，加生大黄；手足麻木，甚则震颤、筋惕肉瞤者，重用镇肝潜阳之品，可加羚羊角粉；阴虚阳亢者，用镇肝息风汤。

3. 中虚痰蕴

治法：益气定眩，健脾和胃。

方药：半夏白术天麻汤（李东垣方）。常用药半夏 15g，苍术 15g，天麻 15g，茯苓 15g，黄芪 15g，党参 15g，黄柏 6g，干姜 9g，陈皮 10g，泽泻 10g，白术 10g，神曲 10g 等。

4. 气虚下陷

治法：补气升阳，健运脾胃。

方药：益气聪明汤。常用药党参 15g，黄芪 15g，白术 15g，白芍 10g，炙甘草 15g，蔓荆子 10g，黄柏 3g，葛根 9g，升麻 9g 等。

加减：头痛明显者，加川芎、细辛。

【调护】

1. 适度参加体育锻炼，增强体质，注意锻炼颈、肩部肌肉，避免突然、剧烈地头部体位改变，避免高空作业。

2. 保持心情舒畅，情绪应稳定，防止七情内伤，注意劳逸结合。

3. 避免体力或脑力的过度疲劳，防止房劳过度。

4. 饮食有节，防止暴饮暴食、过食肥甘醇酒及过咸伤肾之品。

【经典选读】

《素问·至真要大论》："诸风掉眩，皆属于肝。"

《素问·至真要大论》："厥阴之胜，耳鸣头眩，愦愦欲吐，胃鬲如寒，大风数举。"

《灵枢·大惑论》："邪中于项，因逢其身之虚，其入深则随眼系以入于脑，入于脑则脑转，脑转则引目系急，目系急则目眩以转矣。"

《灵枢·海论》："脑为髓之海，其腧上在于其盖，下在风府……髓海有余，则轻劲多力，自过其度；髓海不足，则脑转耳鸣，胫酸眩冒，目无所见，懈怠安卧。"

《金匮要略·痰饮咳嗽病脉证并治》："心下有支饮，其人苦冒眩。"

《河间六书·五运主病》："诸风掉眩，皆属肝木。风气甚而头目眩运者，由风木旺，必是金衰不能制木，而木复生火，风火皆阳，阳多兼化。阳主乎动，两动相搏，则为之旋转。"

《丹溪心法·头眩》："头眩，痰挟气虚并火，治痰为主，挟补气药及降火药。无痰不作眩，痰因火动，又有湿痰者，有火痰者。"

《玉机微义·头眩门》："眩晕一症，人皆称为上盛下虚所致，而不明言其所以然之故，盖所谓虚者，血与气也，所谓实者，痰涎风火也。"

《景岳全书·眩运》："丹溪则曰无痰不能作眩，当以治痰为主，而兼用他药。余则曰无虚不能作眩，当以治虚为主，而酌兼其标。孰是孰非，余不能必，姑引经义（上气不足，髓海不足）以表其大意如此。"

《医学从众录·眩晕》："盖风者非外来之风，指厥阴风木而言，与少阳相火同居，厥阴气逆，则是风升火动，故河间以风火立论也。风生必挟木势而克土，土病则聚液而成痰，故仲景从痰饮立论，丹溪以痰火立论也。究之肾为肝母，肾主藏精，精虚则脑海空虚而头重，故《内经》以肾虚及髓海不足立论也。其言虚者，言其病根；其言实者，言其病象，理本一贯。"

《证治汇补·眩晕》："以肝上连目系而应于风，故眩为肝风，然亦有因火、因痰、因虚、因暑、因湿者。"

《临证指南医案·中风门》："平日怒劳忧恐，以致五志气火交并于上，肝胆内风，鼓动盘旋……固为中厥之萌。苦降辛泄，少佐微酸，折其上腾之威，使清空诸窍，毋使痰浊壮火蒙蔽，乃暂药之权衡也。"

《临证指南医案·眩晕门》华岫云按："经云诸风掉眩，皆属于肝，头为六阳之首，耳、目、口、鼻皆系清空之窍，所患眩晕者非外来之邪，乃肝胆之风阳上冒耳，甚则有昏厥跌仆之虞。其症有夹痰、夹火、中虚、下虚、治胆、治胃、治肝之分。火盛者，先生用羚羊、山栀、连翘、花粉、玄参、鲜生地黄、丹皮、桑叶，以清泄上焦窍络之热，此先从胆治也。痰多者必理阳明，消痰如竹沥、姜汁、菖蒲、橘红、二陈汤之类。中虚则兼用人参，外台茯苓饮是也。下虚者，必从肝治，补肾滋肝，育阴潜阳，震慑之治也。至于天麻、钩藤、菊花之属，皆系息风之品，可随症加入。此症之原，木之肝风，当与肝风、中风、头风门合而参之。"

【病案介绍】

田某，女，42岁，教师，患经常失眠，头眩，心悸，又因工作紧张，连夜失眠，血压急剧上升。现患者头眩晕，耳鸣，心悸，恶心脘满，心烦气短，食欲减退，有时彻夜不眠，血压205/103mmHg，舌红，苔黄腻，左脉弦细而数，右脉细数。

中医诊断：眩晕，肝阳上亢、阴虚火旺。

治法：育阴潜阳、平肝泻火。

方药：钩藤30g（后下），生地黄24g，青葙子24g，夏枯草24g，生代赭石24g（先煎），白蒺藜18g，紫贝齿18g，杜仲18g，桑寄生18g，磁石15g（先煎），胆南星10g，琥珀1g（冲），朱砂1g（冲），连服3剂。

1 剂后患者可睡 6 小时，醒后精神好转，眩晕减轻。3 剂后烦热心悸均减，恶心胸胁胀满消失，食欲增进，舌淡红，脉弦细不数，是阴气渐复、肝阳清敛之象，仍以前法治疗。

方药：钩藤 30g（后下），夏枯草 24g，生代赭石 24g（先煎），黄芩 24g，茺蔚子 24g，桑寄生 24g，玄参 24g，何首乌 15g，地龙 15g，胆南星 10g，栀子 6g，琥珀 1.5g（冲），朱砂 0.6g（冲）。

连服 4 剂，患者大便时可有溏泄，头不眩晕，夜能安睡，食欲增加，舌质转淡，苔不黄，血压降至 165/108mmHg，是肝热肃清、真阴尚未复原之象。原方减栀子、黄芩，加杜仲、牛膝、玉竹之类。连服 10 剂，症状消失，血压 140/100mmHg。后患者以原方配成丸药，经常服用，巩固疗效。

按： 本例系肝肾阴阳失调，因肝肾阴虚，肝阳上亢，而致上盛下虚，出现头晕、耳鸣、心悸、心烦气短、脘满恶心、食欲减退、失眠等症状。左脉弦细而数，右脉细数，系肾阴不足，阴虚阳亢。治疗中以药物调节阴阳之平衡，阳盛者清肝阳，阴虚者益肾阴。阴虚则潜降失职，阳亢则兴奋偏盛，最易引起失眠。潜镇安神可用生代赭石、磁石、朱砂、琥珀等，使患者易于入睡，此为治疗和稳定血压的有效方法。

丁光迪曾治一男性患者，59 岁，教师，患心肌梗死后经常头昏眩晕。患者出院 3 天后，突然眩晕目黑，卧床不能起，起则头脑如空，耳鸣欲倒，瞑目畏光，欲得安静，短气不欲言，身如在浮云中，软散如瘫，畏寒，心慌，舌嫩隐紫而少苔，脉细而迟，按之微弦。心率 50 次/分，血压 90/60mmHg。辨证属气虚眩晕，荣卫不足，心肺两虚。治宜益气升阳，养心复脉。方用生脉散、当归补血汤、川芎散合方加减。处方：西洋参 15g（另浓煎频饮），麦冬 20g，五味子 5g，黄芪 50g，当归 10g，炙甘草 7g，炙远志 10g，石菖蒲 10g，柴胡 5g，防风 10g，川芎 7g，赤芍 10g。患者 2 日服完 3 剂，得熟寐，眩晕亦安。后方去柴、防，调理而愈，无大反复。血压上升至 120/80mmHg。（选自《当代名医临证精华·头痛眩晕专辑》）

按评： 眩晕急性发作虽以肝风上亢、痰浊上扰等实证为多见，但也有气血亏虚所致者。此病例大补气血，佐以升举清阳，即奏佳效。

第十章

抽 搐

　　抽搐是指由各种原因引起的四肢不自主抽动之症。各种不同的致病因素导致脑神失用，经气不利，筋肉挛急失纵，则可发生四肢肌肉不自主抽动，即为抽搐。抽搐属风证、痉证范畴，与肝、脑神的关系最为密切，其病机关键在于神机失用，筋肉失纵。多由风、火、痰、虚引起，病位多与心、肝、脑神、髓有关，而以肝、脑神为主。

　　西医学中脑系疾病、中毒、传染病、颅内损伤等疾病，以及子痫、产后痉病、小儿惊风、破伤风、狂犬病等表现以抽搐为主症者均可参考本章节辨证救治。

【诊断】

（一）诊断要点

1. 突发四肢或躯体不自主抽动，可伴有四肢肌张力增高。
2. 可伴发热、神昏、呕吐、瞳孔缩小、目直及口吐涎沫等症。
3. 无反复发作病史。
4. 可有眩晕、头痛、消渴病等病史。

（二）证候诊断

1. 外邪侵袭

（1）风毒入络

症状：四肢抽搐，牙关紧闭，舌强口噤，或肌肉震颤，或呈苦笑面容，头痛目眩。

舌脉：舌红苔腻，脉弦。

（2）热盛动风

症状：壮热汗出，手足抽搐，角弓反张，牙关紧闭，唇甲青紫，烦躁不安，胸闷气促，甚则神昏，四肢抽搐，颈项强直，两目上视，面赤。

舌脉：舌质红绛苔黄，脉数。

2. 风阳内闭

症状：项强不舒，肢体麻木，震颤或抽搐，头痛眩晕，面红目赤急躁易怒，甚者神昏。

舌脉：舌红苔黄，脉弦细。

3. 浊毒阻络

症状：四肢间断抽搐，反应迟钝，神志不清，烦躁嗜睡，恶心呕吐，口中有尿臭或异常气味。

舌脉：舌淡苔白腐或腻，脉弦。

4. 络脉失荣

症状：肢体麻木，震颤甚或抽搐，头晕目眩，面色无华，神疲气短。

舌脉：舌红少苔，脉数。

（三）鉴别诊断

1. 痫病

患者年幼发病，既往可有类似发作史，突然仆倒，意识丧失，两目上视，出现抽搐，口吐涎沫，或口中作怪叫声，移时苏醒，醒后如常人，脑电图检查发现异常者为痫病。

2. 中风

中老年人原有风眩，突然抽搐而并见肢体偏瘫，或伴神昏、呕吐、二便失禁、失语等症者，多为中风，头部 CT 能鉴别出血性中风和缺血性中风。

【治则治法】

抽搐有外邪侵袭和内伤之分，病因不同，其临床证候有虚实之别，以实则泻之、虚则补之为治则。祛邪之法当分汗法、下法；补法又分阴血不足或阳虚寒凝。临症之时多虚实互存，当衡量正邪的关系，或祛邪为主，或扶正为先。祛邪之法亦有表里之不同或汗或下；扶正有阴阳之不同，或养血或温阳，原机活法。

【急救处理】

1. 患者取平卧位，开放气道，病情严重者行气管内插管或气管切开。

2. 吸氧，加强监护，注意观察患者的呼吸、心率、血压、肤色及瞳孔大小等。必要时行机械通气辅助呼吸。

3. 开放静脉通道。

4. 抽搐伴高热神昏者，静脉滴注醒脑静注射液或清开灵注射液；伴有冷汗出、四末不温者，静脉滴注参附注射液和（或）生脉注射液、参麦注射液；伴有腹胀便秘，呼吸急促，发热者，结肠滴注承气类汤药。

【分证论治】

1. 外邪侵袭

（1）风毒入络

治法：祛风止痉、解毒通络。

方药：玉真散（外科正宗）合五虎追风散。常用药有防风 10g，白芷 10g，白附子 10g，羌活 10g，天麻 10g，胆南星 10g，蝉蜕 10g，全虫 10g，僵蚕 10g 等。

加减：如恶寒发热，无汗，伴有项背强几几者，合用葛根汤；伴高热神昏者，加安宫牛黄丸。

（2）热盛动风

治法：清热泻火、息风止痉。

方药：清热地黄汤合羚羊钩藤汤。常用药羚羊角粉 1.2g（冲），钩藤 30g（后下），玄参 15g，麦冬 15g，生地黄 15g，贝母 10g，甘草 10g，竹茹 10g，菊花 10g，水牛角片 30g（先煎），丹皮 10g，赤芍 10g 等。

加减：高热神昏者，加紫雪散；烦躁明显者，加炒栀子、淡竹叶等；抽搐明显者，加僵蚕、蜈蚣、广地龙等；腹胀便秘、气急口臭者，加生大黄、芒硝、枳实等。

2. 风阳内闭

治法：潜阳息风、开窍止痉。

方药：羚羊钩藤汤。常用药羚羊角粉 1.2g（冲），钩藤 30g（后下），白芍 15g，茯苓 12g，菊花 12g，桑叶 12g，生地黄 15g，贝母 10g，甘草 10g，竹茹 10g 等。

加减：神昏者，加安宫牛黄丸；抽搐严重者，加僵蚕、广地龙、蜈蚣等；腹胀、便秘、口臭者，加生大黄、芒硝等。

3. 浊毒阻络

治法：祛邪化浊、补气通络。

方药：平胃散合温脾汤。常用药苍术 12g，厚朴 10g，陈皮 10g，党参 10g，茯苓 10g，白术 10g，生大黄 10g（后下），制附片 10g（先煎），生黄芪 15g，当归 15g，炙甘草 10g 等。

加减：神昏者，加石菖蒲、郁金等；抽搐明显者，加僵蚕、蜈蚣、全虫等。

4. 络脉失荣

治法：滋阴养血、息风活络。

方药：阴血不足者宜大定风珠。常用药生白芍 20g，生龟甲 12g（先煎），生地黄 20g，阿胶 9g（烊化），麦冬 15g，火麻仁 6g，五味子 6g，生鳖甲 12g（先煎），生牡蛎 12g（先煎）等。

加减：阳虚寒凝者，宜附子散，常用药制附片 20g（先煎），白术 15g，桂枝 15g，半夏 10g，干姜 10g，当归 15g，生姜 9g 等。

【调护】

1. 抽搐发作时，应立即将患者置于侧卧位或仰卧位，头偏向一侧防止呕吐物吸入。保持呼吸道及血循环通畅，及时吸去口咽部分泌物，以免发生吸入性肺炎或窒息。

2. 对舌下坠的患者，操作者可应用舌钳将舌拉出，也可将患者头部放低，下颌托起，开放呼吸道，必要时插入口咽通气管或行气管切开术以确保呼吸道通畅。抽搐时不可强行喂水或喂药。

3. 将纱布包裹的压舌板放在上下磨牙之间，以防舌咬伤。牙关紧闭者，不可强行撬开，以免损伤牙齿。

4. 松解衣领、裤带，抢救动作要轻，尽量减少不必要的刺激，要有专人护理，同时加用床档，防止坠床、撞伤、跌伤。

5. 不要强行限制发作，如在肢体抽搐时不能用力按压或屈曲肢体，避免意外伤害。

6. 保持病房安静，光线柔和适宜，避免声、光刺激。

【经典选读】

《素问·大奇论》："心脉满大，痫瘛筋挛。肝脉小急，痫瘛筋挛""二阴急为痫厥"。

《素问·至真要大论》："诸热瞀瘛，皆属于火""诸暴强直，皆属于风""诸风掉眩，皆属于肝"。

《灵枢·经筋》："经筋之病，寒则反折筋急。"

《灵枢·邪气脏腑病形》："肺脉急甚为癫疾""脾脉急甚为瘛疭"。

《医碥》："抽搐者，手足频频伸缩也。"

《伤寒明理论》："或缩或伸，动而不止者，名曰瘛疭，俗谓之搐者是也。"

《太平圣惠方·治肝脏中风诸方》："治肝中风，筋脉拘急，言语謇涩，头项强直，四肢不利，心膈烦壅，头目旋弦。宜服羚羊角散方。"

《太平圣惠方·治肝风筋脉抽掣疼痛诸方》："夫肝含于血，而主于筋。肝血既虚，不能荣养，致风邪所侵，搏于筋脉，荣卫虚弱，气血不行，故令筋脉抽掣疼痛也。"

《杂病广要·脏腑总证》："发搐，属肝家邪热，热则生风，风主掉眩故也。"

《备急千金要方·卷第五·少小婴孺》："少小所以有痫病及痉病者，皆由脏气不平故也。"

《诸病源候论·小儿杂病诸候·痫候》："其发之状，或口眼相引，而目睛上摇，或手足掣纵，或脊背强直，或颈项反折，或屈指如数。"

《证治准绳·杂病·神志门》："痫病仆时，口中作声，将醒时吐涎沫，醒后又复发，又连日发者，有一日三五发者。""癫者，或狂或愚，或歌或笑，或悲或泣，如醉如痴，言语有头无尾，秽洁不知，积年累月不愈……狂者，病之发时，猖狂刚暴，如伤寒阳明大实发狂，骂詈不避亲疏，甚则登高而歌，弃衣而走，逾垣上屋，非力所能，或与人语所未尝见之事……痫病发则昏不知人，眩仆倒地，不省高下，甚而瘛疭抽掣，目上视，或口眼㖞斜，或口作六畜之声。"

《古今医鉴·五痫》："发则卒然倒仆，口眼相引，手足搐搦，背脊强直，口吐涎沫，声类畜叫，食顷乃苏。"

《医宗金鉴·卷四十一·癫痫总括》："癫疾始发意不乐，甚则神痴语不伦，狂怒凶狂多不卧，目直骂詈不识亲。痫发吐涎昏噤倒，抽搐省后若平人。"

《诸病源候论·小儿杂病诸候·风痫候》："病发时，身软时醒者，谓之痫；身强直反张如弓，不时醒者，谓之痉。"

《婴童百问·惊痫》："其候神气怫郁，瞪眼直视，面目牵引，口噤涎流，腹肚膨紧，手足搐掣……或项背反张，或腰脊强直。但四肢柔软，发而时醒者为痫。若一身强硬，终日不醒则为痉痓矣。"

《景岳全书》："癫病多由痰气，凡气有所逆，痰有所滞，皆能壅闭经络，格塞心窍，故发则眩晕僵仆，口眼相引，目睛上视，手足搐搦，腰脊强直，食倾乃甦。""凡属阴虚血少之辈，不能养营筋脉，以致搐挛僵仆者，皆是此证。"

《温热经纬·湿热病》："湿热证，三四日即口噤，四肢牵引拘急，甚则角弓反张，此湿热侵入经络脉隧中，宜鲜地龙、秦艽、威灵仙、滑石、苍耳子、丝瓜络、海风藤、酒炒黄连等味。""木旺由于水亏，故得引火生风，反焚其木，以致痉厥。"

《张氏医通》："瘛者，筋脉拘急也，疭者，筋脉弛纵也，俗谓之抽。"

《肝病证治概要·肝风证治》："气热风动，高热汗出，口渴欲饮冷，手足瘛疭，或颈项强直，舌苔黄燥，脉弦滑数有力。""血虚风动头昏耳鸣，目涩畏光，偏枯在左，脉左缓大，或四肢经络牵掣，或麻木不仁。"

《温病条辨·下焦》："热邪深入下焦，脉沉数，舌干齿黑，手指但觉蠕动，急防痉厥，二甲复脉汤主之。""热邪久羁，吸烁真阴，或因误表，或因妄攻，神倦瘛疭，脉气虚弱，舌绛苔少，时时欲脱者，大定风珠主之。"

《温病条辨·痉病瘛疭总论》："痉者，强直之谓，后人所谓角弓反张，古人所谓痉也。瘛者，蠕动引缩之谓，后人所谓抽掣，搐搦，古人所谓瘛也。"

【病案介绍】

王某，女，40岁，既往诊断为慢性肾炎，近2月急性发作，初起全身浮肿，治疗后，水肿消失，继之出现头晕、耳鸣、失眠多梦，手足有时抽搐可持续10～20分钟，发作时测血压为210/120mmHg。尿常规示：蛋白（＋＋＋＋），红细胞（＋＋），颗粒管型（＋）。西医诊治考虑为肾炎而致的高血压抽搐症，治疗十余天不见好转，故转中医治疗。现症：头晕耳鸣，失眠多梦，梦中易惊，手足时有抽搐，周身乏力，腰酸痛，口干苦，无浮肿，舌质红，苔薄微黄，脉弦细稍数。测血压160/110mmHg。中医诊断为抽搐，肾阴亏乏、水不涵木、虚风内动之证，治以滋水涵木、平肝息风，拟大定风珠加减。处方：生白芍30g，生牡蛎20g（先煎），生地黄15g，阿胶珠12g（烊化），五味子10g，麦冬12g，天麻6g，柏子仁10g，怀牛膝15g，陈皮10g，炙甘草10g，水煎后，入鸡子黄1枚。药进7剂，头晕、睡眠、抽搐好转，耳鸣如故，上方去麦冬，加黄芪30g，当归6g，再予7剂而愈。

按：肝藏血主筋，肾藏精主水，精血互化，乙癸同源；又肝为风木之脏，其主筋有赖于肾水滋养，一旦有疾，二者常相互影响，或母病及子，或子病及母，终则二者同病。今患者肾水亏乏，阴精欲竭，母病及子，水亏木不荣，使筋脉失养而拘挛，发为抽搐。然阴虚当补，阳亢宜潜，风动需息，故取味厚滋补的大定风珠加减治疗，填补欲竭之真阴，潜摄未尽之浮阳，平息内动之肝风，使阴平阳秘，机体康复。

第十一章

厥　脱

　　厥脱包含厥证、厥逆和脱证等疾病变化过程，是内科常见之急症。临床以面色苍白，四肢厥逆，出冷汗，欲呕欲便，脉微欲绝或乱，神情淡漠或烦躁，甚至不省人事，猝然昏倒等为特征。汉代张仲景在《伤寒论·辨厥阴病脉证并治》中论述了厥证之病机及临证特点："凡厥者，阴阳气不相顺接便为厥""厥者，手足逆冷者是也"。明代张景岳在《景岳全书·杂病谟厥逆》中论及厥逆的预后即"厥逆之证，危证也。"清徐灵胎在《临证指南医案·脱》的评语中明确了脱证发病之机在于阳气的骤余越，并提出临证诊治之要点："脱之名，惟阳气骤越，阴阳相离，汗出如油，六脉垂绝，一时急迫之症，方名为脱。"

　　本病证发生，不外热、毒、瘀、虚，热毒瘀互结，损伤气血阴阳，络脉阻滞，终致阴阳不相维系，阴阳气不相顺接或阴阳离决，发为厥脱。

　　西医学的感染性休克、心源性休克、失血性休克和过敏性休克等，其临床征象与本症极为相似，多器官功能障碍综合征出现厥脱者也可参阅本篇进行辨证论治。

【诊断】

（一）诊断要点

　　1. 本病发病特点为急性起病，常有明确之因，可发于各年龄段。

　　2. 厥脱多系各科包括内科、外科、创伤、妇科、儿科等疾病的变证，临床表现极为复杂，或急骤发作，或隐匿而突发，典型表现为汗出、四肢厥冷、烦躁不安、尿少等。轻者多见面色苍白，四肢发冷，心悸多汗，短气乏力，尿少，烦躁不安，脉搏细弱，血压下降，神情淡漠；重者昏不知人，唇指发绀，四肢厥冷，呼吸短促，脉微欲绝，或不应指，无尿，血压不升。

　　3. 厥脱之证分厥证和脱证。厥证分为寒厥、热厥；脱证：分为阴脱（亡阴）、阳脱（亡阳）、阴阳俱脱。

（二）证候诊断

1. 热毒内陷

症状：烦热不宁，口渴，溺赤便秘，便下腐臭，谵妄。

舌脉：舌燥苔黄，脉细数。

2. 瘀血内阻

症状：突然昏仆，牙关紧闭，面赤唇紫，呼之不应。

舌脉：舌暗红，脉弦细数。

3. 气虚阳脱

症状：手足逆冷，冷汗不止，神情淡漠，尿少或二便失禁，面色苍白或晦暗。

舌脉：舌淡暗苔白，脉微欲绝。

4. 气虚阴脱

症状：面唇苍白，发热烦躁，心悸多汗，口渴喜饮，尿少色黄，肢厥不温。

舌脉：舌淡红舌面少津，脉细数或沉微欲绝。

5. 阴阳俱脱

症状：神志昏迷，目呆口张，瞳仁散大，喉中痰鸣，气少息促，汗出如油，舌蜷缩，周身俱冷，二便失禁。

舌脉：舌淡少津，脉微欲绝。

（三）鉴别诊断

1. 中风

中风为病，猝然昏倒，可伴有四肢厥冷，当与本病鉴别。中风多有肝阳上亢等病史，发作与情志激动有关，且伴有口舌㖞斜，言语不利，半身不遂等症，故与本病不难鉴别。

2. 痫病

痫病是一种发作性神志异常之病，常突然发病，神志不清，双目凝视，或肢体抽搐；重者猝然昏倒，口吐涎沫，两目上视，牙关紧闭，或口中作猪羊叫声，移时苏醒，醒后无异常，可反复发作每次相似。厥证无此特点，可资鉴别。

3. 暑厥

暑厥因夏季暑热而发病，暑热之邪闭窍，突然昏倒，身热烦躁，手足厥冷，气喘不语，或四肢抽搐，或有汗，或汗闭，与厥脱相似，但发病季节明显，且无脉细数、脉微欲绝和血压下降，可资鉴别。

【治则治法】

厥脱病情复杂且多变，治疗当审证求因。厥证多为本虚标实之证，实则顺气活血，解毒化痰，开窍醒神；虚则益气养阴，回阳固脱。脱证为阴竭阳脱，气虚不摄，治以回阳救阴、急固其本为大法。

【急救处理】

1. 开通静脉通路，补液治疗，吸氧，观察生命征象。

2. 益气养阴固脱：生脉注射液 20～40mL 静脉推注，1～2 小时 1 次，直到脱离厥脱状态；或生脉注射液加入等渗液体稀释后静脉滴注，每天 2 次；或选用参麦注射液，用法与生脉注射液同。

3. 益气回阳固脱：参附注射液 20～40mL 静脉推注，1～2 小时 1 次，直到脱离厥脱状态。

4. 清热解毒开窍：清开灵注射液 40～120mL 加入等渗液体稀释后静脉滴注，或醒脑静注射液 20mL 加入等渗液体静脉点滴，日 1 次。

5. 活血解毒通络：血必净注射液 50～100mL 加入等渗液体稀释后静脉滴注，日 1～2 次。

6. 针灸治疗：针灸具有疏通经络，调整气血，平衡阴阳之功效，对厥脱具有救急之用。

（1）主穴：素髎、内关。配穴：少冲、少泽、中冲、涌泉。针后半至 1 小时血压稳定者，加刺 1～2 个穴位。手法：中度刺激，留针，持续，间断捻针，血压稳定后方可出针。

（2）主穴：足三里、合谷；病人昏迷可加涌泉。针刺或电针，电压 10.5～14v，频率 105～120 次，轻者施 1 个电针，重者施 2 个电针。

（3）主穴人中。配穴：内关、足三里、十宣。强刺激（用于重病毒邪内闭之休克）。

针灸治疗，一般热厥发热者宜针；体温低或阳脱者宜灸，可灸百会、神阙、关元。

【分证论治】

1. 热毒内陷

治法：清热解毒，醒神开窍。

方药：白虎汤合清热地黄汤。常用生石膏 60g（先下），知母 15g，水牛角片 30g（先煎），生大黄 10g（后下），丹皮 10g，甘草 10g。

加减：若气壅息粗、喉间痰鸣、脉滑者，宜豁痰行气，用导痰汤加竹沥、姜汁、海浮石、菖蒲、郁金等。

2. 瘀血内阻

治法：活血化瘀，调畅气机。

方药：四逆散合血府逐瘀汤加减。常用药柴胡 10g，枳壳 15g，青皮 15g，赤芍 15g，川芎 10g，桔梗 10g，川牛膝 15g，三七粉 1.5g（冲）。

加减：若面红肢麻、头晕急躁、气血逆乱于上者，宜潜阳泻火，加石决明、钩藤、牛膝、泽泻、夏枯草等。

3. 气虚阳脱

治法：益气回阳固脱。

方药：参附汤合当归四逆汤等加减。常用药人参 15g（另煎），制附片 15g（先煎），干姜 10g，当归 10g，细辛 3g，桂枝 10g。

4. 气虚阴脱

治法：益气养阴固脱。

方药：生脉散合固阴煎加减。常用药人参 15g（另煎），麦冬 15g，五味子 15g，熟地黄 30g，黄精 15g，山萸肉 30g，黄芪 30g，怀山药 30g，甘草 6g。

5. 阴阳俱脱

治法：回阳救阴。

方药：参附汤合生脉散加减。常用药人参 15g（另煎），制附片 15g（先煎），麦冬 15g，五味子 15g，干姜 15g，山萸肉 15g 等。

加减：若唇面爪甲紫绀者，加丹参、赤芍、红花、川芎等。

【调护】

对厥脱重症患者要加强护理，应建立特别医护记录，详细观察其病情变化，逐日做好脉象、体温、出入量、呼吸、血压等记录，为正确和合理的治疗，提供可靠的客观依据。

【经典选读】

《素问·生气通天论》："阳气者，烦劳则张，精绝，辟积于夏，使人煎厥；目盲不可以视，耳闭不可以听，溃溃乎若坏都，汨汨乎不可止。阳气者，大怒则形气绝而血菀于上，使人薄厥。"

《素问·厥论》："阳气衰于下则为寒厥；阴气衰于下则为热厥。"

《素问·厥论》："厥或令人腹满，或令人暴不知人。"

《灵枢·五乱》："乱于臂胫，则为四厥。乱于头，则为厥逆。"

《灵枢·决气》："六气有，有余不足，气之多少，脑髓之虚实，血脉之清浊，何以知之？岐伯曰：精脱者，耳聋；气脱者，目不明；津脱者，腠理开，汗大泄；液脱者，骨属屈伸不利，色夭，脑髓消，胫痠，耳数鸣；血脱者，色白，夭然不泽，其脉空虚，此其候也。"

《伤寒论》："厥者，阴阳气不相顺接，便为厥。厥者，手足逆冷者是也。"

《医学心悟》："垂危之病，非大剂汤液，不能挽回。予尝用参、附煎膏，日服数两，而救阳微将脱之证。又尝用参、麦煎膏，服至数两，而救津液将枯之证。亦有无力服参，而以芪术代之者。随时处治，往往有功。"

《临证指南医案·脱》："脱即死也，诸病之死，皆谓之脱。盖人病则阴阳偏胜，偏胜至极即死矣。人之生也，负阴抱阳。又曰：阴在内，阳之守也，阳在外，阴之使也。是故阴中有阳，阳中有阴，其阴阳枢纽，自有生以至老死，顷刻不离，离则死矣。故古圣先贤，创着医籍，百病千方，无非为补偏救弊，和协阴阳，使人得尽其天年而已。夫脱有阴脱阳脱之殊，《内经》论之最详。《难经》又言脱阳者见鬼，脱阴者目盲，此不过言其脱时之情状也。明理者须预为挽救则可，若至见鬼目盲而治之，已无及矣。今观先生之治法，回阳之中必佐阴药，摄阴之内必兼顾阳气，务使阳潜阴固，庶不致有偏胜之患。至于所脱之症不一，如中风、眩晕、呕吐、喘、衄，汗多亡阳之类，是阳脱也。泻、痢、崩漏、胎产，下多亡阴之类，是阴脱也。痧胀、干霍乱、痞胀、痉厥、脏腑窒塞之类，是内闭外脱也。阳脱于上，阴脱于下，即人死而魂升魄降之谓也。总之阴阳枢纽不脱，病虽重不死。然则阴阳枢纽何在？其在于命门欤。"

【病案介绍】

李某，男，65岁。就诊时间：2009年4月16日，15：50。

主诉：胸闷伴汗出、肢冷半小时。

病史：患者因与家人生气后于下午2时出现左手臂麻木，恶心头晕，呕吐1次。继而突然大汗淋漓，面色苍白，头晕，胸闷，肢冷，恶心欲吐。患者既往有冠心病、高血压病病史，否认糖尿病病史，否认药物过敏史。

入院体格检查：P 45 次/分，R 35 次/分，BP 80/60mmHg，神清，精神紧张，皮肤湿冷，双侧瞳孔等大等圆，对光反射灵敏。心律齐，心音低钝，双肺呼吸音粗，未闻及干湿啰音。腹软，无压痛及反跳痛，双下肢不肿。舌淡苔白，脉沉细。

理化检查：心肌酶谱升高，心电图显示Ⅱ、Ⅲ、aVF 导联 ST-T 段呈弓背向上抬高。

中医诊断：厥脱，阴竭阳脱；西医诊断：急性下壁心肌梗死，心源性休克。

急救处理：

1. 即刻给予多功能重症监测，吸氧。

2. 生脉注射液 60mL 静推，参附注射液 100mL 加生理盐水 100mL 静点以益气养阴、回阳固脱，并予阿托品 0.5mg 入壶，羟乙基淀粉 500mL 静脉点滴扩容升压。

3. 半小时后给予注射用重组人组织纤维蛋白溶酶原激活剂（爱通立）溶栓。21：04 病人心电监护示室颤，给予电除颤 200J、300J 各 1 次，除颤成功，并分次给予胺碘酮、多巴胺纠正心律失常、升压。经积极抢救，患者病情逐渐平稳，转病房行介入治疗，安装心脏起搏器。

第十二章

急 黄

急黄是由于热毒炽盛或外感天行疫疠之邪而引起的急骤发黄，是临床常见的危急重症。其特点是猝然起病，身目重度黄染呈金黄色，溲黄如茶而量少，伴高热，烦渴，胸腹胀满，恶心呕吐，甚则神昏谵语，吐衄便血，肌肤紫斑。急黄病名首见于《诸病源候论·黄疸诸候·急黄候》："猝然发黄，心满气喘，命在顷刻，故云急黄也。"《明医杂著》《沈氏尊生书》将其中具有传染性的称为瘟黄，并指出"瘟黄杀人最急"。急黄发病急，来势猛，男女老幼均可发病。具有传染性者，可造成局部或较大范围的流行。急黄为热毒炽盛于里所致，其核心病机为时邪外袭，湿、热、瘀蕴结。

西医学中的急性传染性黄疸型肝炎、急性中毒性肝损伤、肝脓肿、传染性单核细胞增多症等疾病出现黄疸表现者均可参照本病症救治。

【诊断】

（一）诊断要点

1. 急性起病，病情发展迅速。

2. 具有很强的传染性，造成局部或小范围流行；一年四季均可发病，以春夏及夏秋之交发病为多。

3. 骤然起病，身目俱黄，色呈金黄，溲深如茶而量少。

（二）证候诊断

1. 湿热瘀毒，弥漫表里

症状：白睛轻度黄染，恶寒发热，头胀头重，胸闷纳呆，肢体酸楚，疲乏无力，小溲发黄。

舌脉：舌苔薄腻，脉浮弦或濡数。

2. 湿热毒邪，蕴结中焦

症状：身目俱黄，尿黄短涩，发热口渴，脘腹胀满，恶心呕吐，乏力纳呆。

舌脉：舌红苔黄，脉数。

热偏盛者：黄染鲜明，高热不解，心烦便干，舌红苔燥。

湿偏盛者：黄染少泽，身热不扬，头重身困，少饮便溏，舌苔厚腻，脉兼滑。

湿热俱盛者：胸闷烦热，时欲呕恶，渴不多饮，小便赤涩，苔或燥或腻，脉滑数。

3. 湿浊热毒,内扰心营

症状:身目发黄,迅速加深,高热尿闭,腹胀胁痛,或躁动不安,或神昏谵语,或鼻衄、齿衄、肌衄、呕血、黑便、身发斑疹。

舌脉:舌质红绛,苔黄褐干燥或腐浊,脉弦细而数。

(三)鉴别诊断

急黄属阳黄范畴,发病急骤、发展变化迅速且有较强传染性,应与阴黄、萎黄相鉴别。

1. 阴黄

黄色晦暗如烟熏,食少纳呆,神疲畏寒而肢冷。

2. 萎黄

肌肤淡黄无泽,两目和小便均不黄,常伴眩晕耳鸣、心悸少寐。阴黄与萎黄发展较缓慢,易与急黄相鉴别。

【治则治法】

祛邪扶正是治疗急黄的基本治则;以清热、凉血、解毒、化湿为基本治法。祛邪不能伤正,否则易成正虚邪恋、缠绵不愈之势。此外,还应注意保胃气、存津液,勿过用苦寒伤胃、香燥破气、利渗伤阴之品。

【急救处理】

1. 常规处理

卧床休息,多饮水;避免应用对肝脏损害较大的药物。传染者应注意隔离。

2. 药物退黄

(1)茵栀黄注射液加入等渗液内稀释后静脉滴注。

(2)清开灵注射液加入等渗液内稀释后静脉滴注。

【分证论治】

1. 湿热瘀毒,弥漫表里

治法:宣表清里,化湿退黄。

方药:麻黄连翘赤小豆汤合茵陈蒿汤。常用药炙麻黄 6g,连翘 15g,赤小豆 30g,茵陈 15g,生大黄 6~10g(后下),炒栀子 10g 等。

加减:恶寒发热重者,合用柴苓汤。

2. 湿热毒邪,蕴结中焦

治法:清热退黄,利湿化浊。

方药:茵陈蒿汤。常用药茵陈 15g,炒栀子 10g,生大黄 10g(后下)。

加减:湿热者,合用茵陈五苓散或甘露消毒丹;胁痛较甚者,可加柴胡、郁金、川楝子;恶心欲吐者,加橘皮、竹茹;心中懊恼者,加黄连、龙胆草;脘腹胀闷者,加枳实、厚朴。

3. 湿浊热毒，内扰心营

治法：清心解毒，凉血救阴。

方药：千金犀角散（犀角以水牛角代）。常用药水牛角片30g（先煎），黄连10g，升麻10g，栀子10g，茵陈15g，生地黄15g，丹皮10g，玄参10g，石斛10g。

加减：衄血甚者，加用仙鹤草、地榆炭、柏叶炭等；神昏者，加石菖蒲，或配服安宫牛黄丸、至宝丹以凉开透窍；尿少尿闭者，加白茅根、车前草、大腹皮等。

【调护】

1. 急黄的护理主要是防止传染及饮食护理。

2. 急黄患者均需卧床休息，调节情志，保持乐观情绪。

3. 注意口腔卫生，保持皮肤清洁和大便通畅，清淡饮食，以谷物、菜蔬为主，少食荤腥及豆类，忌食辛辣，禁烟禁酒，多饮水。

4. 瘟黄者应严格隔离，所有用具严格消毒。必须注意观察黄疸色泽、神志、二便等的变化，以便及时发现各种逆变先兆，掌握病情变化。

【经典选读】

《诸病源候论·黄疸诸候·急黄候》："脾胃有热，谷气郁蒸，因为热毒所加，故卒然发黄，心满气喘，命在顷刻，故云急黄也。有得病即身体面目发黄者，有初不知是黄，死后乃身面黄者，其候得病但发热心战者，是急黄也。"

《千金要方》："凡遇时行热病，多必内淤发黄。"

《景岳全书·黄疸》："胆伤则胆气败而胆液泄，故为此证。"

《沈氏尊生书·黄疸》："又有天行疫疠以致发黄者，俗称之瘟黄，杀人最急。"

《明医指掌·黄疸》："虽云湿热，不可纯用寒凉，必佐之以甘温，君之以渗泄，则湿易除，热易解，其病自愈。若纯用凉药，重伤脾土，湿未必除，热未必去，反变为腹胀者矣。"

《医门法律·黄疸》："湿热郁蒸而发黄，其当从下夺，亦须仿治伤寒之法，里热者始可用之。重则用大黄硝石汤，荡涤其湿热，如大承气汤之例。稍轻则用栀子大黄汤，清解而兼下夺，如三黄汤之例。更轻则用茵陈蒿汤，清解为君，微加大黄为使，如栀豉汤中加大黄如搏棋子大之例。"

《临证指南医案·疸》："阳黄之作，湿从火化，瘀热在里，胆热液泄，与胃之浊气共并，上不得越，下不得泄，熏蒸遏郁，浸于肝则身目俱黄，热流膀胱，溺色为之变赤，黄如橘子色，阳主明，治在胃。"

【病案介绍】

马某，男，21岁，1968年发现肝功能异常，而后曾出现过黄疸，经住院治疗而愈。1971年2月因过劳受凉，又出现黄疸，经检查发现伴有腹水，于3月1日再次住院。4月2日黄疸加重，腹水增多，请中医会诊。查血清谷丙转氨酶432U/L，絮浊18.5U，黄疸指数＞100U，总胆红素 30.8mg/dL，直接胆红素 22.2mg/dL，间接胆红素 8.6mg/dL，白蛋白 3.5g/dL，球蛋白 3.1g/dL，凝血酶原时间 25.5s，凝血酶原活动度 47%。曾用氢化可的松、青霉素、安体舒通、血浆及葡萄糖等治疗。症见：神志尚清，反应呆钝，一身金黄如橘皮色，两胁疼痛，脘腹胀满，口干思饮，大便不畅，舌红，苔黄干，脉弦滑。

中医诊断：急黄，湿毒热邪炽盛，波及心肝，弥漫三焦，势欲动风；西医诊断：病毒性肝炎，亚急性肝坏死。

治法：泄热解毒，清肝凉血。

方药：茵陈 60g，黄连 10g，黄芩 15g，黄柏 15g，酒军 10g，栀子 15g，银花 10g，蒲公英 15g，地丁 15g，野菊花 15g，板蓝根 30g，草河车 15g，枳实 10g，全瓜蒌 30g（打），半夏 10g，上方煎后分 4 次服，并送服局方至宝丹每次半丸，每日 2 丸。

此后，患者经中西医结合治疗尿量每日维持在 3000mL 左右，前方茵陈有时加至 90g。至 5 月中旬腹水减轻，黄疸逐渐消退，复查肝功已有好转，黄疸指数 30U，血清总胆红素 6.4mg/dL，直接胆红素 5mg/dL，间接胆红素 1.4mg/dL，谷丙转氨酶 220U/L，絮浊 6U。患者自觉症状减轻，舌苔薄白，脉沉滑。西药逐渐减量，中药以健脾益气养血为主，辅以清热利湿调理。（选自《关幼波临床经验选》）

按：患者原为慢性肝炎，因过劳受凉而急性发作，病势危重，湿毒热邪炽盛，弥漫三焦，心肝热盛，风火相煽，势欲动风。此阶段属于邪实而正气尚支，元气未脱，邪盛尚未深陷，窍蒙而未闭，故应集中药力以攻邪为主。方用茵陈蒿汤、黄连解毒汤、五味消毒饮合方加减。全方直泻三焦燎原之火，荡涤血分蕴蓄之毒热。其药性大苦大寒，与正气未衰者相宜。若正气已虚，邪气内陷，则不能放胆逐邪。方中又有涤痰宽胸之品，并合局方至宝芳香开窍，以防肝风欲动、痰热攻心之势。本案抓住主要矛盾，治疗以祛邪为主，力挽逆流，故转危为安。

第十三章

喘 促

　　喘促是以呼吸急促，张口抬肩，鼻翼扇动，倚息不能平卧，汗出，面唇青紫，甚者神昏为特征的一种急性病症。以气闭、气逆、气陷、气脱为病机特点。发病急骤，病势凶险，证候复杂多变。

　　西医学中多种肺部疾病如肺炎、支气管哮喘、慢性阻塞性肺疾病急性发作、急性呼吸窘迫综合征、急性特发性间质性肺炎、急性肺水肿等可参照本病辨证救治。

【诊断】

（一）诊断要点

　　1. 患者多有反复发作病史，每于秋冬寒冷季节或着凉感冒后加重。

　　2. 患者表现为喘促气急，重者喉中可闻喘鸣声，伴咳嗽，咳清稀白痰或黏痰，或咳痰不爽，或声高气粗，伴发热、恶寒，或声低气怯，遇劳加重。

（二）证候诊断

1. 邪热壅肺

症状：喘促气急，鼻翼扇动，高热汗出，口渴烦躁，或伴有咳嗽，咳黄稠痰。

舌脉：舌红苔黄，脉滑数。

2. 痰饮闭肺

症状：喘促气急，痰涎壅盛，胸闷短气，胁肋胀满。

舌脉：舌淡胖苔薄、水滑，脉弦滑。

3. 大气下陷

症状：喘促，气短不足以息，神疲懒言，动则尤甚。重症喘促气极，呼多吸少，气短难续，肢冷汗出，甚者神昏。

舌脉：舌淡少苔，脉细弱无力。

（三）鉴别诊断

1. 哮病

哮病是以呼吸急促，张口抬肩，鼻翼翕动，喉中哮鸣有声为主证，《医学正传》说："哮以声响名，喘以气息言。"多因外邪侵袭为诱因，突然发病，反复发作。

2. 短气

短气较喘促病情轻，以自觉气不足以息为主，以虚证多见，而喘促者闻之有声，发作时以实证或虚实夹杂为多。

【治则治法】

喘促当以"实者泻之、留者攻之、虚者补之"为治则。基本治法为开宣肺气、泻肺平喘、升陷固脱。

【急救处理】

1. 吸氧，建立静脉通道，严重者需行无创或有创呼吸机机械通气。

2. 24 小时监测神志、呼吸、血压、心率。

3. 中药注射液

（1）痰饮闭肺：痰热清注射液 20mL，加入等渗液 250mL 内，每日 1 次，静脉滴注。

（2）阴竭阳脱：生脉注射液 20～40mL，加入 5% 的葡萄糖注射液 250mL 内，每日 1～2次，静脉滴注；参附注射液 20～40mL，加入 5% 的葡萄糖注射液 250mL 内，每日 1～2 次，静脉滴注。

4. 针灸

针刺：肺气壅闭者取大椎、风门、肺俞穴；痰涎壅盛者加天突穴。

艾灸：气陷、气脱者，艾灸百会、涌泉、足三里、肺俞穴。

【分证论治】

1. 邪热壅肺

治法：清热，泻肺，平喘。

方药：麻黄杏仁石膏甘草汤。常用药炙麻黄 10g，杏仁 10g，甘草 10g，生石膏 30g（先煎）。

加减：伴高热痰盛，腹胀便秘者，合宣白承气汤；伴神昏谵语者，加安宫牛黄丸。

2. 痰饮闭肺

治法：祛痰逐饮，开肺平喘。

方药：葶苈大枣泻肺汤合苓桂术甘汤、瓜蒌薤白半夏汤。常用药葶苈子 30g（包煎），大枣 15g，茯苓 15g，桂枝 10g，白术 15g，甘草 10g，全瓜蒌 15g（打），薤白 10g，清半夏 10g。

3. 大气下陷

治法：补中益肺，升陷定喘。

方药：升陷汤加味。常用药生黄芪 30g，知母 10g，党参 15g，白术 15g，柴胡 10g，升麻 10g，桔梗 10g，炙甘草 10g。

加减：阳脱者，参附汤合都气丸加鹅管石。常用药物人参 15g（另煎），制附子 15g（先煎），熟地黄 15g，山茱萸 15g，山药 30g，五味子 15g，茯苓 15g，泽泻 10g，丹皮 10g，鹅管石 30g（先煎）。

【经典选读】

《说文解字·心部》："喘，疾息也。""息，喘也。"段玉裁注："人之气急曰喘，舒曰息。"

《症因脉治·喘证》："喘者，促促气急，喝喝喘息，甚至张口抬肩，摇身撷肚。"

《灵枢·五阅五使》："肺病者，喘息鼻张。"

《灵枢·本脏》："肺高则上气肩息。"

《素问·大奇论》："肺之雍，喘而两肤满。"

《灵枢·五邪》："邪在肺，则病皮肤痛，寒热，上气喘，汗出，咳动肩背。"

《灵枢·本神》："肺气虚……实则喘喝，胸盈仰息。"

《素问·玉机真脏论》："秋脉……不及则令人喘。"

《素问·举痛论》："劳则喘息汗出。"

《素问·痹论》："心痹者，脉不通，烦则心下鼓，暴上气而喘。"

《素问·经脉别论》："有所堕恐，喘出于肝，淫气害脾；有所惊恐，喘出于肺，淫气伤心；度水跌仆，喘出于肾与骨。"

《三因方·喘》："夫五脏皆有上气喘咳，但肺为五脏华盖，百脉取气于肺，喘既动气，故以肺为主。"

《丹溪心法·喘病》："六淫七情之所感伤，饱食动作，脏气不和，呼吸之息，不得宣扬而为喘急。亦有脾肾俱虚、体弱之人，皆能发喘。"

《景岳全书·喘促》："实喘者有邪，邪气实也；虚喘者无邪，元气虚也。"

《临证指南医案》："在肺为实，在肾为虚。"

《景岳全书·杂证谟·喘促》："气喘之病，最为危候。""喘急者，气为火所郁而为，痰在肺胃间也。有痰者，有火炎者，有阴虚自小腹下起而上逆者，有气虚而致气短者，有水气乘肺者，有肺虚夹寒而喘者，有肺实夹热而喘者，有惊扰气郁肺胀而喘者，有胃络不和而喘者，有肾气虚损而喘者。""凡虚喘之证，无非由气虚耳。气虚之喘，十居七八，但察其外无风邪，内无实热而喘者，即皆虚喘之证。若脾肺气虚者，不过中上二焦，化源未亏，其病犹浅；若肝肾气虚，则病出下焦，而本末俱病，其病则深。""盖实喘者有邪，邪气实也；虚喘者无邪，元气虚也。实喘者气长而有余；虚喘者气短而不续。实喘有胸胀气粗，声高息涌，膨膨然若不能容，惟呼出为快也；虚喘者，慌张气怯，声低息短，惶惶然若气欲断，提之若不能升，吞之若不相及，劳动则甚，而惟急促似喘，但得引长一息为快也。""凡风寒外感，邪实于肺，而咳喘并行者，宜六安煎加细辛或苏叶主之。若冬月风寒感甚者，于本方加麻黄亦可，或用小青龙汤、华盖散、三拗汤之类主之。外有风寒，内兼微火而喘者，宜黄芩半夏汤主之。若兼阳明火盛，而似寒包热者，宜凉而兼散，以大青龙汤或五虎汤，越婢加半夏汤之类主之。""痰甚作喘者，虽宜治痰，如二陈汤、六安煎、导痰汤、千缗汤、滚痰丸、抱龙丸之类。"

【病案介绍】

王某，男，81 岁。喘憋反复发作 40 年，加重伴烦躁 4 小时来诊。患者喘憋反复发作 40 余年，平素间断服用止咳化痰药物，病情尚稳定。4 小时前无明显诱因出现胸闷气短、烦躁来我院急诊就诊。来院后症见：喘促，痰涎壅盛，胸闷气短，腹胀，纳差，小便少，舌淡胖苔薄，脉滑数。

既往史：慢性喘息性支气管炎病史 40 年，慢性阻塞性肺气肿、肺源性心脏病 20 年，冠状动脉粥样硬化性心脏病 10 余年。否认高血压及传染病病史。

体格检查：T 37.1℃，P 119 次/分，R 30 次/分，BP 124/69mmHg。双肺呼吸音粗，两下肺可闻及湿啰音，双下肢水肿。

实验室及影像学检查，血常规：白细胞 $22.1 \times 10^9/L$，中性粒细胞 92.2%；血气分析：氧分压 40mmHg，二氧化碳分压 70mmHg；胸部 X 线片：双肺可见肺纹理增粗、紊乱，心影增大。

中医诊断：喘促，阴竭阳脱；西医诊断：慢性喘息性支气管炎合并感染，慢性阻塞性肺气肿，肺源性心脏病，Ⅱ型呼吸衰竭，冠状动脉粥样硬化性心脏病，心功能 4 级，心衰Ⅲ度。

急救处理：持续低流量吸氧；予解痉、扩冠、利尿、抗感染等西药治疗；中药以祛痰逐饮、开肺平喘为治则。方用葶苈大枣泻肺汤加味。药用葶苈子 30g，大枣 6g，白术 15g，茯苓 25g，芍药 10g，生姜 6g，炮附子 6g，山萸肉 30g，红参 30g（另煎），当归 30g，浓煎 100mL 频服。

5 日后，舌淡苔薄黄，此为中焦热停之象，予枳术丸加减理气运脾、调畅气机，以利肺肾。药用生白术 30g，炒枳实 10g，全瓜蒌 30g（打），清半夏 10g，黄连 6g，荷叶 10g。

患者服药 3 日后，气短，腹胀，小便量少，便秘，舌淡，苔白稍腻。此为痰浊内阻，肾虚气化不利，治以温肾益气化痰。药用当归 30g，熟地黄 15g，生白术 15g，全瓜蒌 30g（打），陈皮 10g，清半夏 10g，茯苓 15g，西洋参 15g，肉桂 3g。

5 日后，患者诸症状明显减轻出院，此后继续常规治疗。

第十四章

急性疼痛

急性疼痛是最常见急症，早在《黄帝内经·素问》中就记载了疼痛的类型、病因病机和临床救治原则，至今仍然具有重要的价值。如《素问·举痛论》云："其痛或猝然而止者，或痛甚不休者，或痛甚不可按者，或按之而痛止者，或按之无益者，或喘动应手者，或心与背相引而痛者，或胁肋与少腹相引而痛者，或腹痛引阴股者，或痛宿昔而成积者，或猝然痛死不知人有少间复生者，或痛而呕者，或腹痛而后泄者，或痛而闭不通者，凡此诸痛，各不同形，别之奈何？"

急性疼痛的核心病机为邪实客留、脉络闭阻或气血亏虚而致不通则痛、不荣则痛。临床上根据发病的部位分为不同的疾病，包括头痛、卒心痛、急性脾心痛、胁痛、脘腹痛、腰痛等，其中急性头痛、急性心痛、急性腹痛、急性腰痛最为常见，本章节将具体分而述之。

第一节 急性头痛

急性头痛是突然发作的以头部疼痛为症状的疾病。头痛在历代文献中有真头痛、脑痛、脑风、头风、首风之称。其核心病机为风阳上扰，或阳化风动，兼邪阻络，不通则痛或由内伤劳倦，虚风内动，窍络失养，绌急疼痛。

本病可见于多种急慢性疾患，西医学的流行性感冒、血管性头痛、急性颅内感染、急性脑血管病、高血压病、颈椎疾病以头痛为主要表现时均可参看本病的辨证救治。

【诊断】

（一）证候诊断

1. 外邪阻络
症状：头痛如裂或头重如裹，颠顶或头额痛甚，痛连项背，恶风身痛，或伴发热，流涕，口渴欲饮或口不渴。
舌脉：舌质淡红苔薄白，脉浮。

2. 实热上扰
症状：头痛猝发，颠顶胀痛，或反复发作，心烦易怒，失眠口苦，面红目赤，便结。
舌脉；舌质暗红苔黄腻，脉弦滑。

3. 中虚失荣

症状：头痛隐隐，以后枕部为甚，或伴头晕、恶心，心悸不宁，面色少华，神疲乏力，遇劳加重。

舌脉：舌质淡苔白，脉沉细弱。

4. 疫毒侵袭

症状：出现头痛如劈，烦躁不安，恶心呕吐，壮热，口渴，神志恍惚，甚则抽搐，角弓反张。

舌脉：舌质红或绛苔黄或腻或燥，脉洪大或滑数。

5. 阳亢络破

症状：头痛如劈，持续不得缓解，伴有呕恶、项强、烦躁，甚至昏迷，为真头痛。

舌脉：舌质红苔厚腻，脉弦数。

（二）鉴别诊断

1. 眩晕

头痛与眩晕可单独出现，也可同见。眩晕是以视物旋转，如坐舟车，旋转不定，头晕或目眩为主症。而头痛是以疼痛为主症，严重者可伴有恶心呕吐，甚至神志不清，其病因与外感和内伤均有关，以实证为主。两者又密切相关。

2. 真头痛

病证名，头痛危症。证见剧烈头痛，连脑户尽痛，手、足逆冷至肘、膝关节。《灵枢·厥病》云："真头痛，头痛甚，脑心痛，手足寒至节。"《辨证录·头痛门》云："人有头痛连脑，双目赤红，如破如裂者，所谓真正头痛也。此病一时暴发，法在不救，盖邪入脑髓而不得出也。"

3. 头风病

头风病是以慢性阵发性头痛为主要表现的一种疾病，相当于西医的偏头痛和部分肌紧张性头痛。《医林绳墨·头痛》云："浅而近者，名曰头痛；深而远者，名曰头风。头痛猝然而至，易于解散也；头风作止不常，愈后触感复发也。"因素有痰火，风寒袭入则热郁而头痛经久难愈。其症于颈以上，耳、目、口、鼻眉棱之间，有麻木不仁之处，或头重，或头晕，或头皮顽厚，不自觉知，或口舌不仁，不知食味，或耳聋，或目痛，或眉棱上下掣痛，或鼻闻香极香、闻臭极臭，或只呵欠而作眩冒之状。

4. 其他疾病

引起头痛常见的疾病如感冒、高血压病、颈椎病等，严重的疾病有中枢感染性疾病、脑血管病、肿瘤及代谢异常等。本病应注意鉴别头痛的部位、性质及致病因素，需借助头颅CT或磁共振检查确诊，并辅以实验室检查，以免造成误诊、漏诊。

【治则治法】

头痛多以风兼邪实上犯，阻遏清阳，或因内伤诸因而致气血逆乱，甚则络破血瘀，使经络受阻，或气血亏虚，清阳不升，络脉失荣。基本治则为虚者补之，实者泻之。根据不同的证候治以疏风解表、清热息风、祛邪通络、益气升清之法。

【急救处理】

1. 针刺

针刺能够及时止痛，用于缓解头痛。选取太阳、印堂、风池、百会、合谷、列缺、太冲穴，留针 15 到 20 分钟，用泻法。

前头痛者，取太阳、印堂、列缺、合谷穴；头顶痛者，取百会、四神聪、太冲、涌泉穴；头项痛者，取百会、后溪、风池、昆仑穴；偏头痛者，取头维、风池、外关、列缺穴。

2. 灸法

头风痛者，灸囟会、百会、前顶等穴；痛连目者，灸上星、四神聪、后顶等穴。艾柱宜为半枣核大小。风热者忌用。

3. 刺血法

偏头痛日久不愈者可用纱布在太阳穴上绕头扎紧，使患侧颞部络脉怒张，以三棱针或园利针砭刺，出暗红色血数滴，并针耳门、率角等穴，其痛可止。

4. 拔罐法

取太阳、印堂、风池等穴，每次以小罐拔罐数分钟。风热者禁用。

5. 按摩法

取太阳、印堂、头维、百会、上星、风池、合谷、列缺、外关、太冲、太溪等穴，用一指禅法按摩。

6. 外敷熏洗法

吴茱萸末醋调敷足心，用于阳热上亢头痛。川芎 30g，白芷 15g，防风 15g，细辛 10g，当归 30g，煎水熏洗头部，用于风寒头痛。

7. 中药注射液

清开灵注射液静脉点滴，日 1~2 次，用于外感风热或肝阳化风或瘀血阻窍型头痛。

【分证论治】

1. 外邪阻络

治法：疏风解表。

方药：川芎茶调散。常用药川芎 10g，荆芥 10g，白芷 10g，羌活 10g，甘草 10g，细辛 3g，防风 10g，薄荷 6g（后下），清茶少许。

加减：夹湿者，重用羌活、独活；夹热者，加金银花、菊花、连翘、生石膏。

2. 实热上扰

治法：泄热通络。

方药：大承气汤加减。常用药生大黄 10g（后下），枳实 10g，厚朴 10g，芒硝 10g（冲），炒栀子 10g，柴胡 10g，川牛膝 15g 等。

加减：痰浊上泛者，加半夏、白附子、天南星；瘀血阻窍者，加乳香、没药、全蝎、蜈蚣。

3. 中虚失荣

治法：益气升阳活络。

方药：益气聪明汤。常用药炙黄芪30g，甘草10g，党参15g，升麻6g，葛根30g，蔓荆子10g，芍药10g，黄柏10g。

加减：血虚者，倍用黄芪，加当归。

4. 疫毒侵袭

治法：解毒凉血，醒神开窍。

方药：清营汤合黄连解毒汤。常用药金银花15g，连翘15g，水牛角片30g（先煎），丹参15g，玄参15g，生地黄15g，麦冬10g，竹叶卷心10g，黄连10g，黄芩10g，栀子10g，黄柏10g，羚羊角粉0.6~1.2g（冲）。

加减：烦热抽搐者，送服安宫牛黄丸；痰湿蒙蔽者，送服苏合香丸。

中药注射液：醒脑静注射液静脉点滴，日1~2次。

5. 阳亢络破

治法：平肝潜阳，通络开窍。

方药：镇肝息风汤。常用药羚羊角粉0.6~1.2g（冲），代赭石15g（先煎），石决明30g（先煎），白芍15g，天冬10g，玄参10g，生龙骨30g（先煎），生牡蛎30g（先煎），麦芽10g，牛膝10g，川楝子10g，三七块10g，蒲黄10g（包）等。

加减：伴有痰热腑实者，合用承气类以通腑泻下；神昏者，送服安宫牛黄丸。

中药注射液：清开灵或醒脑静注射液加液体稀释后静脉点滴，日1~2次。

【调护】

1. 密切观察患者头痛的程度、时间、性质，以及伴随症状如面色、神志、呕吐、发热、抽搐等情况，出现意识异常要使患者保持呼吸道通畅，置口咽通气管、吸痰，防止窒息。

2. 翻身拍背，防止褥疮及坠积性肺炎的发生。

3. 应辅助便秘的患者排便或灌肠。

【经典选读】

《素问·五脏生成》："头痛巅疾，下虚上实，过在足少阴、巨阳，甚则入肾。"

《伤寒论·辨厥阴病脉证并治》："干呕，吐涎沫，头痛者，吴茱萸汤主之。"《伤寒论》中，论及太阳、阳明、少阳、厥阴病均有头痛之证，因三阳经脉俱上头，厥阴经脉汇聚于颠顶，因此，邪客诸经，循经上逆，络脉阻滞，故发头痛。

《诸病源候论·膈痰风厥头痛候》："膈痰者，谓痰水在于膈上，又犯大寒，使阳气不行，令痰水结聚不散，而阴气上逆，上与风痰相结，上冲于头，即令头痛，或数岁不已，久连脑痛，故云膈痰风厥头痛，若手足寒冷至节即死。"

《兰室秘藏·头痛门》："太阳头痛，恶风脉浮紧，川芎、羌活、独活、麻黄之类为主；少阳经头痛，脉弦细，往来寒热，柴胡为主；阳明头痛，自汗发热恶寒，脉浮缓长实者，升麻、葛根、石膏、白芷为主；太阴头痛，必有痰，苍术、半夏、南星为主；少阴经头痛，三阳三阴经不流行而足寒气逆为寒厥，其脉沉细，麻黄附子细辛为主；厥阴头顶痛，或吐痰沫厥冷，其脉浮缓，吴茱萸汤主之。""血虚头痛，当归、川芎为主；气虚头痛，人参、黄芪为主；气血俱虚头痛，调中益气汤少加川芎、蔓荆子、细辛，其效如神。白术半夏天麻汤，治痰厥头痛药也。"

《景岳全书·头痛》："凡诊头痛者，当先审久暂，次辨表里，盖暂痛者必因邪气，久病者必兼元气。以暂病言之，则有表邪者，此风寒外袭于经也，治宜疏散，最忌清降；有里邪者，此三阳之火炽于内也，治宜清降，最忌升散；此治邪之法也。"

《临证指南医案·头痛》："头为诸阳之会，与厥阴肝脉会于巅，诸阴寒邪不能上逆为阳气窒塞，浊邪得以上据，厥阴风火，乃能逆上作痛。故头痛一症，皆由清阳不升，火风乘虚上入所致。观先生于头痛治法，亦不外此。如阳虚浊邪阻塞，气血瘀痹而为头痛者，用虫蚁搜逐血络，宣通阳气为主；如火风变动，与暑风邪气上郁而为头痛者，用鲜荷叶、苦丁茶、蔓荆、山栀等，辛散轻清为主；如阴虚阳越而为头痛者，用仲景复脉汤、甘麦大枣法，加胶、芍、牡蛎，镇摄益虚、和阳息风为主；如厥阳风木上触，兼内风而为头痛者，用首乌、柏仁、稽豆、甘菊、生芍、杞子辈，息肝风，滋肾液为主。"

第二节 急性心痛

心痛是指以心胸部位疼痛、憋闷，或伴有心悸、气短为主要症状的一种病症，起病急，病情变化快者，称为急性心痛。历代文献中又称心痛、厥心痛、卒心痛、真心痛、胸痹等。导致心痛的主要病机为胸阳被遏，心脉绌急、闭阻或心脉失养。病性属于虚实错杂。

西医学中的冠状动脉粥样硬化性心脏病伴发急性冠脉综合征，包括主动脉夹层撕裂、肺栓塞、急性气胸等能够引起急性心痛的病症可参照本病辨证救治。

【诊断】

（一）证候诊断

1. 寒凝心脉

症状：胸中闷痛，痛如锥刺，或胸痛彻背，心痛甚，冷汗出，面色苍白，心悸气短，四肢厥冷。

舌脉：舌质暗红，舌苔薄白或白腻，脉沉迟或沉紧。

2. 痰瘀闭阻

症状：胸痹钝痛，痛有定处，胸闷气短，形体肥胖，身重困倦，脘痞纳呆，唇舌紫暗，大便不爽。

舌脉：舌体胖大，或边有齿痕，舌质暗紫或淡暗，舌苔白腻，脉涩或弦滑或结代。

3. 阳虚厥脱

症状：胸痛剧烈，大汗淋漓，四肢厥冷，畏寒蜷卧，甚则神志昏迷，面色苍白，口唇青紫。

舌脉：舌质紫暗，脉数或缓或结代或雀啄或屋漏。

（二）鉴别诊断

1. 厥心痛与真心痛

二者的鉴别需要参照心电图及心肌酶谱的检查结果。

2. 其他疾病

根据患者的疼痛部位、性质、程度、持续时间、诱发因素等做相关检查，以鉴别导致心痛的主要病变在于心、肺、或胸壁等。仔细鉴别方可查明疾病所在，以免误诊、漏诊。

【治则治法】

急性心痛多以寒凝痰瘀之邪闭遏胸阳，或素体气阳两虚，因劳而耗气伤阳，使胸阳不振，心脉瘀滞。治以扶正祛邪，予以振扶胸阳、祛瘀化痰、通络止痛之法。阳虚厥脱者，以益气回阳固脱法治之。

【急救处理】

（一）一般处理

1. 绝对卧床，保持安静。

2. 吸氧，监测生命体征及尿量。完善相关理化检查。

3. 开通静脉通路。

（二）辨证急救

1. 针刺法：毫针刺内关、通里、神门、膻中、心俞等穴，轻刺得气后，留针 1～2 分钟。

2. 速效救心丸，每次 5～10 粒，胸心痛发作时舌下含服。

3. 麝香保心丹，每次 1～2 丸，每日 2～4 次。用于阳虚寒凝，脉络瘀阻之胸心痛。

4. 参麦注射液 50～100mL 或生脉注射液 60～100mL 加液体稀释后静脉滴注或纯液以输液泵泵入，用于抢救气阴两虚、阴竭阳脱患者。

5. 参附注射液 50～100mL 与参麦注射液或生脉注射液联合应用，用于抢救阳虚寒凝、脉络瘀阻或阳气欲脱的患者。

【分证论治】

1. 寒凝心脉

治法：宣痹通阳，散寒通络。

方药：瓜蒌薤白桂枝汤合当归四逆汤。常用药全瓜蒌 15g（打），薤白 10g，桂枝 10g，当归 10g，细辛 3g，丹参 15g，赤芍 15g，甘草 10g，通草 6g，大枣 10g。

2. 痰瘀闭阻

治法：豁痰泄浊，通络开结。

方药：瓜蒌薤白半夏汤合丹参饮。常用药全瓜蒌15g（打），薤白10g，半夏10g，丹参15g，檀香6g（后下），砂仁10g（后下）。

中药注射液：丹参注射液、丹红注射液、血塞通注射液等稀释后静脉注射。

3. 阳虚厥脱

治法：益气，回阳，固脱。

方药：参附汤送服沉香粉、三七粉。常用药红参10g（另煎），制附子10g（先煎），沉香粉3g（冲），三七粉3g（冲）。

【调护】

1. 密切观察患者的生命体征，随时记录疼痛部位、性质、程度、持续时间、诱发因素，以及患者面色、汗出情况及舌象、脉象等，如有变化随时通知医生。

2. 做好患者及家人的思想工作，解除患者思想负担。

3. 告诉患者饮食起居的注意事项，让患者保持大便通畅，避免怒责用力。

4. 危重病人需加强护理。

【经典选读】

《素问·标本病传论》："心病先心痛。"

《素问·厥论》："手心主少阴厥逆，心痛引喉，身热，死不可治。"

《素问·脏气法时论》："心病者，胸中痛，胁支满，胁下痛，膺背肩胛间痛，两臂内痛。"

《素问·至真要大论》："太阳之胜……寒厥入胃，则内生心痛。"

《灵枢·厥病》："心痛间，动作痛益甚""色苍苍如死状，终日不得太息"。

《金匮要略·胸痹心痛短气病脉证治》："夫脉当取太过不及，阳微阴弦，即胸痹而痛，所以然者，责其极虚也。""胸痹不得卧，心痛彻背者，栝蒌薤白半夏汤主之。""心痛彻背，背痛彻心，乌头赤石脂丸主之。"

【病案介绍】

周某，男，56岁，舞蹈爱好者，某日下午在排练舞蹈的过程中，一个跳跃动作后，突然出现胸前区痛，疼痛剧烈，冷汗出，遂由舞伴送入急诊就诊。当时患者面色苍白，皮肤湿冷，精神极弱，心痛持续不得缓解。急查心电图提示：窦性心动过缓，心率46次/分，律齐，ST-T段无明显变化。测血压为80/50mmHg，两肺呼吸音清，未闻及干、湿啰音。其他查体未见阳性体征。导致心痛的疾病病因尚不明确。该患者属于心痛，具有心阳厥脱的表现，应先挽救生命。将患者置抢救室，予吸氧，多功能重症监护，开通静脉通路，生脉注射液60mL加生理盐水250mL稀释后与参附注射液联合静脉滴注。大约1小时左右血压及心率恢复正常，但患者心痛持续不缓解，复查心电图无异常，心肌酶谱及心肌钙蛋白均正常。生命体征平稳，急查胸部 CT，提示主动脉夹层瘤，考虑有急性夹层撕裂，急告知家属需转心脏专科医院行手术治疗。（东直门医院急诊科病例）

第三节　急性腹痛

急性腹痛是由于外邪侵袭，饮食不节，或毒物损伤所引起的脘腹部疼痛为主且急性发作的病症。在《肘后备急方》中有卒腹痛论述。其病机特点为邪实凝滞，肠腑络脉绌急或腑气不通；或中脏虚寒，腑络失养。急性发作者其病性多属实证，亦可见邪实与正虚并存者。

本病常见于腹部多种疾病，可见于肝、脾、胃、胆、大肠、小肠及泌尿生殖器官和动静脉血管等相关疾病。能明确鉴别导致急性腹痛的病因是诊断本病的重点。

【诊断】

（一）证候诊断

1. 冷寒凝滞

症状：腹部猝然作痛，时作时止，腹胀雷鸣，冷汗出，恶寒，口淡无味，或呕吐清涎，小便清长，大便结或溏泻。

舌脉：舌质紫暗苔白腻，脉沉紧。

2. 腑实内结

症状：腹部阵痛，痛势急迫，胸脘痞满，拒按，口苦口黏，心烦嘈杂，呕吐嗳腐，吐后减轻，厌食，矢气臭秽。肛门灼热，大便不爽或急迫下利，小便短赤。

舌脉：舌质红苔黄腻，脉滑数或濡数。

3. 气虚血瘀

症状：腹部隐痛，串连及两胁，喜揉喜按，入夜痛甚，伴有呃逆、嗳气，善叹息，嘈杂吞酸，痛引少腹，得嗳气、矢气后减轻。

舌脉：舌质暗苔薄白，脉弦。

4. 中脏虚寒

症状：腹痛绵绵，时作时止，喜热恶寒，痛时喜按，饥饿及劳累后加重，神疲气短，怯寒肢冷，大便溏薄。

舌脉：舌质淡苔白，脉沉细。

（二）鉴别诊断

1. 卒心痛

腹痛者一般有消化道疾病史，疼痛呈阵发性，以钝痛或胀痛为主，疼痛时，不影响患者活动，并伴有呕吐、嗳腐吞酸、大便异常等消化道症状，心电图及酶学检测无异常改变；卒心痛者，多有心脏病或高脂血症病史，疼痛绞急如割，痛彻胸背，伴有憋闷、濒死感，汗出，发作时患者会立即静止不动，心电图 ST－T 段异常，心肌酶异常。病情重、预后差、救治不及时者，随时有生命危险。

2. 急性脾心痛（急性胰腺炎）

有胆道疾患或蛔虫病史者，以暴饮暴食、酗酒、创伤、感染为诱因者，发作时上腹部剧烈疼痛，以胀痛为甚，呈带状分布，可向腰背及左肩胛下放射。严重者，可伴发全身症状，甚至出现多器官功能衰竭。血尿淀粉酶增高，B 超胰腺组织肿大或兼腹部液性暗区。

3. 穿肠痛（急性胃肠穿孔）

有或无胃肠溃疡病史，突发上腹痛，迅速遍及全腹，呈板状腹，肠鸣音消失。全腹压痛呈板状，肠鸣音消失，肝浊音界缩小或消失。立位腹平片可见膈下游离气体。

4. 急性胆胀（急性胆囊炎）

有胆囊炎、胆结石病史或无，饮食油腻为诱因，右上腹胆囊区痛向右肩背部放射，查体墨菲征阳性。腹部 B 超可见胆囊肿大，胆壁不光滑，或有强回声团，后伴声影。

5. 其他疾病

如急性肠梗阻、泌尿系结石、腹主动脉瘤、肠系膜栓塞、妇科急腹症等，请参看有关教材。

【治则治法】

急性腹痛与饮食积滞化热、感受寒邪或脏腑虚损、气滞血瘀等因素有关。治疗遵循寒者热之，热者寒之，实者泻之，虚者补之的原则，予以祛邪缓急，通腑止痛或温中理脏。腹痛病情复杂，病变部位血管丰富，临证之时需谨慎辨别，以免误诊、漏诊。

【急救处理】

1. 针灸

取内关、中脘、足三里穴，施以消法，体弱者用平补平泻法，留针 20 分钟。寒证者，加艾炷灸中脘、足三里；嗳气胁痛者，加丘虚、太冲；胀闷者，加建里、章门；呕吐酸水者，加丘虚、胆俞。

2. 按摩法

在第 2 胸椎～第 4 胸椎棘突处用手指按压，有时可立即止痛。或用轻快的一指禅推法和摩法于上脘、中脘、下脘、气海、天枢等穴位部位进行操作，然后揉按这些穴位，并同时揉按足三里、脾俞、胃俞和内关穴各 10 分钟。

3. 穴位注射

取胃俞、脾俞、相应夹脊、中脘、内关、足三里穴，以红花注射液或当归注射液 2mL 行穴位注射，每次 2～3 穴。

4. 中成药治疗

（1）胃苏颗粒：1 包，冲服，日 3 次，适用于食积气滞胃痛者。

（2）元胡止痛软胶囊：2～4 粒，每日 2～4 次。

（3）气滞胃痛颗粒：1～2 包，口服，每日 2～3 次，适用于气滞胃痛者。

（4）附子理中丸：每次 6g，每日 2 次，适用于寒性胃痛者。

【分证论治】

1. 冷寒凝滞

治法：温中散寒，祛湿止痛。

方药：良附丸合理中丸。常用药高良姜 10g，香附 10g，干姜 10g，白术 10g，甘草 10g。

加减：外感寒湿者，以藿香正气散加减；少腹拘急冷痛者，用暖肝煎。

2. 腑实内结

治法：通腑泄热，消导和中。

方药：大承气汤。常用药厚朴 10g，枳实 10g，生大黄 10g（后下），芒硝 10g（冲）。

加减：湿热内阻者，用连朴饮。

3. 气虚血瘀

治法：健脾和胃，通络止痛。

方药：枳术丸合失笑散。常用药物炒白术 15g，炒枳实 10g，荷叶 10g，蒲黄 10g（包），五灵脂 10g。加用党参、茯苓、生姜、大枣、厚朴、半夏。

加减：化热者，加黄芩、黄连；呃逆者，加旋覆花、代赭石以顺气降逆；泛酸者，加海螵蛸、煅瓦楞。

4. 中脏虚寒

治法：温运脾阳，散寒止痛。

方药：黄芪建中汤。常用药炙黄芪 30g，白芍 15g，桂枝 10g，炙甘草 10g，生姜 10g，大枣 10g，饴糖少许。

加减：泛吐痰涎者，加陈皮、姜半夏、白术以健脾化痰；嘈杂反酸者，加煅瓦楞子、吴茱萸；内寒盛者，加附子理中汤。

【调护】

1. 密切观察患者疼痛的部位、性质及程度，发现腹痛剧烈并伴有四肢厥冷，大汗淋漓，面色苍白时，宜通知医生监测生命体征。

2. 对频繁呕吐的老年患者，协助其勤翻身，并取头侧位拍背，防止误吸。

3. 发作时应禁饮食，或仅食少量流食，避免刺激性食物。

4. 宜保暖，避免情志刺激。

【经典选读】

《素问·六元正纪大论》："木郁之发，民病胃脘当心而痛，上支两胁，膈咽不痛，食饮不下。"

《素问·举痛论》："寒气客于胃肠之间，膜原之下，血不得散，小络引急，故痛。""寒气客于肠胃，厥逆上出，故痛而呕也。"

《素问．痹论》："饮食自倍，胃肠乃伤。"

《景岳全书·心腹痛》："凡三焦痛证，惟食滞，寒滞，气滞者最多，其有因虫，因火，因痰，因血者皆能作痛，大都暴痛者多有前三证。"

《医学正传·胃脘痛》："致病之由，多由纵恣口腹，喜好辛酸，恣饮热酒煎煿，复餐寒凉生冷，朝伤暮损，日积月深，自郁成积，自积成痰，痰火煎熬，血亦亡行，痰血相杂，妨碍升降，故胃脘疼痛。"

《症因脉治·腹痛论》："痛在胃之下，脐之四旁，毛际之上，各曰腹痛。痛在脐上，则曰胃痛而非腹痛。"

【病案介绍】

王某，男，55 岁，胃脘胀痛 5 天来诊。患者 5 天前因进食不易消化饮食，出现胃脘部胀痛，伴恶心，反酸，时有呕吐，呕吐为胃内容物，痛甚则汗出，辗转反侧，自服胃康灵无效，遂来急诊就诊。当时症见：胃脘胀痛，拒按，伴有恶心、呕吐，呕吐物臭秽，汗出，大便未行，小便调。

既往：10 余年前患者因上腹痛、反酸于友谊医院行胃镜检查确诊为慢性萎缩性胃炎；10 年前患消化道穿孔并继发弥漫性腹膜炎，经治好转后未再发作。否认高血压病、心脏病及传染病病史。

体格检查：T 36.3℃，P 82 次/分，R 20 次/分，BP 140/80mmHg。腹软，上腹胃脘部压痛，拒按，无反跳痛，肝脾肋下未及，肠鸣音 4 次/分，肝肾区无叩击痛，墨菲征阴性。舌淡苔白厚腻，脉弦滑。

实验室及影像学检查，血常规：白细胞 8.9×10^9/L，中性粒细胞 73.74%；血尿淀粉酶、脂肪酶及肝肾功能均正常；立位腹部 X 线片：双侧膈下未见游离气体，胃及肠管明显积气扩张，未见气液平面；腹部 B 超：肝胆未见异常，胰腺回声粗糙，建议血尿淀粉酶检查，9 小时未进食，胃内仍有储留物。

中医诊断：急性脘腹痛，食积内滞，腑实内结；西医诊断：腹痛原因待查，急性胃炎？幽门不全梗阻？慢性萎缩性胃炎。

急救处理：①禁饮食，下鼻饲管接引流袋引流，胃肠减压 2 小时后灌服中药；②补液，调节水、电解质平衡及营养支持；③制酸止吐；④中药通腑泻下、和胃止痛，予大承气汤加味，药用厚朴 10g，枳实 10g，大黄 10g（后下），香附 10g，砂仁 6g（后下），柴胡 10g，半夏 10g，黄芩 10g，生姜 10g，甘草 6g，免煎剂冲服。

患者经上述处理 4 小时后缓解，留观 1 天，腹痛及呕吐未再发作，大便通，带中药回家调理，择时复查胃镜。（东直门医院急诊科病例）

第四节　急性腰痛

急性腰痛是指急性发作的以腰部或腰脊疼痛为主要症状的一种病症，可表现为腰部的一侧或两侧的疼痛。《杂病源流犀烛·腰脐病源流》指出："腰痛，精气虚而邪客病也……肾虚其本也,风寒湿热痰饮,气滞血瘀闪挫其标也,或从标,或从本,贵无失其宜而已。"腰痛的主要病机特点为肾府虚衰、邪实痹着、络脉细急,病性为虚实并见。

西医学的部分泌尿生殖系统疾病、风湿病、腰肌劳损、脊椎及脊髓等疾病所致腰痛均可参照本病症辨证论治。

【诊断】

(一)证候诊断

1. 湿痹络阻

症状:外感寒湿,出现腰部冷痛重着,转侧不利,逐渐加重。静卧痛不减,遇阴雨天加重。感受湿热之邪,腰部驰痛,痛处伴有热感,梅雨季节或暑天疼痛加重,活动后可减轻,或见肢节红肿,烦热口渴,小便赤,大便黏滞不爽。

舌脉:舌淡暗苔白腻或黄腻,脉沉迟或濡数。

2. 瘀浊阻络

症状:因跌仆坠堕而损伤,导致腰痛如刺,痛有定处,日轻夜重。轻者俯仰不便,重者不能转侧,动则痛剧,痛处拒按。

舌脉:舌暗紫或有瘀斑,脉涩或弦。

3. 肾虚腰痛

症状:常因久劳或久坐而出现腰痛隐隐,以酸软为主,喜揉喜按,腰膝酸软无力,遇劳更甚,卧则减轻,常反复发作,或伴有少腹拘急,夜尿频多,面色㿠白,四末不温,少气乏力,或见五心烦热,失眠易怒,面色潮红,口干咽燥。

舌脉:舌淡红少苔,脉沉细或细数。

(二)鉴别诊断

肾痹:肾痹是指腰背强直弯曲,不能屈伸而致行动坐卧困难,多由骨痹日久发展而成。而腰痛是以腰脊或脊旁一侧或两侧疼痛为主。

【治则治法】

急性腰痛是以感受寒湿或湿热之邪,痹阻经络,或因跌打闪挫致瘀血阻络,或因劳损伤肾所致,故治以散寒祛湿、清热利湿、通络止痛、补益肾气、壮腰健骨之法。

【急救处理】

1. 针法

一般取肾俞、委中、腰痛俞、夹脊穴及局部腧穴或阿是穴。寒湿者,加风府、腰阳关;劳损者,加膈俞、次髎;肾虚者,加命门、志室、太溪。根据证候的虚实,酌用补泻或平补平泻或与灸法并用。剧烈腰痛者,可于委中穴放血,或于腰部穴拔火罐。

2. 敷贴法

（1）制草乌 15g，生姜 10g，盐少许，共捣研成细末，加酒少许炒热，布包外敷贴痛处。此法适用于寒湿腰痛。

（2）当归、川芎、乳香、没药各 30g，醋 300mL，先将诸药在醋中浸泡 4 小时，再移入锅内加热数十沸。将纱布放入醋内浸透，然后趁热敷贴腰痛处，冷则更换，每次连续敷 4 ~ 6 小时，每日 1 次。此法适用于瘀血腰痛。

3. 熨法

肉桂 30g，吴茱萸 90g，生姜 120g，葱白 30g，花椒 60g，共炒热，以绢帕包裹，熨痛处，冷则再炒热。此法适用于肾虚腰痛。

4. 推拿疗法

先在腰部疼痛处及其周围应用滚法或推法，配合按肾俞、大肠俞、居髎及压痛点，根据辨证加用有关穴位或适当配合相应的动作运动，然后再用按、揉、擦等法。

【分证论治】

1. 湿痹络阻

治法：祛邪除湿，舒筋通络。

方药：甘姜苓术汤合四妙散。常用药干姜 10g，炙甘草 10g，白术 10g，茯苓 10g，牛膝 10g，薏苡仁 30g，苍术 10g，黄柏 10g。

2. 瘀浊阻络

治法：化瘀通络，行痹止痛。

方药：身痛逐瘀汤。常用药物当归 15g，川芎 15g，桃仁 10g，红花 10g，秦艽 10g，羌活 10g，香附 10g，没药 10g，五灵脂 10g（包煎），地龙 10g，牛膝 15g 等。

3. 肾虚腰痛

治法：补肾益精。

方药：金匮肾气丸。常用药制附子 10g（先煎），桂枝 10g，熟地黄 15g，山药 30g，山茱萸 10g，茯苓 10g，牡丹皮 10g，泽泻 10g。

【调护】

1. 急性腰痛要卧硬板床休息，不可强力活动甚至负重。

2. 因跌仆闪挫导致腰痛，要及时诊治，注意腰部保暖，加用腰托固护，切忌自行按摩、扳、抻。

3. 因劳累太过导致肾虚腰痛，要避免久坐久卧，防止感受寒湿外邪，适当活动腰部。

【经典选读】

《素问·刺腰痛论》认为腰痛属于足六经之病变，详细介绍了各经络发生病变时，引起腰痛的各种症状和使用针刺的治法。而《素问·脉解篇》又将本病称为"腰脊痛"。

《内经·素问》："腰痛不可俯仰""腰痛不可以转摇""腰痛，腰中如张弓弩弦""腰痛，痛引肩"。

《内经·灵枢》："腰痛，引项脊尻背。"

《金匮要略·血痹虚劳病脉证并治》："虚劳腰痛，少腹拘急，小便不利者，八味肾气丸主之。"

《金匮要略·五脏风寒积聚病脉证并治》提出"肾著"的病名，并云"腰以下冷痛，腹重如带五千钱，甘姜苓术汤主之。"

《诸病源候论·腰背痛诸侯》："凡腰痛有五；一曰少阴……二曰风痹……三曰肾虚……四曰脊腰，坠堕伤腰，是以痛，五曰寝卧湿地，是以痛。"

《三因级一病证方论·腰痛叙论》按腰痛病因分为外感腰痛，内伤腰痛，以及因跌仆内扭所致的腰痛，其中青娥丸至目前还是治疗腰痛的常用方剂。

《丹溪心法·腰痛》把本病发病原因归纳为"湿热、肾虚、瘀血、挫闪、痰积"五类，而其中肾虚为最重要。

【病案介绍】

天津保安队长李雨霖，辽阳人，年 34 岁，得腰疼证。

公事劳心过度，数日懒食，又勉强远出操办要务，因得斯证。其疼剧时不能转动，轻时则似疼非疼绵绵不已，亦恒数日不疼，或动气或劳力时疼剧，心中非常烦闷。其脉左部沉弦，右部沉牢，一息四至强。观其从前所服之方，虽不一致，大抵不外补肝肾、强筋骨诸药，间有杂似祛风之药。自谓得病至今已 3 年，服药数百剂，其疼未轻减。

此证腰际关节经络瘀而不通，拟治以利关节通经络之剂。

生怀山药一两，大甘枸杞八钱，当归四钱，丹参四钱，生明没药四钱，生五灵脂四钱，穿山甲炒捣二钱，桃仁去皮捣碎二钱，红花钱半，土鳖虫捣碎五枚，广三七轧细二钱。药共十一味，先将前十味煎汤一大盅，送服三七细末一半，至煎渣重服时，再送其余一半。

连服三剂腰已不疼，心中亦不发闷，脉象虽有起色，仍未复常，遂即原方去穿山甲加川续断、生杭芍各三钱，连服数剂，脉已复常，自此病即除根。（摘自《重订医学衷中参西录》下册"腰痛"）

第十五章

出 血

出血为内科常见急症。血液不循常道，上溢于口鼻诸窍之鼻衄、齿衄，外溢于肌肤之间的肌衄及呕血、便血、尿血均属于本证范畴。出血之因，不外虚实两端，其核心病机为热迫血行或气不摄血。本篇所论主要为内科急诊所常见的出血，主要包括呕血、咯血、尿血及便血。

【诊断】

（一）证候诊断

1. 热迫血行

症状：咳嗽阵作，咯血鲜红或从口涌出，胸胁疼痛，心烦易怒，面红目赤，口苦咽干，尿赤，便秘，或血随呕吐而出，色紫暗，甚或鲜红，常混有食物残渣，脘腹胀闷，甚则作痛，口苦口臭；或便血鲜红，或先血后便，大便不畅，伴腹痛。

舌脉：舌绛红苔黄腻，脉数或滑数。

2. 阴虚火旺

症状：反复咯血，血色鲜红，咳嗽痰少，或干咳无痰，颧红，潮热盗汗。

舌脉：舌红少苔，脉细数。

3. 气不摄血

症状：呕血缠绵，时轻时重，或下血紫暗，或色黑如漆，先便后血，腹部隐痛，面色㿠白，心悸气短，纳呆，乏力，头晕目眩。

舌脉：舌质淡苔白，脉细弱。

（二）鉴别诊断

1. 呕血与咯血

二者都由口腔而出，因此二者在临床上有时较难区分，咯血多先有咳嗽、咳痰等症状表现，先有咽痒，可伴有胸闷或胸痛，多为痰中带血，如既往有呼吸系统病史可辅助诊断；呕血者多有消化系统疾病史，呕血前有恶心、胃脘部不适或疼痛等症，呕吐物可伴有食物残渣，如一次出血量较大可同时伴有便血。

2. 呕血与便血

同为消化道出血，呕血主要是胃及十二指肠出血，便血主要是肠道出血。如胃或十二指肠出血量少，可不出现呕血而表现为黑便；而肠道出血则以便鲜血为主，可表现为粪便表面带血或血便相混。便血又有远血和近血之分的，血在便前而出的为近血，于便后而出的为远血。同时应注意肠道出血滞留时间较长可表现为黑便，而胃、十二指肠出血量较大亦可出现鲜血便。

【治则治法】

血证掌握好三大要点，即澄源、塞流为先，治血当治气，以及治血应治火。本病治疗时应注意稳定生命体征，严防脱证的发生。同时应根据病位、病因、病性及病程的不同分别治之。上溢之实证，宜清降忌升散，以免火气升腾加重病情；虚证宜滋补忌寒凉克伐，免伤脾胃之阳，有碍气血生化。下行之血实者，治宜清化忌防固涩，以防留邪停瘀；虚证宜固涩忌用通利，以防耗气伤阴。外邪入里化热者宜清热解毒凉血为主，肝火上炎者宜疏肝泄热凉血。气虚失摄者宜益气摄血，兼阳虚宜温阳；阴虚内热者宜养阴清热，凉血止血。

【急救处理】

1. 口服云南白药，同时加服保险子。

2. 如出血量大，出现脱证者可急予独参汤灌服或生脉注射液 60mL、参附注射液 40mL 静脉推注以防气随血脱，阳随阴竭。

【分证论治】

1. 热迫血行

治法：清热解毒，凉血止血。

方药：清热地黄汤加十灰散加减。常用药水牛角片 15g（先煎），生地黄 15g，丹皮 10g，赤芍 10g，小蓟 10g，大蓟 10g，荷叶 10g，侧柏叶 10g，白茅根 15g，茜草根 10g，栀子 10g，大黄 10g（后下）等。

加减：出血严重者，加紫草等；咯血者，合黛蛤散及泻白散加味，常用药物青黛、海蛤壳、桑白片、地骨皮等。

2. 阴虚火旺

治法：滋阴清热，凉血止血。

方药：滋水清肝饮。常用药生地黄 15g，阿胶 10g（烊化），丹皮 10g，玄参 15g，紫草 15g，龟甲 15g，女贞子 10g，旱莲草 10g，知母 10g，侧柏叶 10g，小蓟 10g，大蓟 10g，白茅根 30g 等。

3. 气不摄血

治法：补气摄血。

方药：轻者归脾汤加减。常用药党参 15g，黄芪 15g，酸枣仁 15g，龙眼肉 10g，炙甘草 10g，白术 15g，远志 10g，茯苓 10g，广木香 6g 等。

加减：重者人参甘草汤煎汤频服。药用党参 30g，甘草 15g；气虚及阳者，加用附子、灶心土、炮姜；便血者，可用黄土汤。

【调护】

1. 一般护理

患者宜保持安静、少动，以减轻恐惧心理，密切观察生命体征变化。咯血及呕血者注意保持气道通畅，严防气道阻塞而窒息。咯血不畅而有呼吸困难者可取头低脚高位及头偏向一侧。饮食不宜辛辣，禁酒及烟，保持室内空气新鲜、流通。

2. 辨证护理

实热证者，其居室温度宜凉，或处空调房，减衣被，宜清淡、易消化饮食，保持大便通畅，虚热证亦宜清凉饮食，可食用梨汁、藕汁等清热生津之品；气虚及虚寒证者，其室温宜稍高，并多加衣被以保暖。

3. 按病护理

呕血者早期呕血量多宜禁食，病情缓解或呕血量少者可适当进流质饮食，保持大便通畅；咯血者宜适当止咳，保持呼吸道通畅，进食流质易消化之品；便血者应保持大便通畅，不宜久蹲，宽衣宽带以减轻腹压，多食富含纤维素的食品。

【经典选读】

《临证指南医案·吐血》："若夫外因起见，阳邪为多，盖犯是症者，阴分先虚，易受天之风热燥火也。至阴邪为患，不过其中之一二耳。"

《景岳全书·血症状》："血动之由，惟火惟气耳。"

《丹溪心法·咳血》："咳血者，嗽出痰内有血者是。"

《证治要决·嗽血》："热壅于肺能嗽血，火嗽损肺亦能嗽血，壅于肺者易治，不过凉之而已，损于肺者难治，已久成劳也。"

《血证论·咳血》："人必先知咳嗽之原，而后可治咳血之病，盖咳嗽固不皆失血，而失血则未有不咳嗽者。"

《内经·素问》："太阳厥逆，僵仆。""阳明厥逆，喘咳身热，善惊衄，呕血。""怒则气逆，甚则呕血。"

《血证论·吐血》："仲景治血以治冲为要，冲脉丽于阳明，治阳明即治冲也，阳明之气，下行为顺，今乃逆吐，失其下行之令，急调其胃，使气顺吐止，则血不致奔脱矣，此时血之原委，不暇究治，惟以止血为第一要法，血止之后，其离经而未吐出者，是为瘀血，既与好血不相合，反与好血不相能，或壅而成热，或变而为痨，或结瘕，或刺痛，日久变证，未可预料，必亟为消除，以免后来诸患，故以消瘀为第二法，止吐消瘀之后，又恐血再潮动，则须用药安之，故以宁血为第三法，邪之所辏，其正必虚，去血既多，阴无有不虚者矣，阴者阳之守，阴虚则阳无所附，久且阳随而亡，故又以补虚为收功之法，四者乃通治血证之大纲，而纲领之中，又有条目，今并详于下方云。"

《医学入门血类·便血》："自外感得者曰肠风，随感随见，所以色鲜，多在粪前，自大肠气分来也，自内伤得者曰脏毒，积久乃来，所以色黯，多在粪后，自小肠血分来也。"

《张氏医通·下血》："不可纯用寒凉，必加辛散为主，久之不愈，宜理胃气，兼升举药，故大便下血，多以胃药收功，不可徒用苦寒也。"

《三因方·尿血证治》："病者小便出血，多因心肾气结所致，或因忧劳，房室过度，此乃得之虚寒，故养生云，不可专以血得热为淖溢为说，二者皆致尿血，与淋不同，以其不痛，故属尿血，痛则当在血淋门。"

【病案介绍】

段某，男，38岁，干部，1960年10月1日初诊，旧有胃溃疡病，并有胃出血史。前20日大便检查潜血阳性，近因过度疲劳，加之公出逢大雨受冷，又饮葡萄酒一杯，即出现吐血不止，精神委靡。急送某医院，检查为胃出血，住院治疗2日，大口吐血仍不止，恐导致胃穿孔，医院决定立即施行手术，而患者家属不同意，半夜请蒲老止血。蒲老曰："吐血已2昼夜，若未穿孔，尚可以服药止之。"询其原因由受寒饮酒致血上溢者，勿凉药止血，宜用《金匮要略》之侧柏叶汤以温通胃阳、消瘀止血。处方：侧柏叶三钱，炮干姜二钱，艾叶二钱，浓煎取汁，兑童便60mL，频频服之。次晨患者吐血渐止，脉沉细涩，舌质淡无苔，原方再进，加西洋参四钱益气摄血，三七（研末吞）二钱止血消瘀，频频服之，次日血止，后续调理。（摘自《现代著名老中医名著重刊丛书——蒲辅周医案》）。

下篇　疾病篇

第一部分　危重症

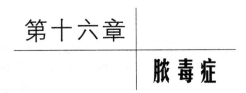

脓毒症（sepsis）是感染引起的破坏性的全身炎症反应综合征，严重时可导致多器官功能障碍综合征和多器官衰竭。感染是脓毒症的主要原因，但临床上有部分患者始终不能找到确切的感染灶和病原学证据，脓毒症不依赖细菌和毒素的存在而发展，其严重程度取决于机体个体反应性，此机制一旦启动即遵循自身规律发展。

严重脓毒症（severe sepsis）指脓毒症伴有器官功能障碍、组织灌注不良或低血压。低灌注或灌注不良包括乳酸酸中毒、少尿或急性意识状态改变。

脓毒性休克指严重脓毒症患者在给予足量液体复苏后仍无法纠正的持续性低血压，常伴有低灌流状态或器官功能障碍。

脓毒症、严重脓毒症及脓毒性休克是反映机体内一系列病理生理改变及临床病情变化的动态过程，其实质是全身炎症反应（SIRS）不断加剧、持续恶化的结果。脓毒性休克是严重脓毒症的一种特殊类型，以伴有组织灌注不良为主要特征。

脓毒症可见于中医学外感发热、脱证、疔疮走黄、关格等范畴，其核心病机是正虚毒损、络脉瘀滞。由于正气不足，毒邪内蕴，内陷营血，络脉气血营卫运行不畅，导致毒热、瘀血、痰浊内阻，瘀滞络脉，进而令各脏器受邪，脏真受损，引发本病。

【诊断】

（一）临床表现

脓毒症可出现多种症状、体征，临床表现多种多样，个体差异大，无特异性症状和体征。

1. 全身症状

发热、寒战、心率加快、呼吸加快。

2. 感染表现

白细胞计数增加或减少，血清 C 反应蛋白和降钙素原增高。

3. 血液动力学

心排量增加、全身血管阻力降低、氧摄取率降低。

4. 组织灌注变化

组织灌注不良，尿量减少，压痕征阳性。

5. 器官功能障碍

尿素氮及肌酐增高、氧合指数下降、血小板进行性下降、胆红素增高等。

（二）诊断标准

脓毒症的诊断参数分为三类：一是临床特征（一般指征），突出了脓毒症的临床特点，在临床使用过程中只要诱发因素明确，符合两项以上即可。二是全身炎性反应导致的炎症损伤出现的生物化学变化，此为诊断脓毒症的客观指标。三是判断脓毒症病情轻重的指标。临床使用中要三者参合使用，互相弥补，以提高脓毒症诊断的敏感性和准确性。

1. 一般指征

确诊的感染或高度疑似的感染，同时具备下列临床特征：①发热（体温 >38℃）或低体温（体温 <36℃）；②心率 >90 次/分，或心率 >不同年龄正常心率的 2 个标准差；③气促、呼吸频率 >30 次/分。

2. 炎症反应参数

（1）白细胞增多（白细胞计数 $>12 \times 10^9$/L）或白细胞减少（白细胞计数 $<4 \times 10^9$/L），白细胞计数正常但杆状核 >10%，淋巴细胞计数减少。

（2）C 反应蛋白 >正常 2 个标准差。

（3）前降钙素 >正常 2 个标准差。

（4）高血糖（血糖 >110mg/dL 或 7.7mmol/L）而无糖尿病史。

3. 器官功能障碍指标

（1）低血压状态（收缩压 <90mmHg、平均动脉压 <70mmHg、或成人收缩压下降值 >40mmHg）、心排指数 <3.5L/（min·m²）或皮肤压痕试验阳性。

（2）低氧血症（氧合指数 PaO_2/FiO_2 <300）；或血清乳酸 >3mmol/L。

（3）明显水肿或液体正平衡 >20mL/kg 超过 24 小时；急性少尿，尿量 <0.5mL/（kg·h），持续 2 小时以上；或每日血肌酐增加 ≥0.5mg/dL。

（4）高胆红素血症（总胆红素 >4mg/L 或 70mmol/L）。

（5）血小板减少（ $<100 \times 10^9$/L）；或凝血异常（国际标准化比值 >1.5、活化部分凝血活酶时间 >60s）。

（6）腹胀，肠鸣音减少，持续时间超过 24 小时。

（7）意识状态为格拉斯哥评分小于 14 分者。（表 16 - 1）

表 16 - 1　　　　　　　　　　格拉斯哥（glasgow）昏迷量表

反应	功能状态	得分
睁眼反应	自然睁眼	4
	有目的的、自发性的口头命令	3
	疼痛刺激	2
	无反应	1
语言反应	定向正确、可对答	5
	定向不准	4
	不恰当的词汇	3
	含混的发音	2
	无反应	1
运动反应	服从医嘱	6
	对局部刺激感到疼痛	5
	逃避疼痛刺激	4
	刺激时呈屈曲反应	3
	刺激时呈伸展反应	2
	无反应	1

符合 1 中的 2 项以上和 2 中的 1 项以上指标即可诊断为脓毒症；在以上的基础上出现 3 中的任 1 项以上指标者诊断为严重脓毒症。

（三）临床分型

1. 原发型脓毒症
指找不出原发性疾病者。

2. 继发型脓毒症
原发疾病可寻者，如烧伤型脓毒症、急性胰腺炎型脓毒症、肺炎型脓毒症、急性重症胆管炎型脓毒症、阴性菌感染型脓毒症、阳性菌感染型脓毒症等。

【证候诊断】

（一）初期

1. 热毒内盛
症状：高热持续不退，寒热往来，烦躁，神昏，恶心呕吐。
舌脉：舌质红绛，脉数。

2. 瘀毒损络
症状：高热，或神昏，或疼痛如针刺刀割状，痛处固定不移，常在夜间加重，出现肿块，出血。

舌脉：舌质紫暗或有瘀斑，脉沉迟或沉弦。

（二）极期

1. 气阴耗竭

症状：身热骤降，烦躁不安，颧红，神疲气短，汗出，口干不欲饮。

舌脉：舌质红少苔，脉细数无力。

2. 阳气暴脱

症状：喘急，神昏，大汗淋漓，四肢厥冷。

舌脉：舌淡苔白，脉微欲绝。

3. 内闭外脱

症状：高热持续不退，烦躁，神昏，出血，神疲气短，汗出，或四肢不温，甚者厥冷。

舌脉：脉沉、弱、无力。

【分期分证论治】

（一）治则治法

扶正解毒通络、分层扭转。扶正，尤其是补气通阳，使阳气畅达，恢复络脉出入自由、充盈满溢的正常状态，有利于祛邪外出，防止内生毒邪的进一步损害。在脓毒症早期就应顾及正气，在疾病进展中更要注意回阳固脱、固护正气，后期应养阴益气、保护脏真。通络，可以畅通络中气血、减少毒邪的蕴积，温煦濡养各脏腑，故应贯穿脓毒症治疗的全程。解毒，以祛除外来和内生的毒邪，是脓毒症治疗的核心环节之一。在此基础上，根据患者的具体表现可以应用清热解毒、活血化瘀、理气化痰等治法，以助于祛除络脉受损后蓄积的病理产物，恢复机体营卫和谐、气血调畅的整体环境。

六经营血辨证是脓毒症的根本辨证方法，六经相传、卫气营血相传与脓毒症的发生发展相类同。以非特异性临床症状为特点，卫分证、太阳病与此脓毒症代偿期的临床特征是吻合的；气分证、阳明病、少阳病是脓毒症的失代偿期与明确的炎症病灶或明确的炎症特征的共同体现；营分证、血分证、三阴病是严重脓毒症及多器官衰竭的重要特征。由此可见，六经辨证是脓毒症辨证论治的基本辨证体系，卫气营血是六经辨证的补充和发展。脓毒症的发展规律并不是一成不变的，按照六经、卫气营血的传变规律，在临床过程中可有直中等变化（如直中少阴发生少阴病者），更有失治误治（如太阳病、少阳病的失治误治）出现变证、坏证者，临证之时要灵活运用。

（二）分期分证论治

1. 高热期

（1）热毒内盛，枢机不利

症状舌脉：高热伴寒战反复发作，烦躁，或神昏，或喘促，或腹胀便秘，或恶心呕吐，舌质红苔白，脉数。

治法：燮理透表，宣肺解毒。

方药：大柴胡汤合麻杏石甘汤加味。药用柴胡 15～30g，黄芩 15～30g，清半夏 10～20g，生大黄 10～20g（后下），青蒿 30g，生石膏 30～60g（先煎），生白芍 15g，生麻黄 6～15g，生姜 30g，大枣 6 枚，生甘草 10g，杏仁 10g。

加减：神昏者，加用安宫牛黄丸 1 丸，每天 2 次；腹胀便秘者，加枳实 15g，芒硝 10～20g（冲）。

中药注射剂：①血必净注射液 50mL 静脉点滴，12 小时 1 次；②清开灵注射液 40mL 静脉点滴，每日 2 次；③醒脑静注射液 20mL 静脉点滴，每日 2 次。

血必净注射液具有良好的改善体温的作用，是目前国际上唯一治疗脓毒症的中药制剂。以上药物可以选择 1～2 种。

（2）瘀毒损络，气营两燔

症状舌脉：高热，或神昏，或疼痛状如针刺刀割，或痛处固定不移，或病情常在夜间加重，或伴有肿块，或伴有出血，舌质紫暗或有瘀斑，脉沉迟或沉弦。

治法：活血解毒，清营透气。

方药：清营汤化裁。药用水牛角 30～120g（先煎），生地黄 30～90g，赤芍 15g，丹皮 15g，淡竹叶 10g，羚羊角粉 3g（冲），银花 30g，连翘 30g。

加减：出现阳明腑实者，合用大承气汤，荡涤肠胃；伴见神昏者，加用安宫牛黄丸。

中药注射液：①清开灵注射液可解毒活血、醒神开窍，常用 60～120mL 分 1～2 次静脉点滴；②血必净注射液 50mL 静脉点滴，12 小时 1 次。

2. 凝血功能紊乱

（1）瘀毒损络，气营两燔

症状舌脉：疼痛如刺，痛处固定，或见壮热，出血，口渴，烦躁不安，舌红绛苔黄燥，脉数。

（治法及方药参见脓毒症高热期治疗。）

（2）气虚阳脱，瘀毒损络

症状舌脉：喘急，冷汗淋漓，四肢不温或厥冷，出血或神昏，或发热，舌淡苔白水滑，脉微欲绝。

治法：益气回阳，活血通络。

方药：参附汤加味。药用红参 30～120g（另煎），制附片 15～30g（先煎），山萸肉 15～30g，当归 15g，红花 10g。

加减：伴神昏者，加牛黄清心丸 2 丸，每天 3 次；发热者，加黄芪 60g，升麻 6g。

中药注射液：①参附注射液 100mL 以 6 小时静脉泵入，每日 2 次；②生脉注射液 100mL 以 8 小时静脉泵入，每日 1 次；③血必净注射液 100mL 以 6 小时静脉泵入，每日 2 次。

（3）气虚阴脱，瘀血损络

症状舌脉：身热骤降或高热不解，烦躁不安，颧红，神疲气短，汗出，口干不欲饮，舌质红少苔，脉细数无力。

治法：益气养阴固脱，活血通络。

方药：生脉散加味。药用生晒参 30g（另煎），麦冬 30g，五味子 15g，丹参 30g，当归 15g，红花 10g。

中药注射液：①生脉注射液 100mL 以 6 小时静脉泵入，每日 2 次；②血必净注射液 100mL 以 6 小时静脉泵入，每日 2 次。

3. 休克期

本期属气虚阳脱阴竭之证。

症状舌脉：身热骤降或高热不解，烦躁不安，喘急，冷汗淋漓，四肢不温或厥冷，或颧红，或出血，或神昏，舌质红苔白或少苔而润，脉细数无力。

治法：益气回阳固脱。

方药：早期用红参 30~120g（另煎），浓煎频服，不拘多少；或用红参 60~120g（另煎），麦冬 30g，五味子 15g，制附片 30~60g（先煎），山萸肉 30~120g，红花 15g。

中药注射剂：①生脉注射液 100mL 以 6 小时静脉泵入，每日 2 次；②参附注射液 100mL 以 6 小时静脉泵入，每日 2 次。

4. 器官功能受损期

（1）急性呼吸窘迫综合征、急性肺损伤

由气虚阳伤阴损、瘀毒损络、肺气失司所致。

症状舌脉：喘促痰鸣，口唇紫绀，冷汗出，烦躁或四末不温，或腹胀便秘，舌暗，脉数。

治法：益气回阳固脱，活血解毒调气。

方药：生脉散合宣白承气汤。药用红参 30g（另煎），麦冬 30g，五味子 15g，全瓜蒌（打）30g，生麻黄 9~15g，炒杏仁 10g，生大黄 15~30g（后下），桑白皮 15g，生甘草 6g。

（2）急性肾功能障碍

由瘀毒损络、气化不利所致。

症状舌脉：少尿或无尿，水肿，喘憋，大便秘结，舌质暗，苔白腻或黄腻，脉滑数。

治法：活血解毒，温阳化气。

方药：生大黄 30g（后下），制附片 15g（先煎），地榆炭 60g，桂枝 15g，煅龙骨 30g（先煎），煅牡蛎 30g（先煎），活性炭 60g。

用法：水煎浓缩 200mL，取 100mL 直肠点滴，12 小时 1 次。

（3）急性胃肠功能障碍

由气虚传化无力所致。

症状舌脉：胸闷，呃逆，甚至呕血，腹胀满，大便秘结不通，舌质淡，苔白腻，脉沉细无力。

治法：益气补虚，通腑降浊。

方药：药用生黄芪 30~90g，生大黄 15g（后下），枳实 15g，厚朴 15g，当归 30g，芒硝 20~40g（冲）。芒硝首次使用时应得利便止，不可过度使用。水煎浓缩 200mL，分 4 次口服，或分 2 次直肠点滴，每 12 小时 1 次。

消胀贴于神阙穴贴敷；或加沉香、槟榔等。

（4）急性脑功能障碍

由邪毒内阻、神机受损所致。

症状舌脉：神昏，舌淡或绛，脉沉伏。

治法：开窍醒神。

方药：多与其他器官功能障碍并见，出现嗜睡者，可加用安宫牛黄丸 1 丸，每 6 小时 1 次，连用 3 天，每天用醒脑静注射液 20mL 静脉点滴，连用 7 至 10 天。

【救治措施】

（一）治疗原则

脓毒症最有效的治疗方法是以发病机制为基础制定的。但脓毒症发病机制目前尚未完全清楚，因此，针对发病机制的治疗方法存在很大的不确定性，因而不能成为常规。与病因治疗相比，近来，脓毒症所致多系统和器官损害的支持性治疗取得了一定的进展。同时，中西医结合治疗方法也取得了较好的疗效，有效降低了病死率。因此，应用器官支持治疗与中医辨证论治相结合，是提高脓毒症疗效、降低病死率的重要途径。

（二）药物治疗

1. 液体复苏

（1）早期治疗目标：早期治疗的重要方法是液体复苏，目的是尽快回复有效循环，增加心排量和组织氧供。临床上一旦发现低血压或乳酸酸中毒即要开始治疗，目标是最初的 6 个小时内要达到：中心静脉压（CVP）8 ~ 12mmHg；平均动脉压（MAP）≥65mmHg；尿量≥0.5mL/（kg·h）；中心静脉或混合静脉氧饱和度（SvO$_2$/ScvO$_2$）≥70%。

复苏液体可用天然或人工的胶体或晶体，具体方法是在 30 分钟以内输入晶体液 500 ~ 1000mL，或胶体液 300 ~ 500mL，观测血压、心率、肢体末梢温度、尿量等变化，评价复苏的标准是动态观察 SvO$_2$/ScvO$_2$、血压、尿量、皮肤末梢灌注和意识。

（2）血管活性药物：如果正确的液体复苏仍不能使血压和器官灌注得到恢复，则应给予血管加压剂治疗。或患者面临威胁生命的低血压时，允许在低容量尚未被完全纠正的液体复苏同时使用血管活性药物。

1）多巴胺：具有剂量依赖性。一般剂量 5 ~ 20μg/（kg·min）。多巴胺可增高右心压力和心率，故一般不要超过此剂量。

2）去甲肾上腺素：去甲肾上腺素为脓毒症的首选升压药。剂量是 0.01 ~ 3μg/（kg·min）。

3）多巴酚丁胺：对已经接受了足够液体复苏而心排出量仍低的患者，可使用多巴酚丁胺。

4）山莨菪碱：它具有外周抗胆碱能作用，能松弛乙酰胆碱所致的平滑肌痉挛，亦能解除血管（尤其是微循环）痉挛，改善微循环。治疗感染性休克的剂量是 10 ~ 40mg、每 10 ~ 30 分钟 1 次，如不好转可加量，好转后可延长间隔时间，直至停药。

需要指出的是，小剂量多巴胺不能应用于严重脓毒症的肾保护治疗，且所有需要使用血管加压剂的患者均应该建立动脉测压。

对已经接受了足够液体复苏和大剂量常用的血管加压剂后，仍不能提升血压的顽固性休克，可以考虑使用血管加压素，成人剂量为 $0.01 \sim 0.04U/min$。

2. 抗感染治疗

诊断明确、在 1 小时之内开始的经验性抗生素治疗，应选择能够强力穿透病灶的抗生素。治疗 $48 \sim 72$ 小时后，通常要根据细菌学和临床资料对其有效性进行再评估，目的是及早换用窄谱抗生素。一旦病原菌被明确，没有证据证明此时联合用药优于单一用药。本病患者抗生素通常需连续使用 $7 \sim 10$ 天。

如果临床症状被证明是由非感染因素所致，则应及时停用抗生素。

3. 激素

对已接受了足够液体复苏，但仍需要用升压药维持血压的脓毒性休克，推荐给予氢化可的松 $200 \sim 300mg/d$，分 $3 \sim 4$ 次或持续静脉给药，连用 7 天。

4. 机械通气

（1）急性呼吸窘迫综合征（ARDS）、急性肺损伤（ALI）者应该避免使用导致高平台压的高潮气量。在开始的 $1 \sim 2$ 小时，患者宜先使用较低的潮气量，然后降至 $6mL/kg$，并维持平台压 $<30cmH_2O$。

（2）设置适宜的呼吸末正压（PEEP），以确保不会对循环系统造成影响。

（3）在没有禁忌证时，患者应采取半卧位，头部抬高 $45°$。

5. 镇静、麻醉及神经肌肉阻滞剂

机械通气过程中患者使用镇静剂对于治疗是有利的。应用过程中患者每天都需要中断或减少镇静剂量，直到患者能够被唤醒。应该尽可能避免使用神经肌肉阻滞剂，如果必须使用并超过 1 个小时，则应对阻滞深度进行监测。

6. 血糖控制

如果血糖过高，可应用胰岛素将血糖浓度控制在 $<150mg/dL$（$8.3mmol/L$）的水平。开始时宜 $30 \sim 60$ 分钟测量 1 次血糖；待血糖稳定后，改为 4 小时复查 1 次。

7. 肾替代治疗

对于急性肾衰者，如果血流动力学稳定，则其连续血滤与间断血透的效果是一样的。但对于血流动力学不稳定的患者，则应选用连续血滤。

8. 碳酸氢盐治疗

因低灌注导致的乳酸性酸中毒，如果 pH 值 ≥ 7.15，则不推荐使用碳酸氢盐。

9. 预防深静脉血栓

对脓毒症患者应该用普通肝素或低分子肝素进行预防深静脉血栓的治疗。如果患者具有肝素的禁忌证（如血小板减少症、严重凝血病、活动性出血、新近发生的颅内出血等），可以改用机械的方法，如应用逐级加压或间断加压设备。对于严重脓毒症、有深静脉血栓病史的十分高危的患者，则应选用药物治疗和机械治疗联合应用的方法。

10. 预防应激性溃疡

严重脓毒症患者应该给予预防应激性溃疡的治疗，此时 H_2 受体拮抗剂比硫糖铝更有效。

【病案介绍】

患者田某，女，57 岁，因右上腹疼痛 3 天，加重伴胸闷气急 2 天，意识障碍 1 天于 2009 年 11 月 13 日 20：05 以甲型 H1N1 流感危重症收入 ICU。

患者于 3 天前受凉后出现右上腹疼痛，为阵发性游走性疼痛，伴气促，无发热、咳嗽、咳痰，无恶心、呕吐、黄疸、腹泻、腹胀，院外输液治疗（具体不详），症状无明显好转。2 天前症状加重，伴有胸闷及呼吸困难，活动后明显心悸，夜间可平卧，无端坐呼吸，无心前区疼痛，无压榨性疼痛，治疗无明显好转。1 天前出现意识障碍，呼之无反应，无抽搐及大小便失禁，入某医院诊疗，血气：pH 值 7.141，二氧化碳分压（$PaCO_2$） 19.1mmHg，氧分压（PaO_2）60mmHg，碱剩余（BE）－22mmol/L，钾浓度（K）5.2mmol/L，氧饱和度（SaO_2）92%。血常规：白细胞 21.52×10^9/L，中性粒细胞 93%，血小板 88×10^9/L，血红蛋白 139g/L。生化：白蛋白 26.7g/L，血糖 42.8 mmol/L，尿素氮 14.12mmol/L，尿酸 630mmol/L，碱性磷酸酶 224U/L，渗透压 327mOsm/L。尿常规：尿酮体（＋＋＋＋），尿糖（＋＋＋＋）。血凝正常。诊断为高渗性昏迷，慢性阻塞性肺疾病加重期，代谢性酸中毒，低蛋白血症。入院后予以气管内插管、呼吸机辅助呼吸、补液治疗，小剂量胰岛素泵入。入院 26 小时总计输入液体 12500mL，人血白蛋白 20g，尿量 4000mL，采咽拭子示甲型 H1N1 流感病毒核酸检测阳性，确诊后转入 ICU。

患者既往有慢性支气管炎病史 20 余年，长期使用吸入性激素；间断出现双下肢水肿 1 年；有多食、多饮、多尿等症状。否认有与流感样症状病人及甲型 H1N1 流感确诊病人接触史。

体检：T 36.5℃，P 102/分，R 21 次/分，BP 108/68mmHg，SpO_2 98%。患者呈深昏迷状态，体型肥胖，全身可见多处瘀斑，球结膜重度水肿，左睑结膜出血，双侧瞳孔等大等圆，对光反射灵敏。口唇不绀，颈软，脑膜刺激征阴性，桶状胸，双肺呼吸音对称，双肺满布湿啰音，偶可闻及干鸣音。腹围 100cm，腹部张力增高，肝脾未扪及，移动性浊音可疑阳性，肠鸣音 3~4 次/分，双上肢肘关节以下、下肢膝关节以下可见凹陷性水肿。

诊断：甲型 H1N1 流感危重症，重症肺炎，严重脓毒症；2 型糖尿病，糖尿病酮症酸中毒，高渗性昏迷；慢性阻塞性肺疾病，肺源性心脏病；低蛋白血症。

治疗：

1. 内科疾病护理常规、传染病护理常规。

2. 奥司他韦 150mg，每日 2 次抗病毒治疗；罗氏芬 2g，静脉滴注，每日 1 次，以及左氧氟沙星 0.6g，静脉滴注，每日 1 次抗感染。

3. 有创呼吸机通气及对症治疗。

2009 年 11 月 13 日 21：30 中医会诊。患者呈昏迷状态，面色青黄，体型肥胖，四末不温，全身可见多处瘀斑，球结膜重度水肿，左睑结膜及球结膜出血，口唇无紫绀。脉沉促、重按乏力。因有创呼吸机通气，无法诊视舌苔。中医辨证属气虚血瘀，治宜大补元气、活血化瘀，静脉用生脉注射液、血必净注射液。汤药用生脉散合桃红四物汤加减。生晒参 20g（另煎），麦冬 20g，炙黄芪 60g，丹参 30g，赤芍 20g，川红花 10g，当归 20g，川芎 10g，茯苓 20g，炙甘草 10g，2 剂，水煎服，每次 200mL，4 小时 1 次。另用：生晒参 30g（另煎），麦冬 20g，2 剂，浓煎频服，每日 1 剂。

2009 年 11 月 14 日 7：30，患者呈浅昏迷，对疼痛刺激有反应，全身可见多处瘀斑，球结膜重度水肿，左睑结膜及球结膜出血，双侧瞳孔等大等圆，对光反射灵敏，口唇不绀，肠鸣音 3~4 次/分，双上肢、下肢膝关节以下可见凹陷性水肿，肢端温暖。12：00 时呼之能睁眼，面色青黄，脉沉数，双上肢、下肢膝关节以下可见凹陷性水肿，肢端温暖，血糖 7.6mmol/L。病情稍有转机，继续静脉注射生脉注射液、血必净注射液和中药汤剂鼻饲。

2009 年 11 月 15 日 12：30 中医会诊，患者神清，面见血色，颧部见毛细血管扩张，瘀斑未见增加，球结膜重度水肿，左睑结膜及球结膜出血，口唇无紫绀。左脉如常，右脉关以上弦滑；因有创呼吸机通气，无法诊视舌苔。T 36.9℃，P 76 次/分，R 17 次/分，BP 123/75mmHg，SpO$_2$ 98%。治如前法，予生脉散合桃红四物汤加减。生晒参 20g（另煎），麦冬 20g，炙黄芪 60g，丹参 30g，赤芍 20g，红花 10g，当归 20g，川芎 10g，茯苓 20g，炙甘草 10g，2 剂，水煎服，每次 200mL，4 小时 1 次。

患者于 2009 年 11 月 16 日脱机，7 天后出院。

第十七章

休　克

　　休克是由各种致病因素引起的有效循环血量急剧减少，引起组织器官微循环灌注不足，致使组织缺氧，细胞代谢紊乱和器官功能受损的综合征。临床上表现为烦躁，神态淡漠或昏迷，皮肤苍白或出现花纹，四肢湿冷，尿量减少或无尿，脉搏细数，脉压变小和（或）血压降低。

　　休克属中医学厥证、脱证、闭证等范畴。是外感六淫或疫疠之气、内伤等多种疾病导致的急危重状态，是指正气大虚或邪毒大盛，正气欲脱或已脱，邪毒将闭或已闭，气机逆乱的临床急危重症。

【诊断】

（一）临床分类

　　根据不同的血流动力学特点，将休克分为四类。

1. 低血容量休克

　　低血容量休克是指创伤、烧伤、出血、失液等原因引起的休克。低血容量性休克的基本机制为循环容量的丢失，各种原因引起的显性和（或）不显性容量丢失可导致有效循环血量减少、组织灌注不足、细胞代谢紊乱和功能受损的病理生理过程。主要发生在创伤等原因引起的大出血、持续大量胃肠道液体的丢失和大量体表液体丢失等导致的容量丢失。

2. 分布性休克

　　主要包括感染性（脓毒性）、神经源性、过敏性休克。分布性休克的基本机制是由于血管收缩、舒张调节功能异常，容量血管扩张，外周血管阻力降低，循环血容量相对不足导致的组织低灌注。其中感染性休克是临床最常见、发病机制复杂、病情变化凶险、病死率高的一类休克，是全身性感染进一步发展的结果。

3. 心源性休克

　　主要病因为心肌梗死、严重心律失常、急性心肌炎和终末期心肌病等。在前负荷正常状态下心脏泵功能可减弱或衰竭、心排血量减少可导致组织低灌注。

4. 梗阻性休克

　　主要病因包括腔静脉梗阻、心包填塞、肺动脉栓塞、张力性气胸等，引起心脏内外流出通道的梗阻、心排量减少。梗阻性休克基本机制为血流的主要通道受阻。如腔静脉梗阻、心包缩窄或填塞、心瓣膜狭窄、肺动脉栓塞及主动脉夹层瘤等。根据梗阻部位的不同再将其分为心内梗阻休克和心外梗阻休克。

（二）监测

1. 一般临床监测

监视内容主要有意识状态、肢体温度和色泽、血压、心率、尿量。休克病人常表现为神志淡漠或者烦躁，肢端湿冷，严重者可见皮肤花斑样改变，心动过速，低血压（收缩压 <90mmHg），尿少。传统指标在休克的诊断和治疗中有一定的指导意义，但是仅依靠这些指标指导治疗还远远不够，这些指标往往不能敏感地反应早期的休克和鉴别休克的类型。

2. 有创血流动力学监测

包括有创血压、中心静脉压（CVP）、心排血量（CO）、体循环阻力（SVR）、肺动脉嵌压（PAWP）及全心舒张末期容积（GEDV）、胸腔内血容量（ITBV）。不同类型休克血流动力学特征不同，如低血容量休克往往表现为 CVP 动态降低，CO 降低，PAWP 降低，体循环阻力升高，GEDV 和 ITBV 降低；感染性休克表现为心排血量正常或增加，前负荷、充盈压正常或降低，体循环阻力减少。

3. 功能性血流动力学监测

每搏量变异度（SVV）、脉搏压变异度（PPV）、被动抬腿实验（PLRT）均是功能性血流动力学指标，可以评估液体复苏过程中对容量的反应性。PLRT抬高下肢45°可以起到类似输液 150～300mL 的作用，若每搏输出量（SV）或 CO 增加15%表示容量反应性好。

4. 组织灌注的监测

全身灌注指标（血乳酸、碱缺失）及局部组织灌注指标（胃黏膜 pH 值、胃肠黏膜 PCO_2）均可反映组织灌注情况，可以提示休克的程度和指导液体复苏。动脉血乳酸是反映组织缺氧的高度敏感指标之一，常较其他休克征象先出现。乳酸初始水平与高乳酸持续时间与预后密切相关。24 小时内血乳酸能够降至 2mmol/L 以内或者 6 小时血乳酸清除率大于10%者预后较好。碱缺失也可反映全身组织酸中毒的严重程度，碱缺失加重大多与进行性出血有关，对于碱缺失加重而似乎病情平稳的病人需细心检查是否有进行性出血。

5. 实验室检查

动态观察白细胞计数、血红蛋白、红细胞压积、动脉血气及电解质、血凝情况、心肌损伤标志物、肾功能检查等，有助于诊断休克及鉴别病因。

6. 其他检查

心电图对诊断缺血性心脏损伤非常重要。胸片可用于排除肺炎、肺水肿、张力性气胸、心包填塞及其他心肺异常。CT 检查可能有助于特殊情况下的针对性诊断（如隐性内出血、主动脉夹层瘤等）。肺灌注扫描用于确诊大面积肺栓塞。

【证候诊断】

休克的证候因病因不同而表现各异，但总属于气虚、气脱、阳脱、阴竭、邪毒内陷、络脉瘀阻之变化，临证之时当细心辨识，分层扭转。

1. 气虚阳脱

症状：手足逆冷，冷汗不止，神情淡漠，尿少或二便失禁，面色苍白或晦暗。

舌脉：舌淡苔白，脉微欲绝。

2. 气虚阴脱

症状：面唇苍白，发热烦躁，心悸多汗，口渴喜饮，尿少色黄，肢厥不温。

舌脉：脉细数或沉微欲绝。

3. 热毒内陷

症状：高热烦躁，四末不温，甚者四肢厥逆，口渴，胸腹灼热，溺赤便秘，或便下腐臭，汗出神疲。

舌脉：舌燥苔黄，脉数。

4. 络脉瘀阻

症状：高热，出血，唇紫，或神昏，或疼痛状如针刺刀割，或痛处固定不移，或病情常在夜间加重，或伴有肿块，或伴有出血。

舌脉：舌质紫暗或有瘀斑，脉沉迟或沉弦。

【分证论治】

1. 气虚阳脱

治法：益气回阳固脱。

方药：独参汤和参附汤、四逆汤。病情初期可选用独参汤，红参 30～120g，浓煎频服，以汗止、四末温为有效指征。独参汤运用 8 小时病情没有缓解、病情危重且出现阳脱者可选用参附汤或四逆汤。药用红参 30～120g（另煎），制附子 15～60g（先煎），干姜 10～20g，炙甘草 10g，白术 10～20g，生龙骨 30g（先煎），生牡蛎 30g（先煎），水煎，每日 1 剂或 2剂，口服或鼻饲，每日 3～4 次。

加减：若并见气虚阴脱证者，加山茱萸 30～60g，五味子 10g；若兼见瘀血内阻证者，加桃仁 10g，红花 10g。

中药注射液：参附注射液 100～200mL，静脉泵入。

2. 气虚阴脱

治法：益气救阴固脱。

方药：生脉饮加减。药用西洋参 10～15g，或生晒参 10g（另煎），麦冬 15～30g，五味子 10g，山茱萸 30～60g，水煎服，每日 1 剂或 2 剂，口服或鼻饲，每日 3～4 次。

加减：若并见气虚阳脱证者，加制附片 10～30g（先煎），干姜 10～15g；兼见邪毒内陷证者，加水牛角 30～120g（先煎），生石膏 60～150g（先煎），知母 15g；兼见瘀血内阻证者，加桃仁 10g，红花 10g，牡丹皮 15g，赤芍 15g。

中药注射液：生脉注射液 100～200mL，静脉泵入。

3. 热毒内陷

治法：解毒清热，醒神开窍。

方药：白虎汤加减。药用生石膏 60～200g（先煎），知母 15g，水牛角 30～120g（先煎），冰片0.3g（冲），生大黄10g（后下），牡丹皮10g，水煎，每日1剂或2剂，口服或鼻饲，每日3~6次。

加减：若兼见气虚阳脱证者，加西洋参10g，制附片10g（先煎），干姜10g；兼见气虚阴脱证者，加生地黄30g，鲜石斛60g，山茱萸30g；兼见瘀血内阻证者，加水蛭10g，赤芍15g。

中药注射液：①血必净注射液100~200mL，分2次稀释后静脉注射；②清开灵注射液30~60mL，分2次稀释后静脉注射。

4. 络脉瘀阻

治法：活血化瘀，调畅气机。

方药：四逆散和血府逐瘀汤加减。药用柴胡10g，枳实15g，青皮15g，赤芍15g，川芎10g，制大黄15g，三七粉1.5g（冲），水煎，每日1剂或2剂，口服或鼻饲。

中药注射液：①血必净注射液100~200mL，分2次稀释后静脉注射；②清开灵注射液30~60mL，分2次稀释后静脉注射。

中药汤剂无论内服或鼻饲，在病情危重时期，不必拘泥于每天3~4次的给药方式，可频频服用，保证治疗的效果。

【救治措施】

（一）治疗原则

休克是临床危重症之一，变化迅速，早期临床表现隐匿易被误诊，中期临床救治病死率高，当充分发挥中医学"治未病"之思想，密切关注四肢末端之冷暖，汗出、神气之多少，尿量之变化，关注正气之盛衰。休克发生之时，运用中医之扶正固脱，活血通络法治之可提高疗效。

（二）基础处理

患者取仰卧位，腿部抬高；保持安静，注意保暖，及时行心电、血压、血氧饱和度监测；建立大口径静脉通路，必要时行深静脉插管、中心静脉压监测；保持气道通畅，大流量吸氧。如出现以下指征之一应立即气管内插管：意识障碍、呼吸停止、呼吸道不通畅、高流量吸氧无法保证氧合、二氧化碳严重潴留等。

（三）药物治疗

1. 早期容量复苏

早期容量复苏是抢救休克、降低病死率的重要方法，早期容量复苏的关键是发病的前6个小时的治疗效果，监测的关键是中心静脉氧分压≥75mmHg。研究表明早期容量复苏用晶体或胶体其临床效果没有明显差异，关键是量和速度。

在积极的液体复苏的同时根据证候特点本病可以固脱为本治疗。选用中药注射液治疗：生脉注射液100~200mL，以15~30mL/h静脉泵入；参附注射液100~200mL，以15~

30mL/h 静脉泵入。必要时可予血管活性药物 24 小时静脉泵入。

2. 血管活性药物

使用原则是在积极地早期容量复苏后，低血压状态仍没有恢复。首选药物是多巴胺 5～20μg/（kg·min）；感染性休克首选去甲肾上腺素。如果低血压状态已经影响到重要脏器的供血、生命体征严重异常时，应该在应用升血压药物的同时，积极地液体复苏。对于难治性休克的患者，推荐使用血管加压素，推荐剂量 0.01～0.04IU/min。

3. 糖皮质激素

各型休克都可应用。尤其对于感染性休克，选用氢化可的松，每天的剂量不能超过 300mg，连续使用 7 天。

4. 纠正酸中毒

代谢性酸中毒主要是乳酸性酸中毒。代谢性酸中毒会影响心脏功能，易发生室颤，增加肺、肾血管的阻力，血红蛋白解离曲线右移，红细胞带氧能力下降。纠正酸中毒原则是"宁酸勿碱"，动脉血 pH 值应不低于 7.15，不主张补充碱性药物。

5. 血液制品的使用

血红蛋白小于 7g/dL、红细胞比积小于 30%，应输注红细胞悬液使血红蛋白维持在 7～9g/dL 较为适宜。血小板小于计数 5×10^9/L 时，无论有无出血均要输注血小板；血小板计数大于 30×10^9/L 时，没有明显出血倾向者，可不输注血小板；手术或有创伤治疗者血小板计数必须大于 50×10^9/L。

（四）防止静脉血栓

静脉血栓形成是休克的主要并发症，因此要加强预防，药物方面没有禁忌证，主要选用普通肝素或低分子肝素，也可用物理的方法如弹力袜、足底泵等治疗。

（五）病因治疗

1. 低血容量休克

（1）容量复苏液体的选择：补充血容量需考虑 3 个"量"，即失血量、扩张血管内的容积量、丢失的功能性细胞外液量。而丢失的功能性细胞外液量必须靠晶体纠正。休克发生后细胞外液不仅向血管内转移，以补充容量的丢失，而且由于细胞膜通透性增加或膜电位降低、钠泵功能降低，致使细胞外液大量向细胞内转移。由于细胞外液是毛细血管和细胞间运送氧和营养的媒介，所以补充功能性细胞外液是保持细胞功能的重要措施。胶体只保留在血管内，不能到达组织间；而晶体液输入 2 小时内 80% 可漏滤到血管外，因而达到补充组织间液的作用，从而增加存活率和减少并发症。生理盐水能补充功能钠，但含氯过多可引起酸中毒。创伤性休克患者血糖常升高，故不宜过多补糖，且还应注意血糖监测。

晶体溶液：最常用的是乳酸钠林格液（含钠 130mmol/L，乳酸 28mmol/L），其钠和碳酸氢根的浓度与细胞外液几乎相同。

胶体溶液：常用的有羟乙基淀粉（706 代血浆）、低分子右旋糖酐、全血、血浆等。可使组织间液回收至血管内，循环量增加 1～2 倍。但胶体制剂在血管内只能维持数小时，同时用量过大可使组织液过量丢失，出现出血倾向，且常因血管通透性增加而引起组织水肿，故胶体液输入量一般勿超过 1500～2000mL。中度和重度休克应输一部分全血。低分子右旋糖酐更易出现出血倾向，宜慎用。

高渗溶液：近来认为它能迅速扩容、改善循环。最佳效果为 7.5% 氯化钠溶液，以 4mL／（kg·min）静脉滴注即可使血压回升，并能维持 30 分钟。实验证明它不影响肺功能，只要不快速推入不致增高颅内压，仅用 1/10 量即可扩容，因此有利于现场抢救，更适于不能大量补液的患者。缺点是该药刺激组织造成坏死，且可导致血栓形成，用量过大时可使细胞脱水，发生神志障碍，偶可出现支气管痉挛，因此只适用于大静脉输液，速度不宜过快。安全量为 4mL/kg。继续出血者因血压迅速回升可加重出血，故应予警惕。

（2）液体复苏的量及速度

1）补液的量：常为失血量的 2～4 倍，不能失多少补多少。晶体与胶体比例为 3∶1，中度休克宜输全血 600～800mL。当红细胞比积 <0.25 或血红蛋白 <60g/dL 时应补充全血。一般红细胞比积高于 0.3 时，可完成红细胞的携氧功能。输血量还应根据当时血源的条件，有条件时，也可用全血而不用或少用胶体制剂。

2）补液速度：原则是先快后慢，第一个半小时输入 1000mL 液体，如休克缓解可减慢输液速度，如血压不回升可再快速输注 500～1000mL 液体，如仍无反应，可以考虑血管活性药的使用。

2. 感染性休克

感染性休克治疗的关键是抗感染，抗生素选择是治疗休克的重要环节。

（1）抗生素：要遵循经验性抗生素治疗与目标抗生素治疗的序贯。抗生素要早期使用，一旦诊断明确，要在 1 小时内使用抗生素，在使用抗生素之前，要查找病原体，并进行药物敏感性试验，为进一步选择窄谱抗生素提供依据。

（2）感染灶的治疗：有明确的感染灶如腹腔脓肿等，积极处理感染灶也是治疗感染性休克的重要内容。

（3）补充能量，注意营养支持。

（4）莨菪类药：能阻断 M 受体和 α 受体，使血管平滑肌舒张，改善微循环和肾供血，并有钙离子拮抗作用，可用于感染性休克，但不利影响有胃肠蠕动减弱等。

3. 过敏性休克

过敏性休克通常都突然发生且病情较重，必须抓紧时间及时处理。

（1）迅速远离可疑的过敏原停止致病药物的应用。

（2）药物治疗：肾上腺素是抢救过敏性休克的首选药物，通常立即采用 0.1% 肾上腺素 0.5～1mL 皮下或肌肉注射；糖皮质激素可使用地塞米松或氢化可的松；抗组胺药物可选用 H_1 受体拮抗剂，如苯海拉明 20～40mg 或非那根 50mg，肌肉注射。

4. 心源性休克

（1）病因治疗：急性心肌梗死再灌注治疗是本病的病因治疗。心包填塞者，应及时行心包穿刺放液或切开引流；心脏肿瘤者，宜尽早切除；严重心律失常者，应迅速予以控制。

（2）控制补液量及输液速度，最好在血流动力学监测下根据 PAWP 和 CVP 的变化指导补液，若提示有肺淤血，应立即减少或停止补液，并选用血管活性药物或利尿剂等减轻前、后负荷。

（3）血管活性药物的应用：静脉滴注多巴胺使收缩压升至 90mmHg 以上，大剂量多巴胺无效或血压持续低于 80mmHg 时，可静脉滴注去甲肾上腺素。

（4）机械辅助循环：急性心肌梗死心源性休克患者药物治疗无效时，应考虑使用机械辅助循环，以减轻左室负担及工作量，同时改善冠状动脉及其他重要器官的血液灌注，其方法有多种，包括部分心肺转流术、人工心脏、主动脉内气囊反搏术，尤其左室机械辅助装置更为心源性休克救治开辟了新途径。

5. 梗阻性休克

（1）解除导致梗阻的原因（如心包穿刺、胸腔穿刺等）是重要治疗措施。

（2）快速的液体复苏与血管活性药物的应用可暂时代偿心室充盈量和降低心排量。

附：中西医结合治疗休克切入点分析

中西医结合治疗休克的研究是国内许多学者热衷的研究之一，中西医结合治疗休克可充分发挥中西医之长，实现中西医优势互补的目标，并最终提高休克患者的生存率。如何在西医学救治休克的基础上发挥中医药的重要作用，寻找中医药治疗休克的切入点是开展中西医结合治疗的根本途径之一。

1. 针对内毒素、炎性介质等的治疗

感染性休克是目前病死率较高的危重病之一，是 ICU 主要的疾病之一，严重威胁患者的生命。虽然抗生素的广泛应用，从某种程度上降低了病死率，解决了发病的主要因素——细菌，但在内毒素血症、炎性介质血症等方面尚无确切的临床疗效，而由此导致的 MODS 已成为重要的死亡原因之一。中医药针对这方面开展了大量的临床和基础研究，并取得了满意的效果。如王今达教授根据多年的临床经验及理论研究，选用红花、赤芍等中药研制成的纯中药制剂血必净注射液，具有高效拮抗内毒素和炎性介质的作用，不仅在动物实验中能显著降低动物病死率，而且在初期临床实验中也取得了较好的疗效。王宝恩教授等针对感染性休克及其引发的 MODS 提出了"四证四法"的辨证论治方法，并自制了相应的方药对证施治。

2. 针对抗休克药物不良反应治疗的研究

随着西医学突飞猛进的发展，许多抗休克治疗药物不同程度地显示出了各种临床上的不良反应，甚至已经成为加重疾病的一个重要因素。如过去认为多巴胺是较好的抗休克的血管活性药物，但近期通过大量的临床和实验研究发现，它对胃肠黏膜的缺血缺氧状态并无改善作用，甚至可能是加重的因素，同时对其肾脏保护作用也提出了质疑。对此问题可以通过中医药合理配合使用来解决，以期达到最佳的效果。另外中医药的合理使用也能够解决血管活性药物依赖性的问题，北京中医药大学东直门医院急诊科曾经针对多巴胺的依赖作用进行过临床研究，运用生脉注射液以 0.5mL/（kg·h）持续静脉泵入，在 36 小时之内基本撤离多巴胺，达到了纠正休克的目的。

总之，针对西医学的不足合理地引入中医药进行治疗，能取得两种医学均无法单独达到的疗效，起到"优势互补"的作用。

第十八章

急性呼吸窘迫综合征

急性呼吸窘迫综合征（ARDS）是指由心源性以外的各种肺内、外致病因素导致的急性、进行性呼吸衰竭。主要病理特征是肺微血管通透性增高，肺泡渗出，导致肺水肿及透明膜形成，渗液中富含蛋白质，可伴有肺间质纤维化。病理生理改变以肺顺应性降低、肺内分流及通气－血流比例失调为主。临床表现为呼吸窘迫、进行性低氧血症。

本病属中医喘证、暴喘等疾病的范畴。本病以邪实壅肺以毒瘀内阻，热入营血；阳明腑实，毒扰心神为核心病机。

【诊断】

（一）高危因素

1. 直接肺损伤

严重的肺部感染（包括细菌、真菌、病毒等）、胃内容物的误吸、肺挫伤、脂肪栓塞、致死性的溺水、吸入性损伤、肺移植或肺动脉取栓术后的再灌注损伤，以及部分药物中毒等为直接肺损伤因素。

2. 间接（肺外）损伤

休克、脓毒症、羊膜栓塞或脂肪栓塞、急性胰腺炎、大咯血、反复输血、弥散性血管内凝血、大面积烧伤、严重创伤、头颅损伤、心肺分流术等为本病间接损伤因素。

（二）临床表现

主要表现为突发性进行性呼吸窘迫、气促、发绀，常伴有烦躁、焦虑、汗出等。其呼吸困难的特点是呼吸深快、费力，有紧束感、严重憋气，即呼吸窘迫，不能用通常的吸氧疗法改善，亦不能用其他原发心肺疾病解释。早期体征可无异常，或仅在双肺闻及少量细湿啰音；后期多可闻及水泡音、管状呼吸音。

（三）辅助检查

1. X 线胸片

早期常无明显改变，或呈轻度间质改变。病情进展后，可出现肺内实变，表现为双肺野普遍密度增高、透亮度降低、肺纹理增粗，可见散在斑片状密度增高阴影，即弥漫性肺浸润影。

2. 动脉血气分析

典型的改变为 PaO_2 降低、$PaCO_2$ 降低、pH 值升高。氧合指数（PaO_2/FiO_2）是诊断 ARDS 的必要条件。

（四）诊断要点

2011 年急性呼吸窘迫综合征柏林定义为：

1. 起病方式

已知的临床损伤、新发或恶化的呼吸道症状 1 周内急性发作。

2. 胸部影像学

双肺透光度下降，不能由胸腔积液、肺不张或结节完全解释。

3. 肺水肿原因

不能由心衰或液体超负荷完全解释的呼吸衰竭；没有危险因素的静水压力性水肿，需要客观评价指标（如超声心动）。

4. 氧合情况

中度：$100 <$ 氧和指数 $\leqslant 200$，且 PEEP/CPAP $\leqslant 5cmH_2O$。重度：氧和指数 $\leqslant 100$，且 PEEP/CPAP $\geqslant 5cmH_2O$。

【鉴别诊断】

1. 心源性肺水肿

见表 18 - 1。

表 18 - 1　　　　　　　　　　　心源性肺水肿与 ARDS 鉴别表

	心源性肺水肿	ARDS
病史	多有心脏疾病史	严重感染、创伤、休克等
发病	急剧	较急
临床表现	呼吸较快	呼吸极度窘迫
	两肺有大量湿啰音	湿啰音较少
	不能平卧，焦虑不安	能平卧
	粉红色泡沫痰	血样泡沫痰，早期无痰
	心脏病体征	多无心脏病体征
X 线胸片	心脏扩大，肺上叶血管扩张，蝶形阴影自肺门向周围扩散，支气管充气征少	心脏、肺门不大，双肺浸润影，支气管充气征多见
血气分析	轻度低氧，吸氧改善明显	顽固低氧血症，吸氧改善不明显
治疗反应	对强心利尿及扩管反应好	对治疗反应差
毛细血管楔压	大于 $16cmH_2O$	正常或降低

临床上常有急性呼吸窘迫综合征伴心衰者，对此类患者要密切动态观察，全面考虑，方能做出诊断。

2. 急性肺栓塞

突然起病，可有剧烈胸痛、呼吸困难、发绀、咯血、晕厥等症状，及急性肺动脉高压、右心功能不全和左心搏量急剧下降体征。血浆 D - 二聚体对急性肺栓塞诊断敏感度高达 92% ~ 100%，其含量 <500μg/L 时，可基本排除急性肺栓塞。

【证候诊断】

1. 气营两燔，阳明腑实 （早期）
症状：呼吸急促，壮热躁动或呕血便血，或大便秘结，或腹胀，或神昏谵语。
舌脉：舌红或红绛或紫暗，舌苔厚腻或较燥，脉沉实。

2. 正气不足，邪气亢盛 （中期）
症状：高热渐退，汗出渐多，呼吸急促，神疲倦怠，甚者神昏日重，四末不温。
舌脉：舌质逐渐开始变淡，苔腻及水滑苔渐现，出现虚脉。

3. 正虚欲脱 （极期）
症状：呼吸急促，神志淡漠，声低息微，汗漏不止，四肢微冷，或突然大汗不止，或汗出如油，神情恍惚，四肢逆冷，二便失禁。
舌脉：舌淡苔白润，脉微弱或舌蜷而颤，脉微欲绝。

【分证论治】

1. 气营两燔，阳明腑实 （早期）
治法：解毒清营，凉血通腑。
方药：清热地黄汤合承气类方加减。药用水牛角 30 ~ 60g （先煎），生地黄 15 ~ 30g，赤芍 15g，丹皮 10g，生大黄 10g （后下），枳实 10g，芒硝 5 ~ 10g （冲）等。
加减：阳明腑实甚者，重用大黄；瘀血明显者可加用地鳖虫、水蛭；神昏者当合用安宫牛黄丸。
中药注射剂：①清热解毒可以清开灵注射液 60 ~ 120mL 稀释后静点；②活血化瘀可以丹参注射液 10 ~ 20mL 稀释后静点、血必净注射液 100mL 静脉泵入。

2. 正气不足，邪气亢盛 （中期）
治法：扶正祛邪。
方药：生脉散合清热地黄汤加减。药用党参 10g，麦冬 15g，五味子 10g，水牛角 30 ~ 60g （先煎），银花 15 ~ 30g，赤芍 15g，丹皮 10g 等。
加减：气虚阳虚明显者，加炮附子、肉桂等；有阳脱之象者，重用党参，加炮附子、山萸肉；出现阴伤者，加鲜石斛、生山药、白茅根等；出现阴脱者，重用五味子或山萸肉。
中药注射液：①益气养阴可以生脉注射液 50 ~ 100mL、参麦注射液 50 ~ 100mL 稀释后静点或静脉泵入；②回阳固脱可以参附注射液 50 ~ 100mL 静脉泵入。

3. 正虚欲脱 （极期）
治法：扶正固脱。
方药：生脉散合参附汤加减。药用人参 30g （另煎），麦冬 15g，五味子 15g，山萸肉

30g，制附子 10～30g（先煎）等。

加减：阳欲脱明显者，重用人参、制附子，加肉桂粉冲服；阴脱明显者，重用山萸肉、麦冬，减制附子的用量。

中药注射剂：①益气养阴可以生脉注射液 100～200mL、参麦注射液 100～200mL 静脉泵入；②回阳固脱可以参附注射液 50～100mL 静脉泵入。

【救治措施】

（一）一般支持治疗

1. 积极治疗原发病

原发病是 ARDS 发生和发展的重要因素，应及时治疗。

2. 纠正缺氧

高浓度吸氧，使 $SaO_2 \geqslant 90\%$、PaO_2 不低于 60mmHg。轻症者可使用面罩给氧，不能改善者则需尽早使用机械通气。

3. 机械通气

ARDS 早期轻症患者可试用无创正压通气，无效或病情加重时应尽快行气管内插管及机械通气。机械通气治疗 ARDS 的关键是使萎缩肺泡复张并维持开放状态，以增加肺容积，改善氧合，并避免剪切力，防止呼吸机相关性肺损伤。主要措施如下：

（1）体位：机械通气模式选择应以尽量保留自主呼吸为原则，若无禁忌证，患者应取 30°～45°半卧位，病情严重者可选择俯卧位。

（2）小潮气量：治疗可选用小潮气量，即 6～8mL/kg，旨在将吸气压控制在 30～35cmH_2O 以下，以防止肺泡过度充气。

（3）呼气末正压通气（PEEP）：应用适当水平 PEEP 防止呼气末肺泡及小气道塌陷，肺泡内正压亦可减轻肺泡水肿，改善低氧血症。应用 PEEP 从低水平开始，先用 5cmH_2O，逐渐增加至合适的水平，争取维持 $PaO_2 > 60mmHg$、$FiO_2 < 0.6$。一般 PEEP 水平为 10～18cmH_2O。对于血容量不足的患者，应补充足够的血量以代偿回心血量的不足。

（二）药物治疗

1. 糖皮质激素

在患者血液或肺泡灌洗液中，嗜酸性粒细胞增高时可使用糖皮质激素治疗。使用应注意早期、足量、短疗程应用，地塞米松 20～40mg/d 或氢化可的松 300～400mg/d，疗程 2～3 天，若有效，继续使用数日即停。脓毒症和严重感染者应使用氢化可的松 200～300mg/d，而使用大剂量激素不能改善生存率。

2. 液体管理

在保证血容量、血压稳定及器官灌注的前提下，限制性液体管理策略有助于改善 ARDS 患者的氧合和肺损伤。通常液体入量 <2000mL/d，允许适度的负平衡（-1000～-500mL）。一般将肺动脉楔压（PCWP）维持在 14～16cmH_2O，必要时可予呋塞米 40～60mg/d。

由于毛细血管通透性增加，胶体物质可以渗至肺间质，所以早期宜用晶体液，不宜输注胶体液。对于创伤出血多者，最好输新鲜血。

3. 营养支持和肺外器官功能支持

ARDS 时机体处于高代谢状态，静脉营养可引起感染和血栓形成等并发症，故应尽早开始肠内营养维持足够的能量供应，以助于恢复肠道功能和巩固肠黏膜屏障作用，防止毒素及细菌移位引起 ARDS 的恶化。器官功能衰竭是近来 ARDS 的主要死因，因此肺外器官功能支持在 ARDS 治疗中也不容忽视。应动态监测呼吸、循环、水及电解质和酸碱平衡等，以便及时调整治疗方案。

4. 其他药物的应用

如一氧化氮、肺泡表面活性物质、前列腺素 E_1、N - 乙酰半胱氨酸和丙半胱胺酸等可能有一定的治疗价值。

（三）ARDS 新疗法

1. HFOV 高频、低潮气量通气方式的机制是利用高平均气道压使肺泡复张并改善氧合。通气是依靠一个震荡活塞在平均气道压上下建立高频率压力循环，而产生小潮气量。通过理想的肺泡恢复和通气 - 血流比值，改善气体交换，保护肺表面张力，维持足够的肺容量，有效降低患者所需氧浓度，避免氧中毒，改善氧合。

2. 神经调节通气辅助模式（NAVA）是通过膈肌电活动调节辅助通气的一种新型通气模式，其接受肺传入神经的反馈性调节。通过迷走神经传入，反馈调节患者的呼吸形式和支持压力，在一定程度上限制了肺泡塌陷和过度膨胀，这对肺保护非常重要；由于此法不抑制膈肌的活动，因此避免了呼吸机相关性膈肌功能不全的发生，另外，机械通气时间延长亦可明显改善病人的人机同步性。

3. 体外膜肺氧合（ECMO）是在呼吸衰竭中最常用的体外生命支持手段，其实质是体外机器代替肺脏将大部分血液在体外氧合，重新输入体内，有利于纠正低氧血症，修复病变的肺组织，改善全身组织的缺氧状态，减轻右心负荷，降低呼吸机条件，避免呼吸机相关肺损伤，减少肺部炎症反应，等待肺功能恢复，为患者病因治疗提供条件和生命支持。

4. 神经肌肉阻滞剂：近年来研究显示，ARDS 患者应用神经肌肉阻滞剂亦有获益可能。

第十九章

弥散性血管内凝血

弥散性血管内凝血（DIC）不是一种独立的疾病，而是某些基础疾病所引起的以血栓形成、纤溶亢进为特点的一种病理生理过程，其特点是凝血系统异常激活，导致全身小血管内纤维蛋白广泛沉积形成微血栓，使脏器血液循环受阻进而发生功能障碍，最后发生多器官功能障碍综合征。随着病情的进展导致凝血蛋白和血小板被消耗，纤维蛋白溶解活性增强，诱发严重的出血和循环衰竭。由于凝血和炎症之间广泛关联，DIC会导致全身炎症的发生，并形成相互促进的恶性循环。

本病属中医学瘀血、血证范畴，核心病机为邪闭络脉、血不归经。

【诊断】

（一）引起 DIC 的基础病因

1. 感染性疾病

包括细菌感染如脑膜炎球菌、金黄色葡萄球菌、革兰阴性杆菌等，病毒感染如重症肝炎、流行性出血热等。

2. 恶性肿瘤

如白血病、淋巴瘤、肺癌、肝癌、卵巢癌等。

3. 产科疾病

胎盘早剥、羊水栓塞、前置胎盘、感染性流产、死胎综合征、子宫破裂。

4. 手术创伤

富含组织因子的组织器官手术或创伤，大面积烧伤、挤压综合征、蛇咬伤。

5. 其他

全身多系统疾病如恶性高血压、肝病、肺源性心脏病、巨大血管瘤、酸中毒、血型不合输血、系统性红斑狼疮（SLE）、中暑等。

（二）临床表现

1. 出血倾向

特点为自发性、多发性出血，多见皮肤和黏膜出血、瘀斑，创口出血不止且血液不凝。其次内脏出血，如消化道出血、血尿、咯血甚至颅内出血。

2. 微循环障碍

出现低血压或休克，表现为血压下降、肢体湿冷、少尿、呼吸困难、发绀与神志改变。休克程度与出血量常不成比例，与 DIC 形成恶性循环。

3. 微血栓形成及脏器功能衰竭

浅层微血栓形成表现为皮肤坏死性淤斑及黏膜坏死或溃疡；深部器官微血栓以肺、肾最为常见，也可累及脑、心及胃肠等，可表现为急性肾衰竭、呼吸衰竭、肝功能障碍、意识障碍、颅内高压综合征等。

4. 溶血

血流通过小血管时红细胞受损，发生微血管病性溶血。可表现为进行性贫血，贫血的程度与出血不成比例，一般黄疸较轻，外周血检查可见面畸形或破碎红细胞。

5. 体格检查

相应部位的出血、栓塞的体征及休克表现。

（三）辅助检查

1. 止血功能

（1）血小板计数：血小板减少是急性 DIC 的早期且恒定特征，通常在（50～100）× 10^9/L 范围或进行性下降。脓毒症可伴有不同程度的血小板减少，当血小板计数小于 50 × 10^9/L 时，通常发生了 DIC。

（2）纤维蛋白原（FBI）＜1.5g/L 或呈进行性下降，作为一种急性相的反应蛋白，在感染所致 DIC 早期或在妊娠期其基础水平已增高，在 DIC 进展后才下降是为对血浆纤维蛋白原水平的一次正常检测，不能作为排除 DIC 的证据。

（3）凝血酶原时间（PT）、活化部分凝血活酶时间（APTT）：可用于筛查 DIC，但无论单独还是联合检查其准确率都不高，PT、APTT 在严重 DIC 时会明显延长。但在隐匿 DIC 和慢性 DIC 时有时反而会缩短。DIC 时血小板计数大多下降，持续下降其意义更大。

2. 凝血功能和纤溶酶生成

（1）D－二聚体（D－Dimer）是被 F ⅩⅢa 交联了的纤维蛋白单体的纤溶酶降解产物。纤维蛋白单体和 F ⅩⅢa 均需要凝血酶，故血浆 D－Dimer 水平升高提供了过多的凝血酶和纤溶酶生成的证据。D－Dimer 诊断 DIC 的敏感性高，可达 90%～100%。但近期手术、肝硬化或肾衰的病人可中等程度升高，故 D－Dimer 水平小于 2000ng/mL 不能诊断 DIC，除非有其他确凿的证据。

（2）FDP 是纤维蛋白（原）的纤溶酶降解产物，其增高反映了纤溶亢进。大多数 DIC 病人 FDP 水平大于 20mg/mL，但 FDP 对于诊断 DIC 不如 D－Dimer 特异性高。

（3）凝血酶时间（TT）延长反映了血浆中存在抗凝血酶物质，在 DIC 患者中反映了 FDP 对凝血酶的抑制效应，它的延长与血浆纤维蛋白原水平的降低不成比例。

（4）纤维蛋白及其降解产物：FDP 和 D－Dimer 的变化对于诊断 DIC 敏感性很高，可达 90%～100%，相应的其缺点是较低的特异性。比如肝、肾疾病本身可导致这些指标轻度或中度升高，因此只有纤维蛋白原及其降解产物显著升高才能提示 DIC 的诊断。

【证候诊断】

1. 热毒血瘀（早期）

症状：皮肤瘀斑或破溃，肢端发凉，尿量减少，还可伴有发热，喘促，烦躁，尿少等。

舌脉：舌暗红少苔，脉细数。

2. 气虚阴脱、瘀毒内阻（中期）

症状：皮肤出血、呕血、便血、尿血等各处出血，四肢发凉，乏力，表情淡漠。

舌脉：舌暗红少苔或有瘀斑，脉细弱。

3. 阳气虚脱，气不摄血（极期）

症状：全身各处出血不止，浑身湿冷，水肿尿少，呼吸困难，甚则合并急性肾衰竭、脱证、神昏等。

舌脉：舌淡暗，脉细弱或微弱欲绝。

【分证论治】

1. 热毒血瘀（早期）

治法：清热凉血，活血解毒。

方药：清热地黄汤加味。药用水牛角片 30～60g（先煎），赤芍 30g，生地黄 15g，丹皮 10g，银花 15g，丹参 30g，当归 10g。

中药注射剂：可选用丹参注射液稀释后静脉点滴每次 20mL，每日 1 次；血必净注射液每次 50mL，稀释后静脉点滴，每日 2 次。

2. 气虚阴脱、瘀毒内阻（中期）

治法：益气养阴，活血止血。

方药：补阳还五汤加生脉散加减。药用生黄芪 30g，茜草 10g，红花 10g，当归 10g，赤芍 15g，川芎 10g，生地黄 15g，地龙 10g，生晒参 15g（另煎），麦冬 15g，五味子 10g。

中药注射剂：可选用生脉注射液稀释后静脉点滴，每次 60mL，每日 1 次。

3. 阳气虚脱，气不摄血（极期）

治法：益气回阳固脱。

方药：参附汤加味。药用生晒参 30g（另煎），制附片 15g（先煎），三七粉 3g（冲）。

中药注射剂：可选用参附注射液 100mL 静脉泵入，每日 1 次。

【救治措施】

1. 积极去除致病因素，早期防治。

2. 消除诱因：如防治休克、纠正酸中毒、改善缺氧、保护和恢复单核巨噬细胞系统功能，以预防或阻止弥散性血管内凝血的发生、发展，为人体正常凝血－抗凝、凝血－纤溶平衡的恢复创造条件。

3. 抗凝治疗：抗凝治疗是弥散性血管内凝血治疗的关键，肝素是主要的抗凝药物。主张小剂量静脉使用，可以 5～10U/（kg·h）开始，注意监测活化部分凝血酶原时间，控制

APTT 在正常值的 1.5～2 倍以内。低分子肝素较肝素安全，出血的危险较小，可以 50U/kg，每 12 小时 1 次行皮下注射。

4. 补充凝血因子：由于弥散性血管内凝血发病过程中大量消耗凝血因子，导致继发性出血，因此可以使用新鲜血浆补充凝血因子，注意应与肝素同时使用，以重建体内凝血和抗凝的平衡。

5. 当血小板计数≤$20 \times 10^9/L$，或 $50 \times 10^9/L$ 伴活动性出血时，应输注血小板。

6. 若凝血因子水平 <30%，应输注凝血酶原复合物（PCC）或因子Ⅷ浓缩剂。

7. 支持治疗：包括营养支持，进食易于消化并富有营养的食物，若有消化道出血则可采用肠外营养支持；严重贫血时补充红细胞等。

8. 防治并发症：弥散性血管内凝血可以并发重要脏器的出血，包括致命的颅内出血，因此要注意观察病人情况，若患者突发意识障碍应考虑颅内出血可能，及时采取脱水等处理；弥散性血管内凝血晚期可由于微循环障碍并发休克，同时出血也会加重休克，故应注意液体负荷，若出现休克则需积极采取抗休克治疗。

【调护】

1. 特级护理，观察皮肤、黏膜的出血情况。
2. 密切注意病情变化，如体温、呼吸、脉搏、血压、舌脉变化及伴发症状等，并详加记录。
3. 加强饮食调理，进食优质蛋白及高热量饮食。
4. 注意对患者的皮肤、口腔、尿道口进行护理，避免创伤后出血。

第二十章

心脏骤停与心肺复苏

心脏骤停（SCA）是指各种原因所致心脏射血功能突然停止，其最常见的表现为心室颤动，少数为心室静止及无脉电活动。心脏骤停后即出现意识丧失、脉搏消失及呼吸停止，经及时有效地心肺复苏，部分患者可以存活。

心肺复苏（CPR）是抢救心脏骤停患者最基本的医疗技术和方法，包括胸外按压、开放气道、人工通气、电除颤及药物治疗等，目的是使患者尽快恢复自主循环和呼吸。

本病属中医学的猝死范畴。其核心机制为宗气外泄，心脏脏真逆乱外现，真气耗散；或邪气闭阻气机，气血不周流，使阴阳偏竭，神散而成。

【诊断】

1. 意识突然丧失，面色可由苍白迅速呈现发绀。
2. 大动脉搏动消失，触摸不到颈、股动脉。
3. 呼吸停止或开始叹息样呼吸，逐渐缓慢，继而停止。
4. 心电图表现：心室颤动、无脉电活动、心室静止。

【评估】

①对突然意识丧失的患者，通过呼叫、刺激判断患者意识状态；②通过观察患者胸廓是否起伏，判断患者呼吸是否停止；③通过触摸颈动脉或股动脉搏动判断患者循环是否终止。在整个心肺复苏过程中每进行 5 个 CPR（胸外按压与人工通气之比为 30：2）后就要对病人进行评估。内容是心跳是否恢复，意识状态是否改善，评估时间 < 10s。

【成人基本生命支持】

基本生命支持（basic life support BLS）归纳为"CABD"。C（circulation）即胸外按压，A（airway）即开放气道，B（breathing）即人工呼吸，D（defibrillation）即电除颤。BLS 用于发病和（或）致伤现场，包括对病情的判断评估和采用的其他抢救措施，目的是使患者自主循环恢复。

1. 胸外按压

胸外按压是通过增加胸腔内压力和（或）直接按压心脏以驱动血流的方法。有效的胸外按压能产生 60~80mmHg 动脉压。心脏骤停最初心电图多表现为心室颤动，电除颤前进行胸外按压，可改善心肌供氧，提高电除颤的成功率，对心室颤动时间超过 4 分钟的患者，电击前胸外按压尤其重要。而在电除颤终止心室颤动后的最初阶段，尽管心脏恢复了有节律的心电活动，但常处于无灌注或低灌注状态，故电击后立即行胸外按压有助于心律恢复。

（1）按压部位：位于胸骨中下1/3交界处。

（2）按压手法：患者仰卧于硬平面上，急救人员位于患者右侧身旁，一手掌根部置于按压部位，另一手掌根部叠放其上。双手指紧扣进行按压；操作者身体稍前倾使肩、肘、腕位于同一轴线上，与患者身体平面垂直，以髋关节为支点，用上身重力向下按压，按压幅度至少5cm，频率100次/分，按压与放松时间相同，放松时手掌不离开胸壁。用力、快速进行按压，但不得冲击式按压。

（3）按压与通气比：目前推荐使用的按压与通气比例为30∶2，每个周期为5组，时间大约为2分钟。

（4）两人以上行CPR时，每隔2分钟操作者应轮换位置，以免按压者疲劳，影响按压效果。

2. 开放气道

患者在意识丧失时，很可能由于舌根后坠而阻塞气道。

（1）仰头抬颏法：患者没有明显头、颈部受伤时可使用此法。患者取仰卧位，急救者位于患者一侧，将一只手小鱼际放在患者前额用力使头部后仰，另一只手指放在下颏骨性部向上抬颏部，使下颌尖、耳垂连线与地面垂直。

（2）托颌法：当高度怀疑患者颈椎受伤时可使用此法。患者平卧，急救者位于患者头侧，两手拇指置于患者口角旁，余四指托住患者下颌部位，在保证头部和颈部固定的前提下，用力将患者下颌向上抬起，使下齿高于上齿，避免搬动颈部。

3. 人工呼吸

（1）口对口呼吸：在保持患者气道通畅的情况下，急救者用按压前额手的食指和拇指捏住患者鼻翼，深吸气后，将口唇罩住患者的口，然后将气吹入患者口中，直至患者胸廓上抬；吹气完成后，立即与患者口部脱离并放松捏住患者鼻孔的手，让患者自然呼气。

（2）口对鼻呼吸：用于口唇受伤或牙关紧闭者，急救者稍用力上抬患者下颏，使口闭合，将口罩住患者的鼻孔，将气体吹入患者鼻中。

（3）口对气管导管通气：对有永久气管切开患者可通过气管导管进行人工通气。

（4）面罩加压按呼吸球通气：用面罩罩住患者的口鼻，通过连接管连接呼吸球，进行人工通气。

无论任何人工方法，急救者每次吹气时间均应持续1秒以上，应见胸廓起伏。

（5）尽量减少因分析心律、检查脉搏等中断胸外按压的时间，中断胸外按压时间应不超过10秒。

4. 电除颤

心脏骤停80%～90%由心室颤动所致。在无胸外按压时，心室颤动数分钟内转为心室静止。只做CPR一般不能终止心室颤动，电除颤是救治心室颤动最为有效的方法。早期电除颤也是心脏骤停患者复苏成功的关键，除颤每延迟1分钟患者存活率下降7%～10%。

（1）心律分析证实，心室颤动及室性心动过速应立即行电除颤，只做1次电击，之后做 5 组 CPR，再检查心律。

（2）根据电流的特点，除颤器被分为单向波除颤器和双向波除颤器。单向波除颤首次电击量选择 360J；双相波除颤首次能量选择为 150J 或 200J。

（3）电极位置为右侧锁骨下区，左侧电极放置于患者左侧第 5 肋间腋前线处。

（4）电击时要提示在场所有人员不要接触患者身体。

注意：谨慎区分心脏停搏类型，采取不同的救治措施。心脏停搏包含两种病理生理截然不同的类型，一种是原发性心脏停搏，其动脉血在心脏停搏时含氧量往往是充足的；另一种是继发于呼吸衰竭的心脏停搏，患者初期心输出量正常，但由于没有通气，故后期可导致低氧血症、低血压及继发性心脏停搏。

对这两种不同的心脏停搏应采取不同的复苏措施，前者只需做胸部按压，而后者则应进行传统 CPR（胸外按压加通气）。呼吸骤停常由于食物噎塞及淹溺、药物或酒精过量，以及呼吸系统疾病等引起。医院住院的猝死病人大多数为非心源性猝死，对于这些患者，通气和胸部按压均十分重要。

【高级生命支持】

高级心血管生命支持（advanced cardiovascular life support，ACLS）通常由专业急救人员在现场或医院进行，通过应用辅助设备、特殊技术和药物等，进一步提供更有效的呼吸、循环支持，以恢复自主循环或维持循环和呼吸功能。

ACLS 是在基本生命支持基础上，对自主循环恢复或未恢复的心脏骤停患者使用人工气道或机械通气，建立静脉液体通道并给予复苏药物的支持治疗。

1. 人工气道

人工气道应在心肺复苏中尽早建立。由于存在各种引起气道不畅的因素，如舌根后坠及呕吐物阻塞气道，故除手法开放气道外，还可使用口咽或鼻咽通气管、食管堵塞导管通气等方法。经口气管内插管是较稳妥的人工气道。

2. 机械通气

（参见第十八章机械通气内容。）

3. 建立液体通道

给药途径：①静脉途径：外周静脉给药后到达心脏需 1~2 分钟的时间，静脉注射后再推注 20mL 液体有助于药物快速进入中心静脉；②经气管途径：静脉途径不能建立可经气管给药，用量是静脉给药的 2~2.5 倍，给药应当用 5~10mL 注射用水或生理盐水稀释后注入气管内；③经骨髓途径：由于骨髓腔有不会塌陷的血管丛，故可视为另外一种可能选择的给药途径，其效果相当于中心静脉通道。如果无法建立静脉途径，则骨髓途径是一个很好的选择。

4. 复苏药物的选择

（1）肾上腺素：可兴奋 α、β 受体。在复苏中的作用主要是激动 α 受体，提高复苏过程中心脏和脑的灌注压。目前推荐成人患者给肾上腺素 1mg，每隔 3~5 分钟 1 次。

（2）血管加压素：与标准剂量肾上腺素（1mg/次）比较，心室静止组应用血管加压素

（每次 40U）能提高出院存活率，但无神经功能的改善。联合肾上腺素和血管加压素能提高自主循环恢复，故可选用血管加压素（每次 40U）代替首次和第二次肾上腺素治疗。

（3）胺碘酮：与安慰剂和利多卡因相比，应用胺碘酮（300mg 或 5mg/kg）能提高入院生存率，能提高心室颤动及室性心动过速者对电除颤的反应。指南推荐对 CPR、电除颤和血管加压素无反应的心室颤动及室性心动过速者首选胺碘酮，初始剂量为 300mg 静注，无效可再加用 150mg。

（4）利多卡因：随机临床研究显示，因利多卡因可降低自主循环恢复率。复苏指南推荐利多卡因作为无胺碘酮时的替代药物，初始剂量为 1~1.5mg/kg 静脉注射。如心室颤动及室性心动过速持续，可给予额外剂量 0.5~0.75mg/kg，每隔 5~10 分钟静注 1 次，最大量为 3mg/kg。

（5）镁剂：能有效中止尖端扭转型室性心动过速。1~2g 硫酸镁溶于 5% 葡萄糖液 10mL 中，缓慢静推，而后可用 1~2g 硫酸酸镁溶于 5% 葡萄糖液 50~100mL 中，静注 5~60 分钟。

（6）碳酸氢钠：目前无数据支持复苏过程应用碳酸氢钠对患者有益处，相反应用碳酸氢钠可带来较多副作用。故只在特定情况下考虑应用，如心脏骤停前存在代谢性酸中毒、高钾血症或三环类抗抑郁药过量。初始剂量为 1mmol/kg，应尽可能在血气分析监测的指导下应用。当动脉血 pH 值 <7.2 时可以应用。

【特殊情况下的心肺复苏】

1. 淹溺（drowning）

淹溺是呼吸道被液体介质淹没引起原发性呼吸功能障碍的过程。患者气道入口处存在液体－空气界面，无法通气而导致缺氧。淹溺最重要的复苏措施是尽快恢复通气和氧供，缺氧时间长短是决定溺水者预后的关键。

人工通气是溺水者复苏的首要措施，大多数溺水者溺水过程只有少量的水被吸入，并不会造成气道阻塞，因此急救人员无需常规清除溺水者呼吸道中的水分。急救者应首先开放气道，检查有无呼吸，立即给予 2 次有效人工通气，随后立即行胸外按压，按压与通气按 30 ∶2 的比例进行。专业急救人员在开始胸外按压前需检查颈动脉搏动。若溺水者的动脉搏动难以触及，尤其在冷水中淹溺者 10 秒内未触及动脉搏动，急救者应立即按 30∶2 的比例进行胸外压和人工通气。

溺水者多伴有原发性或继发性低体温，在处理溺水同时急救者应按低温治疗。多数溺水者 CPR 过程中会出现呕吐，此时急救者应将其头部偏向一侧，随后用手指、纱布等清除或用吸引器抽吸，将呕吐物去除。如果患者可能存在脊髓损伤，急救者搬动时应将患者的头颈和躯干保持在同一轴面上整体转动。

2. 电击和雷击

电击和雷击是电流对心脏、脑、血管平滑肌细胞膜的直接刺激，以及电能在体内转化为热能产生的热效应损伤。电流作用于心肌导致心室颤动或心室静止是电击和雷击致死的首要原因。部分患者可以出现呼吸停止和缺氧性心脏骤停。

急救人员施救前应首先确认急救现场安全，自身无电击危胁，随即评估患者呼吸、循环状况。如果患者无呼吸和脉搏时，则应立即开始 CPR，尽可能早期电除颤。遭受电击和雷击的患者如果没有心肺基础疾病，立即提供 CPR，存活可能性较大。

电击和雷击均可导致复合性外伤，患者可有头颈部和脊柱损伤，应注意保护和制动。患者燃烧的衣服、鞋等应去除，以避免进一步烧伤。

在 CPR 进行的同时评估患者心律，如果存在心室颤动，应立即予除颤和药物治疗。颌面部和前颈部有烧伤的患者应尽早行气管内插管以建立高级气道。

对有低血容量休克和广泛组织损伤的患者，急救者应迅速静脉补液抗休克治疗，并维持水、电解质平衡。保持足够的尿量，以促进组织损伤时产生的肌红蛋白、钾离子等，并排出体外。

3. 低温

严重低体温（<30℃）可伴随心排出量和组织灌注下降，机体功能显著降低，患者可表现出临床死亡征象。低温时，心脏对药物、起搏刺激和除颤反应明显下降，因此低温心脏骤停救治原则是在积极处理低体温的同时进行 CPR。

急救者应除去患者湿衣服，将患者覆盖保温毯置于温暖环境。通过热空气通风和热水袋等进行复温。体内复温：加温加湿给氧（42～46℃）、加温静脉输液（43℃）。

患者在未出现心脏呼吸骤停时，重点处理复温，一旦出现心脏呼吸骤停，CPR 和复温则同等重要。低温时除颤效能下降，中心体温<30℃时，电除颤往往无效，存在心室颤动时，可立即给予 1 次电除颤，如心室颤动仍存在，则应继续 CPR 和复温治疗，当体温升至30℃以上时应考虑再次除颤。低温心脏骤停复苏更强调积极复温治疗。在低温阶段，静脉给予的药物其生物学效应可降低或完全无效应，而反复给药则可能在体内蓄积形成毒性，因此当患者重度低体温时不应进行静脉药物治疗。低温时间超过 45～60 分钟的患者，血管扩张、血管容量增加，在复温的过程中需要及时补液治疗。

【证候诊断】

1. 真气耗散

患者多素有心胸疾患，久病则正气虚损，精气衰竭于内，或因复感外邪，致两虚相搏而使病情骤剧，真气耗散。

症状：复苏后神昏息微，面唇苍白，肢厥不温，尿少色清，或二便失禁。

舌脉：舌红少苔，脉虚数散乱或沉微。

2. 邪实内闭，元气暴脱

痰瘀、邪毒之邪突然闭阻心脑肺，致脑失神机，心失脏真之气，肺失呼吸之气。或因情志不遂，气机厥逆，致心神失助，心气闭绝。

症状：复苏后神昏息短，四肢抽搐，面色青紫，四肢厥冷，皮肤花斑，二便秘结。

舌脉：舌质紫暗，脉虚数散乱或沉微。

【分证论治】

1. 真气耗散

治法：益气救阴回阳。

方药：生脉散合固阴煎加减。药用生晒参30g（另煎），麦冬15g，五味子15g，制附片

30g（先煎），熟地黄 15～30g，黄精 15g，山萸肉 15g，黄芪 30～60g，怀山药 30～60g，炙甘草 15g。

2. 邪实内闭，元气暴脱

治法：益气回阳通脉。

方药：参附汤合通脉四逆汤加减。药用生晒参 30～60g（另煎），制附片 30g（先煎），干姜 15g，当归 30g，细辛 10g，桂枝 15g，山萸肉 15g。

中药注射液：①固脱扶正可于复苏前后选用生脉注射液、参麦注射液、参附注射液，益气养阴、回阳固脱；②醒脑开窍可于复苏成功后选用醒脑静注射液、清开灵注射液醒脑开窍、解毒护脑。

针灸：可选取人中、百会、涌泉等穴针刺治疗。

附：脑缺血损伤与脑复苏

脑复苏是指以减轻心脏骤停后全脑缺血损伤、保护神经功能为目标的救治措施。

脑缺血损伤具有延迟性和选择性的特征。缺血发生只有数分钟，但引起的细胞损伤则可持续数天以上。脑的不同部位及不同细胞类型对缺血敏感性存在差异。缺血易损包括海马、皮层、丘脑等部位。各类细胞中，神经元缺血敏感性最高，其次为星形胶质细胞、少突胶质细胞和内皮细胞。

1. 临床表现

（1）发生心脏骤停即表现意识丧失，如果实施快速成功的 CPR，患者即可清醒。

（2）复苏后意识未恢复患者，多数昏迷状态持续 1 周左右，一般昏迷时间不超过 1 个月。

（3）患者开始睁眼（无双侧动眼神经麻痹者）时，最初是对疼痛的反应，以后发展为呼唤后睁眼，不久后可出现自动周期性睁眼，不需要任何刺激。有时则进入睡眠，患者开始出现睡眠－醒觉周期。

（4）患者早期可出现去大脑强直，但在 2～3 周后开始消退，疼痛刺激可引起肢体屈曲回缩，但通常有较长的延迟，动作缓慢，张力失调，缺乏正常的急速运动反应。

（5）有明显的强握反射，这种反射常被家属和没经验的人误认为有目的的随意运动。有的患者可以有肌阵挛，由于脑干功能尚存，脑神经除一些需有意识支配的运动外，其余多数是正常的。

（6）瞳孔反射大多正常，少数有两侧不对称者。

（7）将液体放入口腔可以吞咽，但没有咀嚼运动，因为咀嚼运动需要大脑皮质支配。多数患者常保留呕吐、咳嗽、吸吮反射。

（8）当丘脑下部发生功能障碍时，患者可出现中枢性发热、多汗、水及电解质平衡失调等，此表示预后不良。

（9）患者没有情感反应，遇有害刺激时出现呻吟。有些患者在看到或听到亲人的声音时流泪，表示意识开始恢复。

（10）植物状态患者均大小便失禁。

2. 植物状态的诊断标准

（1）认知功能丧失，无意识活动，不能执行指令。

（2）可保持自主呼吸和血压。

（3）有睡眠 - 醒觉周期。

（4）不能理解和表达语言。

（5）能自动睁眼或刺激下睁眼。

（6）可有无目的性眼球跟踪运动。

（7）丘脑下部及脑干功能尚存。

持续性植物状态的诊断标准：任何原因所致的植物状态持续 1 个月以上可诊断为持续植物状态。

3. 脑复苏治疗

脑复苏原则为尽快恢复脑血流，缩短无灌注和低灌注的时间，维持合适的脑代谢，中断细胞损伤的级联反应，减少神经细胞的丧失。

脑复苏的治疗措施：

（1）尽快恢复自主循环：开始 CPR 和自主循环恢复时间的长短决定脑缺血损伤的严重程度，及早 CPR 和早期电除颤是复苏成功的关键。胸外按压至少产生正常心排出量 20% ~ 30% 的血供，可维持一定的冠脉灌注压而提高自主循环恢复率，并可保持一定的脑灌注，延缓脑缺血损伤的进程。

（2）低灌注和缺氧的处理：脑复苏需要维持足够的脑灌注压，故应积极处理低血压，必要时补充血容量和血管活性药物。但血压过高可致血脑屏障损伤，加重脑水肿。过度通气时，二氧化碳分压降低可引起脑血管扩张而迅速减少脑血流，故维持二氧化碳分压在 35 ~ 40mmHg 范围是安全且合适的。

（3）体温调节：体温过高和发热可加重脑缺血损伤。体温升高不仅增加脑代谢需求，还可促进谷氨酸释放和氧自由基产生，加重脑水肿，故患者在复苏过程中如发热，要及时退热。

低温治疗是目前唯一在临床研究中被证实有效的脑保护措施，对心脏骤停的患者复苏同时，以 32℃ ~ 34℃的低温治疗 12 ~ 24 小时，对患者脑保护可起到重要作用。

（4）血糖控制：自主循环恢复后的高血糖状态可加重脑血流紊乱和脑代谢紊乱，促进脑水肿形成，加重脑缺血损伤，故在脑复苏时应积极处理高血糖，避免输注含糖液体。

（5）抗癫痫：癫痫可因全脑缺血损伤引起，并进一步加重缺血损伤。癫痫发作时，脑代谢水平增加 300% ~ 400%，因此可加重氧供、氧需失衡和脑代谢紊乱。常用的抗癫痫药物有苯二氮卓类、苯妥英钠及巴比妥类。

第二部分　急　症

第二十一章

急性上呼吸道感染

急性上呼吸道感染是鼻腔、咽或喉部急性炎症的概称。本病全年皆可发病，但以冬春季节高发，多为散发，但可在气候突变时流行，称之为流行性感冒。急性上呼吸道感染约有70%～80%由病毒引起。细菌感染可直接或继发于病毒感染之后，以溶血性链球菌为多见，其次为流感嗜血杆菌、肺炎链球菌和葡萄球菌等。当有受凉、淋雨、过度疲劳等诱发因素使全身或呼吸道局部防御功能降低时，原已存在于上呼吸道或从外界侵入的病毒或细菌可迅速繁殖，引起本病，尤其是老幼体弱或有慢性呼吸道疾病如鼻窦炎、扁桃体炎者更易罹患。

本病属中医学感冒、时行感冒、外感发热等病证范畴，核心病机是风邪袭表，营卫不和，卫气为病。证候特点是外邪内侵、邪实为主。

【诊断】

（一）临床表现

临床表现根据病因、部位不同而有别：

1. 普通感冒

普通感冒成人多数为鼻病毒引起，次为副流感病毒、呼吸道合胞病毒、埃可病毒、柯萨奇病毒等引起。起病较急，初期有咽干、咽痒或烧灼感，发病同时或数小时后，可有喷嚏、鼻塞、流清水样鼻涕，2～3天后变稠。可伴咽痛，有时由于耳咽管炎使患者听力减退，也可出现流泪、味觉迟钝、呼吸不畅、声嘶、少量咳嗽等。本病一般无发热及全身症状，或仅有低热、不适、轻度畏寒和头痛。检查可见鼻腔黏膜充血、水肿、有分泌物，咽部轻度充血，如无并发症，一般经5～7天痊愈。

2. 病毒性咽炎、喉炎

急性病毒性咽炎多由鼻病毒、腺病毒、流感病毒、副流感病毒、肠病毒、呼吸道合胞病毒等引起。临床特征为咽部发痒和灼热感，疼痛不持久，也不突出。当有咽部疼痛时，常提示有链球菌感染，咳嗽少见。流感病毒和腺病毒感染时可有发热和乏力，体检咽部明显充血和水肿，颌下淋巴结肿大且触痛。腺病毒咽炎可伴有眼结合膜炎。

急性病毒性喉炎多由鼻病毒、流感病毒甲型、副流感病毒及腺病毒等引起。临床特征为声嘶、咳嗽时疼痛，常有发热、咽炎或咳嗽，体检可见喉部水肿、充血，局部淋巴结轻度肿大和触痛，可闻及喘息声。

3. 疱疹性咽峡炎

疱疹性咽峡炎常由柯萨奇病毒 A 引起，表现为明显咽痛、发热，病程约 1 周。检查可见咽充血，软腭、腭垂、咽及扁桃体表面有灰白色疱疹，有浅表溃疡，周围有红晕，多于夏季发作，多见于儿童，偶见于成人。

4. 咽结膜炎

咽结膜炎主要由腺病毒、柯萨奇病毒等引起。临床表现有发热，咽痛、畏光、流泪，咽及结合膜明显充血。病程 4~6 天，常发生于夏季，游泳中传播，儿童多见。

5. 细菌性扁桃体炎

细菌性扁桃体炎多由溶血性链球菌引，次为流感嗜血杆菌、肺炎球菌、葡萄球菌等引起。本病起病急，咽痛明显、畏寒、发热，体温可达 39℃ 以上。检查可见咽部明显充血，扁桃体肿大、充血，表面有黄色点状渗出物，颌下淋巴结肿大、压痛，肺部无异常体征。

（二）诊断依据

根据病史、流行情况、鼻咽部发炎的症状和体征，结合周围血象和胸部 X 线检查可做出明确诊断。进行细菌培养和病毒分离，或病毒血清学检查、免疫荧光法、酶联免疫吸附检测法、血凝抑制试验等可确定病因。

【鉴别诊断】

1. 过敏性鼻炎

过敏性鼻炎临床很像感冒，所不同为起病急骤、鼻腔发痒、频繁喷嚏、流清水样鼻涕，发作与环境或气温突变有关，有时遇异常气味亦可发作，经过数分钟至 1~2 小时痊愈。检查：鼻黏膜苍白、水肿，鼻分泌物涂片可见嗜酸性粒细胞增多。

2. 急性传染病前驱症状

麻疹、脊髓灰质炎、脑炎等在患病初常有上呼吸道症状。在这些病的流行季节或流行区的患者应密切观察，并进行必要的实验室检查，以资区别。

【病情评估及高危因素】

本病症属临床上常见的急症，病情较轻，易于治愈，但要高度关注如下患者的病情，正确评估。

1. 年龄大于 65 岁者。
2. 有慢性疾病如糖尿病、高血压病、冠心病、慢性心力衰竭、慢性肾衰竭等病史者。
3. 恶性肿瘤、血液病患者。

【证候诊断】

1. 风寒感冒

症状：鼻塞声重，喷嚏，流清涕，恶寒，不发热或发热不甚，无汗，周身酸痛，咳嗽痰白质稀。

舌脉：舌苔薄白，脉浮紧。

2. 风热感冒

症状：鼻塞喷嚏，流稠涕，发热或高热，微恶风，汗出口干，咽痛，咳嗽痰稠。

舌脉：舌苔薄黄，脉浮数。

3. 暑湿感冒

症状：发热，汗出热不解，鼻塞流浊涕，头昏重胀痛，身重倦怠，心烦口渴，胸闷欲呕，尿短赤。

舌脉：舌苔黄腻，脉濡数。

4. 表寒里热

症状：此证又名"寒包火"。因风寒外束，表寒未解，则入里化热，表现为发热，恶寒，无汗口渴，鼻塞声重，咽痛，咳嗽气急，痰黄黏稠，尿赤便秘。

舌脉：舌苔黄白相兼，脉浮数。

5. 正虚邪犯

症状：素体虚弱，复感外邪，发热，热势不高，畏寒，鼻塞流涕，头痛无汗，肢体倦怠乏力，咳嗽，咳痰无力。

舌脉：舌质淡苔薄白，脉浮。

【分证论治】

1. 风寒感冒

治法：辛温解表，宣肺散寒。

方药：麻黄汤加味。常用药生麻黄 10g，炒杏仁 10g，桂枝 10g，生甘草 6g。

加减：夹湿，身热不扬、身重、苔腻、脉濡者，加羌活、独活、苍术；兼气滞，胸闷呕恶者，加香薷、紫苏；咳嗽重者，加浙贝母、旋覆花。

中成药：感冒清热颗粒、正柴胡饮、通宣理肺丸等。

2. 风热感冒

治法：辛凉解表，宣肺清热。

方药：银翘散，常用药金银花 15g，连翘 10g，豆豉 10g，竹叶 6g，甘草 6g，桔梗 10g，薄荷 10g（后下），牛蒡子 15g，荆芥 10g。

加减：发热甚者，加黄芩、石膏、知母；头痛重者，加蔓荆子、菊花；咽喉肿痛者，加板蓝根、马勃、玄参；咳嗽痰黄者，加知母、黄芩、浙贝母、杏仁；兼有湿热，胸闷呕恶者，加藿香、佩兰。

中成药：银翘解毒丸、双黄连口服液、疏风解毒胶囊等。

3. 暑湿感冒

治法：消暑祛湿解表。

方药：新加香薷饮。常用药香薷 10g，金银花 15g，连翘 15g，厚朴 10g，扁豆 15g。

加减：暑热偏盛，加黄连、黄芩、青蒿；湿困卫表，身重少汗恶风，加清豆卷、藿香、佩兰；小便短赤，加六一散、赤茯苓。

中成药：藿香正气软胶囊等。

4. 表寒里热

治法：解表清里，宣肺疏风。

方药：麻杏石甘汤加味。常用药生麻黄 10g，炒杏仁 10g，生石膏 30g（先煎），生甘草 6g。

加减：咳喘重者，加桑白皮、枇杷叶；大便秘结不通者，加大黄、芒硝通腑泄热；时行病毒而致时行感冒，若表现以高热为主，且全身症状较重，或有化热传变之势，需重用清热解毒之品，药物如金银花、连翘、板蓝根、黄芩、柴胡、知母、贯众等。

5. 正虚邪犯

治法：扶正解表。

方药：参苏饮加减。常用药党参 10g，甘草 10g，茯苓 10g，苏叶 10g，葛根 10g，半夏 10g，陈皮 10g，前胡 10g，桔梗 10g，木香 6g，枳壳 10g，生姜 15g，大枣 3 枚。

加减：表虚自汗者，加黄芪、白术、防风；阴伤明显者，加玉竹、沙参、麦冬、天花粉，减木香、半夏、陈皮、枳壳。

【救治措施】

1. 一般患者经休息、多饮水可自愈；发热不退者，口服退热药；高热患者必要时可静脉补液，并于急诊留观。

2. 合并细菌感染者，视病情加口服或静脉抗生素治疗。

【病案介绍】

赵某，男，28 岁，患病毒性感冒，高热持续不退，体温 39.6℃，发热与恶寒交替出现，症似疟症。夜晚发热更甚，身疼痛无汗，头痛，眩晕，口苦，咽干口渴，呕恶不欲食，胸胁满闷，舌红苔黄，脉弦数。辨为邪客少阳之半表半里，正拒邪入则发热，邪进正退则恶寒，正邪交争则往来寒热而如疟。然口渴苔黄反映少阳与阳明并病，当和解少阳，兼清阳明之热。

处方：柴胡 16g，半夏 14g，党参 6g，玄参 14g，黄芩 10g，生姜 8g，大枣 7 枚，桔梗 10g，枳壳 10g，连翘 10g，生石膏 30g（先煎），板蓝根 16g，炙甘草 6g。

服药 3 剂，患者汗出热退，体温降至 38℃；又服 2 剂，寒热不发，脉静身凉而病愈。（选自刘渡舟医案）

第二十二章

社区获得性肺炎

社区获得性肺炎（CAP）是指在社区环境中机体受微生物感染而发生的肺炎，包括在社区感染而在住院后，通常限定为入院48小时内或在潜伏期内发病者。临床上伴有急性感染的症状，胸部X线片有急性浸润的表现，听诊有呼吸音的改变或局部湿啰音。常见的病因是肺炎链球菌，其次为流感嗜血杆菌和肺炎支原体，也包括金黄色葡萄球菌、军团菌、卡他莫拉菌、肺炎衣原体等，革兰阴性菌少见，病毒感染可高达15%。

本病可见于中医学的风温、风温肺病、外感高热、伏气温病等病证范畴，其核心病机是外邪闭肺，入里化热，内灼营血，证候特点是邪实内闭、耗伤正气。

【诊断】

（一）临床表现

1. 症状

急性起病，以发热、寒战、咳嗽、咳痰、胸痛为常见症状。重症可出现咯血、呼吸困难、紫绀、甚至少尿、休克等。全身表现有头痛、乏力、食欲下降等。

2. 体征

急性病容，肺部炎症出现肺实变，触诊语颤增强，叩诊呈浊音或实音，听诊有管状呼吸音和湿啰音。

（二）辅助检查

1. 血常规

白细胞计数 $> 10 \times 10^9/L$ 或 $< 4 \times 10^9/L$，伴或不伴核左移。

2. 胸部X线检查

显示片状、斑片状浸润性阴影或间质性改变，伴或不伴胸腔积液。

（三）病原学诊断

1. 病原学标本

主要包括痰、血及胸腔积液，标本的采集需在抗生素治疗前进行。

2. 检测结果（细菌、非典型病原体）的判断

①血或胸腔积液培养到病原菌；②经纤维支气管镜或人工气道吸引的标本培养到病原菌

浓度≥105cfu/mL；③呼吸道标本培养到肺炎支原体；④血清肺炎衣原体抗体滴度呈 4 倍或 4 倍以上增高；⑤血清嗜肺军团菌直接荧光抗体阳性且抗体滴度呈 4 倍升高。符合以上情况者，可诊断为本病。

【鉴别诊断】

CAP 需与以下肺部疾病相鉴别：肺结核、肺部肿瘤、非感染性肺间质性疾病、肺水肿、肺不张、肺栓塞、肺嗜酸性粒细胞浸润症、肺血管炎等。

【病情评估及高危因素】

许多因素可增加 CAP 的严重性和死亡危险。患者具备下列情形之一尤其是两种情形并存时，若条件允许建议其住院治疗。

（1）年龄大于 65 岁者。

（2）存在基础疾病及相关因素：①慢性阻塞性肺疾病；②糖尿病；③慢性心、肾功能不全；④肿瘤及营养不良等。

（3）体征异常：①呼吸频率 >30 次/分；②脉搏≥120 次/分；③收缩压低于 90mmHg、舒张压低于 60mmHg；④体温≥40℃或 <35℃；⑤意识障碍；⑥存在肺外感染病灶如败血症、脑膜炎。

（4）实验室和影像学异常：①白细胞 >20×10^9/L，或 <4×10^9/L，或中性粒细胞计数 <1×10^9/L；②呼吸空气时氧分压 <60mmHg、氧合指数 <300，或二氧化碳分压 >50mmHg；③血肌酐 >106μmol/L 或血尿素氮 >7.1mmol/L；④血红蛋白 <90g/L 或红细胞压积 <30%；⑤血浆白蛋白 <2.5g/L；⑥弥散性血管内凝血的证据，如凝血酶原时间和部分凝血酶活时间延长、血小板减少；⑦血培养阳性；⑧X 线胸片病变累及一个肺叶以上、出现空洞、病灶迅速扩散或出现胸腔积液。

重症肺炎的表现：①意识障碍；②呼吸频率 >30 次/分；③氧分压 <60mmHg，氧合指数 <300，需行机械通气治疗；④收缩压低于 90mmHg、舒张压低于 60mmHg；⑤X 线胸片显示双侧或多肺叶受累，或入院 48 小时内病变扩大≥50%；⑥少尿：尿量 <20mL/h，或 <80mL/4h，或急性肾衰竭需要透析治疗。

【证候诊断】

1. 热毒闭肺
症状：发热，恶风，无汗或微汗不畅，口渴，咽痛，咳嗽，吐白黏痰。
舌脉：舌红，脉浮数。

2. 风寒闭肺
症状：多见于冬季或初春乍暖还寒之时，发热恶寒，无汗，咳嗽气喘，咳痰，乏力，或头痛，身痛，胸痛，但口不渴。
舌脉：舌淡红，脉浮紧而数。

3. 外寒内热

症状：高热，无汗，头痛，身痛，烦躁，胸痛，痰中带血，口渴，便秘。

舌脉：舌质红，脉弦紧滑数。

4. 痰热壅肺

症状：发热，咳嗽，气喘，咳痰黄稠，口渴，小便黄，大便干。

舌脉：舌质红苔黄腻，脉滑数。

5. 邪陷心营

症状：高热，神昏谵语，烦躁，甚则身热如烙，肢冷如冰，咳痰喘憋。

舌脉：舌质红绛，脉细数而滑。

6. 正虚邪陷，内闭外脱

症状：高热，汗出如油，四肢厥冷，呼吸微弱。

舌脉：舌质紫暗，脉微。

【分证论治】

（一）中药退热方法

1. 外洗：麻黄 10g，荆芥 15g，桑叶 15g，苏叶 15g，水煎擦浴，使热得微汗而解。

2. 口服清开灵口服液或紫雪；伴神志障碍者，鼻饲安宫牛黄丸。

3. 痰热清注射液 20mL 加入等渗液 250mL 静脉输注。

4. 刺血疗法：以三棱针分别选少商、曲池、大椎等穴刺破后放出少量血液。

（二）分证论治

1. 热毒闭肺

治法：清泄肺热，宣肺开闭。

方药：麻杏石甘汤加味。常用药炙麻黄 6～10g，生石膏 30～60g（先煎），杏仁 10g，甘草 10g。

加减：里热重者，可加知母、连翘、金银花；咳嗽有痰者，加牛蒡子、鱼腥草、前胡、瓜蒌皮；咽痛者，加蚤休、僵蚕。

2. 风寒闭肺

治法：辛温开闭，宣肺平喘。

方药：三拗汤加味。常用药生麻黄 6～10g，杏仁 10g，甘草 10g，枳壳 10g，桔梗 10g，瓜蒌皮 15g，前胡 10g，杏仁 10g，半夏 10g。

3. 外寒内热

治法：表里同解。

方药：大青龙汤加味。常用药炙麻黄 10g，桂枝 9g，炒杏仁 10g，生石膏 30g（先煎），甘草 10g，大枣 3 枚，生姜 3 片。

加减：高热不解者，加知母、黄芩。

4. 痰热壅肺

治法：清热涤痰。

方药：小陷胸汤合千金苇茎汤。常用药黄连10g，半夏10g，全瓜蒌15～30g（打），桃仁10g，薏苡仁30g，冬瓜子10g（打），芦根30g。

加减：高热不退者，加石膏、知母、鱼腥草、白花蛇舌草。

5. 邪陷心营

治法：清肺泄热，清营透表。

方药：清营汤加味。常用药水牛角30g（先煎），生地黄15g，黄连10g，金银花15～30g，连翘15g，玄参15g，丹参15g，麦冬15g，竹叶10g，鱼腥草30g等。

加减：痰多者，可加竹沥、石菖蒲；肝风内动、手足搐搦者，加羚羊粉、僵蚕等；高热神昏、病情重笃者，吞服安宫牛黄丸。

6. 正虚邪陷，内闭外脱

治法：扶正固脱。

方药：独参汤送服安宫牛黄丸，也可选用全真益气汤。常用药人参10～30g（另煎），麦冬15g，五味子10g，熟地黄15g，制附子10～15g（先煎），白术15g，怀牛膝15g。

【救治措施】

1. 评估患者的病情，帮助患者选择门诊、留观或住院治疗。

2. 伴有低氧者，予吸氧；合并呼吸衰竭者，必要时行气管内插管及呼吸机辅助呼吸，并收住ICU。

3. 一般治疗：发热或高热不退者，给予补液及解热镇痛药治疗；咳痰，痰液黏稠者，给予祛痰药。

4. 抗生素使用原则：

（1）CAP常见病原体包括肺炎链球菌、流感嗜血杆菌、卡他莫拉菌、肺炎支原体、肺炎衣原体、军团菌等，故一般抗生素药物选择大环内酯类、青霉素、第一代头孢菌素、新喹诺酮类。

（2）老年人或有基础疾病患者常可见需氧革兰阴性杆菌、金黄色葡萄球菌感染，故抗菌药物应选择β内酰胺类/β内酰胺酶抑制剂，或联合大环内酯类、新喹诺酮类。复合菌（包括厌氧菌）、或伴有肺炎支原体、衣原体感染者需联合用药，可选用青霉素类或第二代头孢菌素联合大环内酯类；喹诺酮类联合大环内酯类等。

（3）住院的患者常见病原体包括肺炎链球菌、流感嗜血杆菌、呼吸道病毒等，故抗菌药物选择主要为广谱青霉素类，第二代头孢菌素及头孢曲松单用或联合大环内酯类，新喹诺酮类联合新大环内酯类。

（4）重症患者可选用具有抗假单胞菌活性的广谱青霉素或头孢菌素类/β内酰胺酶抑制剂或前二者之一联合大环内酯类、碳青霉烯类。青霉素过敏者选用新喹诺酮联合氨基糖苷类。

5. 重症肺炎除应用抗生素治疗外，支持治疗亦十分重要。

【病案介绍】

(一) 颜德馨医案

高某，男，23 岁。患者畏寒发热，伴见咳嗽，经沪南医院胸透诊为右中肺炎，予庆大霉素、卡那霉素等治疗，热未退（T 39～40℃），来院急诊，以右中肺炎收入病房。T 39℃，P 116 次/分，BP 90/60mmHg，白细胞 $7 \times 10^9/L$，中性粒细胞 72%，淋巴细胞 28%，入院后经中西医多方治疗无效，高热稽留，口渴，气促，胸闷烦躁，咳嗽较剧，脉浮数而芤。

初诊：壮热已 13 天，（T 40℃）汗多不解，咳嗽气粗，胸闷烦躁，口渴溲黄，舌红苔黄腻，脉浮，重按无力。风温外受，热盛入里，熏蒸肺胃，痰热恋肺，肺热叶焦，清肃之令不行，阳明邪热内炽，热盛迫津外泄，病延日久，气阴二伤，当此危急之际，非大将不能去大敌，拟白虎人参汤合栀子豉汤出入，冀挽于什一。

生晒参 9g（另煎），生石膏 30g（先煎），肥知母 9g，竹叶 9g，黑山栀 6g，六一散 9g（包），淡豆豉 9g，带心连翘 9g，云茯苓 9g，芦根 30g，甘草 3g。

二诊：患者昨进清热除烦生津之剂后，发热已有下降之势，（上午 39℃，中午 37℃，晚间 37℃）精神较前转佳，已能少量进食，微汗头痛，咳嗽胸痛，倦怠乏力，口干欲饮，小便短赤，舌质红，苔薄少津，脉浮而濡。清热即保阴，再拟原方，静观其效，同上方 1 剂。

三诊：经投入白虎人参汤合栀子豉汤 2 剂后，体温已趋正常（上午 37℃，中午 37℃，晚 36℃）咳痰见畅，痰中夹血，右胸隐痛，纳差乏力，舌红苔薄，脉濡滑。风温渐轻，痰热未净，再拟清化痰热，兼护阴津。

皮尾参 4.5g（另煎），鲜沙参 9g，杏仁 9g，薏苡仁 9g，冬瓜子 15g（打），天竺黄 6g，藕节 9g，象贝母 9g，鱼腥草 30g，云茯苓 9g，淡竹叶 9g，鲜芦根 30g，黛蛤散 9g（包）。

药后诸症悉除，康复出院。

按：本案为感受风温时邪、化热入里，邪热熏蒸肺胃，并涉胸膈。故予白虎汤清热生津，伍栀、豉宣胸中郁热，协白虎汤清心除烦，因高热稽留，届时已 13 天，壮热食气，热盛伤津，有正虚邪留不达之虑，故入人参益气生津，扶正达邪。吴鞠通曰："若浮而且洪，热气炽甚，津液立见消亡，则非白虎汤不可""若浮而且芤，金受火克，元气不支，则非加人参不可矣"。明确指出了白虎汤与白虎加人参汤应用区别所在。

(二) 施今墨医案

班某，女，50 岁。高热 4 日，咳嗽喘息胸胁均痛，痰不易出，痰色如铁锈，经西医诊为大叶性肺炎，嘱住院医治，患者不愿入院，要求服中药治疗。初诊时体温 39.6℃，两颧赤，呼吸急促，痰鸣辘辘，咳嗽频频。舌苔白，中间黄垢腻，脉滑数，沉取弱。

辨证立法：风邪外束，内热炽盛。气逆喘满，是属肺胀。热迫血渗，痰如铁锈，气滞横逆，胸胁疼痛。急拟麻杏石甘汤合泻白散、葶苈大枣汤主治，表里双清，泻肺气之胀满。

处方：鲜苇根 30g，炙前胡 5g，葶苈子 3g，鲜茅根 30g，炙白前 5g，半夏曲 6g，炙麻黄 1.5g，炒杏仁 6g，生石膏 15g（先煎），炙陈皮 5g，冬瓜子 15g（打），旋覆花 6g（包煎），炙苏子 5g，苦桔梗 5g，鲜杷叶 12g，地骨皮 6g，西洋参（另煎）10g，鲜桑皮 5g，炙甘草 3g。

二诊：服 2 剂痰色变淡，胸胁疼痛减轻，体温 38.4℃，咳喘如旧。拟麻杏石甘汤、葶苈大枣汤、旋覆代赭汤、竹叶石膏汤、泻白散诸方化裁，另加局方至宝丹 1 丸。

三诊：服药 2 剂，体温 37.5℃，喘息大减，咳嗽畅快，痰易吐出，痰色正常，胁间仍痛，口渴思饮。

处方：鲜枇杷叶 10g，肥知母 10g（米炒），天花粉 12g，鲜桑白皮 5g，大红枣 3 枚（或葶苈子 2.1g 布包），鲜地骨皮 6g，旋覆花 6g（或代赭石 10g 布包），半夏曲 6g，炙紫菀 5g，生石膏 12g（先煎），黛蛤散 10g（或海浮石 10g 布包），炙白前 5g，冬瓜子 15g（打），苦桔梗 10g，青橘叶 5g，炒杏仁 6g，淡竹叶 6g，焦远志 6g，粳米百粒。

四诊：前方服 2 剂，体温已恢复正常，咳轻喘定，痰已不多，胁痛亦减，但不思食，夜卧不安。病邪已退，胃气尚虚，"胃不和则卧不安"，调理肺胃，以作善后。

处方：川贝母 10g，炒杏仁 6g，冬瓜子 12g（打），青橘叶 6g，酒黄芩 6g，苦桔梗 5g，生谷芽 10g，旋覆花 6g（包煎），半夏曲 5g（北秫米 10g 同布包），生麦芽 10g，炙紫菀 5g，广皮炭 6g，佩兰叶 10g，炙白前 5g，焦远志 6g。

按：大叶性肺炎，西医学以抗生素治之其效颇速，中医治之疗效亦高。施师每以表里双清为法，使邪有出路，再加泻白散、葶苈大枣汤及旋覆代赭汤等，使肺气得降，气逆胀满咳喘逐步解除，体温恢复正常。初诊、二诊均用西洋参者，以其六脉沉取力弱，益气强心，防其心衰。四诊处方为善后之剂，拢肺气生胃气，使正气日渐恢复。（摘自《施今墨临床经验集》。）

第二十三章

重症哮喘

重症哮喘是指患者虽经吸入糖皮质激素和应用长效 β_2 受体激动剂或茶碱类药物治疗后，哮喘症状仍持续存在或继续恶化的病症；或哮喘呈暴发性发作，哮喘发作后短时间内即进入危重状态，临床上常难以处理。此类哮喘患者可能迅速发展至呼吸衰竭并出现一系列的并发症，既往也称之为哮喘持续状态。

【诊断】

（一）临床表现

1. 症状

喘息、咳嗽、呼吸困难，呼吸频率 >30 次/分，常呈极度的呼气性呼吸困难，表现为吸气浅、呼气长且费力，端坐呼吸，大汗淋漓，表情痛苦；严重者可出现昏迷。

2. 体格检查

面色苍白，口唇发绀，可有明显的三凹征，胸廓饱满。有时呼吸运动呈矛盾运动，即吸气时下胸部向前、而上腹部则向侧内运动。呼气时间明显延长，呼气期双肺满布哮鸣音。但危重哮喘患者呼吸音或哮鸣音可明显降低甚至消失，表现为静息胸，可见血压下降，心率 >120 次/分，有时可发现肺性奇脉。如果患者出现神志改变、嗜睡等，则为病情危重征象。

（二）辅助检查

1. 动脉血气分析

重症哮喘患者均有中等程度的低氧血症，甚至是重度低氧血症。

2. 电解质紊乱

与低钾血症应用 β_2 受体激动剂及糖皮质激素有关。呼吸性酸中毒代偿后可有低磷血症。

3. 血常规检查

重症哮喘时中性粒细胞和嗜酸性粒细胞升高常见，中性粒细胞升高提示可能存在阻塞性感染。

4. 胸部 X 线检查

胸部 X 线检查常表现为肺过度充气，也可有气胸、纵隔气肿、肺不张或肺炎等。

5. 心电图检查

急性重症哮喘患者的心电图常表现为窦性心动过速、电轴右偏，偶见肺性 P 波，也可见房性、室性期前收缩或室上性心动过速。

【证候诊断】

1. 冷哮

症状：初起恶寒，发热，头痛，无汗，咳嗽，呼吸紧迫感，喉痒，鼻痒或身痒，鼻流清涕如水样，继则喘促加剧，喉中痰鸣如水鸡声，咳吐稀痰，不得平卧，胸膈满闷如窒，面色苍白或青灰，背冷，口不渴，或渴喜热饮。

舌脉：舌质淡苔白滑，脉浮紧。

2. 热哮

症状：发热，头痛，有汗，气促胸高，喉中哮鸣，声若曳锯，张口抬肩，不能平卧，痰色黄而胶黏浓稠，呛咳不利，胸闷，烦躁不安，面赤，口渴喜饮，大便秘结。

舌脉：舌质红苔黄腻或滑，脉滑数。

【分证论治】

1. 冷哮

治法：宣肺散寒，豁痰平喘。

方药：痰少用射干麻黄汤，常用药射干 10g，炙麻黄 10g，半夏 10g，生姜 15g，细辛 3g，五味子 10g，紫菀 15g，款冬花 15g 等；痰多清稀用小青龙汤，常用药物炙麻黄 10g，桂枝 10g，半夏 10g，细辛 3g，五味子 10g，干姜 10g，赤芍 10g 等。

加减：痰白黏者，加生石膏、白僵蚕。

2. 热哮

治法：宣肺清热，涤痰利气。

方药：越婢加半夏汤，常用药炙麻黄 10g，生石膏 30g（先煎），半夏 10g，生姜 15g，大枣 3 枚，甘草 10g 等。

加减：痰稠而黏者，去甘草、大枣，加竹沥、川贝母、全瓜蒌；哮喘较剧者，加杏仁、地龙；热哮当盛夏而发，面赤、身热、汗出、口渴饮冷，脉洪大者，合用白虎汤加黛蛤散；舌苔黄燥、大便秘结者，加用礞石滚痰丸。

【救治措施】

1. 氧疗

急性重症哮喘者常伴有低氧血症，应予低流量吸氧。

2. 纠正水、酸碱失衡与电解质紊乱

每日补液量为 2500~3000mL 时，足以纠正脱水，但对于无明显脱水的患者，则应避免过量补液，过多液体可增加肺水肿的危险。尤其在哮喘急性发作的情况下，胸腔内的负压急剧增加，更易造成液体渗出的增加。

重症哮喘时抗利尿激素分泌增多，可出现低钾、低钠，如补液量过多可使低钾、低钠加重，故大量补液时更应注意补充钾、钠等电解质。

重症哮喘由于缺氧可出现代谢性酸中毒，由于严重的气道阻塞可造成二氧化碳潴留，至呼吸性酸中毒，故应及时纠正酸中毒。临床上以 pH 值 <7.2 作为补碱指征。而以呼吸性酸中毒为主的酸血症，其治疗应以改善通气为主。如 pH 值过低，患者失代偿明显，且不能在短时间内迅速改善通气，则可补充少量 5% 碳酸氢钠 40~60mL，使 pH 值升高到 7.2 以上。以代谢性酸中毒为主的酸血症可适当增加补碱量。

3. 支气管舒张

β_2 受体激动剂，可迅速缓解支气管收缩，且起效快、副作用小。常用的短效 β_2 受体激动剂有沙丁胺醇、二羟苯基异丙氨基乙醇等。由于急性重症哮喘患者气道阻塞严重，吸入剂进入气道的量及在肺内分布明显下降，因此，为了更好地改善症状，可予较大剂量，并且必要时可重复使用。

4. 糖皮质激素

重症哮喘患者宜及早使用糖皮质激素。如甲泼尼龙 40mg，6 小时 1 次，或氢化可的松 125mg，6 小时 1 次，或强的松 60mg，8 小时 1 次。若患者无呕吐，口服激素的效果与静脉相同。而肺功能一旦改善，强的松应减至 60~80mg/d 顿服，一般激素应用不超过 14 天。

5. 抗胆碱药

急性重症哮喘对标准治疗反应差时，联用溴化异丙托品和沙丁胺醇雾化吸入 3 小时，可能会取得良好的效果。溴化异丙托品 0.5mg 溶于生理盐水雾化吸入。

6. 茶碱（黄嘌呤）类药物

24 小时内未用过茶碱类药物的患者，茶碱的负荷剂量应为 5~6mg/kg 静注 20~30 分钟，继以 0.6mg/（kg·h）静滴维持。氨茶碱成人每日总量一般不超过 1~1.5g。氨茶碱适宜的血药浓度为 8~12μg/mL。

7. 抗菌药物

重症哮喘一般不宜使用抗生素。但目前有报道大环内酯类抗生素除具有抗感染作用外，对支气管哮喘也有治疗作用，还可升高茶碱类药物的血药浓度和刺激肾上腺皮质增生。

第二十四章

气 胸

胸膜腔内积气称为气胸。气胸可以是自发的，也可以继发于外伤、诊断性或治疗性操作。多由于肺组织、支气管、食管破裂，使空气逸入胸膜腔，或因胸壁伤口穿破胸膜，外界空气进入胸膜腔所致。游离胸膜腔内积气在不同体位时都位于胸腔上部，当胸膜因炎症、手术等原因发生粘连，胸腔积气则会局限于某些区域，出现局限性气胸。

本病见于中医学胸痛、大气下陷证、喘证等的范畴，核心病机是宗气不足、大气下陷，证候特点属虚实夹杂。

【诊断】

（一）临床表现

1. 症状

早期量少时可无症状，或突发呼吸困难，或突发胸痛，重则紫绀、循环障碍、烦躁、意识障碍，甚至休克。哮喘或 COPD 患者可表现为病情突然加重；机械通气的患者可表现为持续低氧血症或气道压力改变。

2. 体格检查

颈静脉怒张，皮下气肿，气管向健侧移位，患侧胸部饱满、肋间隙增宽、叩诊呈鼓音、听诊呼吸音减弱或消失。开放性气胸可闻及随呼吸有气体进出伤口的声音、可触及纵隔扑动。

（二）辅助检查

X 线检查见气胸征象，患侧肺野外带为缺少肺纹理的透光增强区，肺萎陷，纵隔向健侧移位。

根据病史、胸部受伤史、临床表现、体格检查、X 线检查和胸膜腔穿刺结果，气胸的诊断并不困难。

【鉴别诊断】

1. 张力性气胸与血胸

两者均可由极度呼吸困难、发绀、循环障碍而发生休克，气管均可向健侧移，胸部叩诊为鼓音提示张力性气胸，而血胸呈实音。X 线胸片检查可以鉴别。如患者情况允许时应行穿刺，张力性气胸可抽出高张气体，血胸可抽出血液即可明确诊断。穿刺时应注意选择合适的穿刺部位。如果胸部损伤早期发现有血胸，需进一步判断出血是否已停止或还在进行。下列征象提示进行性出血：①脉搏逐渐增快、血压持续下降；②经输血补液后血压不回升或升高后又迅速下降；③血红蛋白、红细胞计数和红细胞压积等持续降低；④胸膜腔穿刺因血凝固而抽不出，但连续胸部 X 线检查示胸膜腔阴影持续增大；⑤胸腔闭式引流后引流血量连续 3 小时 >200mL/h。

2. 肺大疱

肺大疱是脏层胸膜与肺实质之间的含气空腔。肺泡壁破裂，肺内空气进入胸膜腔则形成气胸。鉴别气胸和肺大疱是临床常见难题，如果把肺大疱误诊为气胸则可导致不适当的胸腔插管。若 CT 扫描显示在透光增强区域有肺大疱间隔存在，则可排除气胸。

【证候诊断】

本病属宗气不足，大气下陷之证。

症状：气短不足以息，或努力呼吸，有似乎喘，或气息将停，危在顷刻。兼见寒热往来，或咽干作渴，或满闷怔忡，或神昏健忘。

舌脉：舌质淡，或淡紫，苔薄或腻，脉虚数，或脉沉迟微弱。

【分证论治】

治法：补肺升陷。

方药：升陷汤加味。常用药生黄芪30g，知母10g，桔梗10g，升麻10g，柴胡6g，党参10g，山萸肉10g。

加减：有血瘀证者，加丹参、当归；停饮者，合葶苈大枣泻肺汤。

【救治措施】

1. 急救原则

本病患者需住院治疗。肺萎陷 20% 以上者，应先行排气，待气急减轻后可中西医结合治疗；肺萎陷 20% 以下者，应卧床休息，密切观察病情变化同时按辨证治疗可治愈，若病情发展，可行胸腔穿刺术、胸腔闭式引流术予排气。

2. 急救措施

急救措施包括给氧、补液、纠正休克、清创、缝合胸壁伤口、合理选用抗生素预防感染，鼓励患者咳嗽排痰和早期活动。

（1）闭合性气胸：轻度气胸不需治疗，可于 1～2 周内自行吸收。严重气胸需进行胸膜腔穿刺抽尽积气，或行胸膜腔闭式引流术，促使肺尽快膨胀。

（2）开放性气胸：开放性气胸需迅速包扎胸壁伤口，将开放性气胸变为闭合性气胸，同时进一步判断有无张力性气胸，并作相应处理。

（3）张力性气胸：立即行闭式引流排气，降低胸腔内压力。如张力性气胸征象迅速出现，或放置胸腔闭式引流管后长期漏气，患者呼吸困难未见好转，往往提示肺、支气管裂伤较大或断裂，应迅速抢救，及早行剖胸探查手术治疗。

【病案介绍】

患者刘某，男，69 岁。患者因胸闷、喘憋 1 小时，昏迷 20 分钟，由 "120" 急救车于 2005 年 7 月 7 日 7：25 送入我院急诊。家属诉患者晨起活动后突然出现胸闷、喘憋，随后呼吸困难逐渐加重，呼之不应，遂呼 "120" 急救。患者既往有支气管哮喘病史 20 余年，心肌梗死病史 16 年，7 年前患过气胸已治愈。急救医师予心电图检查，提示快速心房颤动，心率 156 次/分，血压 200/120mmHg，予吸氧，静脉输注 5% 葡萄糖注射液 250mL，加硝酸甘油 10mg 后，转来我院急诊。

入院时患者 T 36℃，R 40 次/分，BP 180/120mmHg，SpO_2 70%。患者处于浅昏迷状态，呼之不应，面色晦暗，口唇及四肢末端紫绀，四肢厥逆，小便自遗。右肺呼吸音消失，左肺满布痰鸣音，心率 146 次/分，心音低顿，强弱不等，律不齐，腹平软，肝脾未触及，双下肢无浮肿。神经系统生理反射存在，病理反射未引出。入院后急予面罩吸氧，多功能重症监护，强心、利尿、解痉等对症处理，并迅速完善各项理化检查。7：55 血气分析回报：pH 值 6.979，$PaCO_2$ 109.4mmHg，PaO_2 60.3mmHg（面罩吸氧状态下），HCO_3^- 25.7mmol/L；血常规：白细胞 18.33×10^9/L，中性粒细胞 43.7%，其他血细胞指标基本正常；离子、肝肾功能及心肌酶谱均正常。床边胸部 X 线片回报：肺部感染，肺气肿，右肺气胸，肺压缩 70%。

入院诊断：气胸合并感染，支气管哮喘急性发作，Ⅱ型呼吸衰竭；冠心病，陈旧性心肌梗死，快速心房颤动。在检查治疗的过程中，患者意识障碍加重，呼吸浅弱，血压突然下降，急予生脉注射液 20mL 入壶，并予生脉注射液以 20mL/h 持续静脉泵入，停用扩管类药物，维持血压在 110/60mmHg 左右。同时气管内插管，接 840 呼吸机辅助呼吸，模式为 A/C 容量控制，参数：潮气量定为 350mL，呼吸频率 20 次/分，PEEP 3cmH₂O，吸氧浓度根据氧饱和度从 100% 逐渐下调至 35%，考虑到患者为气胸，采用小潮气量、高频率的参数设置以保证患者安全。同时请外科行床边胸腔闭式引流手术。经上述处理后，患者神志逐渐转清，生命体征平稳，多功能监护显示：BP 110/67mmHg，P 90 次/分，R 22 次/分，SpO_2 98%，复查血气分析回报：pH 值 7.403，$PaCO_2$ 54.5mmHg，PaO_2 102.9mmHg，HCO_3^- 30.7mmol/L。患者病情稳定后于次日脱机。闭式管留置 3 天后复查胸部 X 线片，提示压缩肺叶已复张，肺部感染好转，拔除闭式引流管。继行药物治疗，每日静点生脉注射液 60mL，并根据辨证予益气健脾、化痰通络为法中药调理，并结合抗炎及营养支持、改善心功能等治疗 15 日，病情明显缓解，自己行走出院。

第二十五章

慢性阻塞性肺疾病急性加重

慢性阻塞性肺疾病（COPD）是一种具有气流受限特征的可以预防和治疗的疾病，气流受限不完全可逆、呈进行性发展，与肺部对香烟等有害烟雾或有害颗粒的异常炎症反应有关。COPD 主要累及肺，但也可引起全身的不良反应。在吸入支气管扩张剂后，第一秒用力呼气容积（FEV1）占用力肺活量（FVC）之比值（FEV1/FVC）降低（＜70%）是临床确定患者存在气流受限且不能完全可逆的主要依据。

慢性阻塞性肺疾病急性加重（AECOPD）是指慢性阻塞性肺疾病患者出现咳嗽加重、咳痰量增多，喘息、呼吸困难急性加重，甚至出现呼吸衰竭和右心衰的病症。

本病可见于中医的喘促、肺胀、肺气衰、肺肾气绝等范畴，病性属虚实夹杂、上盛下虚。其核心病机为邪实闭肺，肺失宣肃，百脉瘀滞；肺肾气衰，宗气不足，气虚失纳。

【诊断】

（一）临床表现

①呼吸困难、咳嗽、喘鸣等原有症状急性加重，白色黏痰或浆液性泡沫痰增多；伴发绀及肺部啰音加重；②精神神经症状（肺性脑病）：早期表现为烦躁不安、谵妄、睡眠昼夜颠倒的兴奋症状，继而出现神志淡漠、昏睡甚至昏迷；③循环系统表现：早期心率增快、血压增高，严重时出现周围循环衰竭、心律失常、心搏骤停等；④消化系统表现：食欲不振、腹胀，甚至可导致应激性消化道溃疡合并出血。

（二）辅助检查

1. 动脉血气分析

动脉血气分析可表现有 pH 值异常、血氧分压及血氧饱和度下降、二氧化碳分压升高的Ⅱ型呼吸衰竭征象。

2. 血常规

血红蛋白及红细胞可增高，合并感染时全血白细胞计数升高、C 反应蛋白升高。

3. 胸部 X 线检查

肺纹理增粗、紊乱，或有肺气肿表现，肺野或伴有炎性浸润。并发肺源性心脏病者，见右下肺动脉增宽，右心增大。

4. 肺功能检测

有肺阻塞性通气功能障碍的表现，急性加重者难以进行肺功能检查。第一秒用力呼气容积（FEV1）小于 1L 可提示严重发作。

【病情评估与高危因素】

比较 COPD 患者平时和急性发作时的严重度；评估呼吸窘迫的严重度、缺氧、高碳酸血症及脏器损害的严重度。

1. 患者呼吸频率加快，出现紫绀，烦躁，头痛，或淡漠、嗜睡等意识障碍表现则预示病情恶化。

2. 对早期治疗无反应的呼吸困难。

3. 血流动力学不稳定。

4. 消化道出血或少尿、无尿及外周水肿者，病情危重。

【证候诊断】

1. 邪实闭肺

症状：喘息气粗，气促，痰声辘辘，不易咳出，胸中滞闷，面暗眼赤，烦躁不安，脘腹胀满，大便秘结，小便不利。

舌脉：舌体胀大，舌质暗红或紫，舌苔白腻或黄腻或灰腐，脉滑数实大。

2. 气虚失纳

症状：喘促短气，气不接续，咳嗽无力，语声低微或不语，全身湿冷，面色晦暗无华，便溏，小便不利或清长。

舌脉：舌质淡暗，舌苔少或有剥脱，脉沉细数无力。

【分证论治】

1. 邪实闭肺

治法：清热化痰，行瘀蠲饮，通腑降逆。

方药：宣白承气汤加味。常用药炙麻黄 10g，杏仁 10g，生石膏 30g（先煎），生大黄 6g（后下），全瓜蒌 15g（打），生甘草 10g，桑白皮 15g，枳实 10g，半夏 10g，茯苓 10g，陈皮 10g，苏子 10g，黄芩 10g 等。

加减：合并饮停胸胁，加葶苈大枣泻肺汤。

中药注射液：0.9% 氯化钠注射液或 5% 葡萄糖注射液 250mL 加痰热清注射液 20mL，静脉点滴。

2. 气虚失纳

治法：补益肺肾，纳气平喘。

方药：参蛤散加减。常用药党参 10g，蛤蚧 10g（先煎），知母 10g，桑白皮 15g，炙甘草 10g，浙贝母 10g，炒杏仁 10g 等。

加减：肾虚失纳者合都气丸加减。

中药注射液：根据病情可予生脉注射液 60 ~ 100mL 微量泵泵入，或加入葡萄糖、0.9% 氯化钠溶液中稀释后静脉点滴。

【救治措施】

1. 控制性氧疗

氧疗是 AECOPD 患者的基本治疗，但有可能发生或加重二氧化碳潴留，故需低流量吸氧，吸入氧浓度一般为 28% ~ 38%。估算公式为：吸入气浓度（%）=21 + 4 × 氧流量（L/min），吸入氧流量过高时引起 CO_2 潴留风险加大。吸氧后需半小时复查血气分析，以确认氧合满意而未引起二氧化碳潴留。

2. 抗菌药物应用

由于多数 AECOPD 由细菌感染诱发，故患者应用抗菌药物前留取痰做细菌培养极为重要，经验选择抗菌药物常用 β 内酰胺类或 β 内酰胺本酶抑制剂、大环内酯类或喹诺酮类。医生应根据患者的痰培养结果及时调节抗菌药物。

3. 支气管扩张剂

病情严重者应用支气管扩张剂应注意：①加大 $β_2$ 受体激动剂用量，可应用沙丁胺醇、特布他林等气雾剂吸入，并根据病情选择单独应用或联用；②溴化异丙托品吸入或雾化治疗；③茶碱类药物轻者可口服，重者静脉给予氨茶碱。

4. 糖皮质激素

应在支气管舒张剂的基础上加用糖皮质激素，可口服或静脉用药。泼尼松龙 30 ~ 40mg/d，有效后渐减量，疗程为 14 天。也可静注甲强龙 40mg/d，3 ~ 5 天，有效后改口服并渐减量。

5. 机械通气

无创机械通气（NIPPV）是 AECOPD 患者的常用治疗方法。无创机械通气，可降低 $PaCO_2$，缓解呼吸肌疲劳，减轻呼吸困难，降低气管内插管和有创呼吸机应用率。注意掌握操作方法，提高患者依从性，以达到满意的治疗效果。

有创机械通气（IPPV）指征：严重呼吸困难，辅助肌参与呼吸并出现胸腹矛盾运动，呼吸频率 >35 次/分，危及生命的低氧血症 PaO_2 <40mmHg 或 PaO_2/FiO_2 <200；严重酸中毒 pH 值 <7.25 及高碳酸血症，呼吸停止、嗜睡、意识障碍；严重心血管并发症，低血压状态、休克、心衰；其他并发症，如代谢紊乱、脓毒症、肺炎等；NIPPV 治疗失败或存在 NIPPV 治疗禁忌证者。

对于 AECOPD 通常采用有创 - 无创机械通气序贯治疗。

6. 纠正酸碱失衡及电解质紊乱

呼吸性酸中毒的治疗主要是改善通气，一般不宜补碱，合并代谢性酸中毒时，根据血气分析结果可适量补碱；代谢性碱中毒主要由低钾和（或）低氯引起，注意补充。

7. 营养支持

由于感染致代谢增速、能量消耗增加，应及时补充营养，常规以胃肠营养为主，静脉营养为辅，对于危重患者，给予鼻饲高蛋白、高脂肪、低碳水化合物饮食，同时静脉可给予脂肪乳、氨基酸、维生素及微量元素，必要时可补充血浆及白蛋白。能量供给不足是产生和加重呼吸肌疲劳的重要原因。

8. 抗凝治疗

COPD 患者存在高凝倾向，对卧床、红细胞增多或脱水难以纠正者，只要无禁忌证均考虑使用肝素或低分子肝素。AECOPD 合并深静脉血栓形成和肺血栓栓塞症时可予抗凝治疗。

9. 其他

患者出现意识障碍，合并肺性脑病，可用醒脑静注射液 20～30mL 加入 5% 葡萄糖注射液或 0.9% 氯化钠注射液 250mL 稀释后静脉滴注。

【病案介绍】

患者王某，男，77 岁，主因咳嗽、喘憋 20 余年，加重 3 天，意识不清 4 小时，于 2004 年 10 月 31 日由急诊收入重症监护病房，已住院 33 天。

入院时查体：意识障碍，球结膜水肿，对光反射消失，双肺呼吸音粗，双肺可闻及哮鸣音，右肺可闻及湿啰音，双下肢见可凹性水肿。当时查血气：pH 值 7.06，$PaCO_2$ 203mmHg，PaO_2 45.6mmHg；血常规：白细胞 13.6×10^9/L，中性粒细胞 97.5%。

中医诊断：肺衰，宗气不足，气虚下陷；西医诊断：慢性阻塞性肺疾病急性加重，慢性肺源性心脏病，Ⅱ型呼衰，肺性脑病。

患者行气管插管术，以呼吸机辅助呼吸治疗。患者入院后完善各项理化检查，西药予抗感染、解痉平喘、利尿、扩管等药物，结合中药生脉注射液益气养阴、扶正固脱。汤剂以纳气平喘法为主治疗。呼吸机模式 2004 年 10 月 31 日至 2004 年 11 月 5 日为 A/C 模式，11 月 6 日至 11 月 22 日为 SIMV 模式。患者在插管 1 天后，神志转清，并于 11 月 4 日开始进行 T 型管呼吸锻炼，每日锻炼时间从半小时到 10 小时逐渐延长。因患者感染控制不良，在治疗过程中，结合痰培养及痰涂片，适时调整了抗生素。早期用抗生素为泰能联合稳可信。并根据病情予以白蛋白、氨基酸、脂肪乳等静脉及鼻饲营养支持，患者病情进展平稳，并逐渐好转。血常规检查，白细胞由入院时 13.6×10^9/L 降至 8.47×10^9/L，中性粒细胞 73%；血气分析：pH 值 7.386，$PaCO_2$ 84.71mmHg，PaO_2 79.4mmHg，SaO_2 96.9%。于 2004 年 11 月 22 日拔除气管插管，改用 BIPAP 辅助呼吸治疗。11 月 23 日逐渐改用普通面罩和鼻导管吸氧，病情平稳。监护示：P 90 次/分，BP 130/70mmHg，R 25 次/分，SpO_2 97%。

入院时患者神志昏迷，经积极抢救后神志转清，但四末不温，时而躁动不安，胸闷喘憋，痰多而稀，舌红苔白滑，脉虚数。呼吸微弱，不能脱机。综合病情分析，证属肺肾气衰，宗气不足，气虚下陷。治以补益肺肾、温肾纳气、举陷升清为法。

处方：红参粉 6g，熟地黄 30g，山萸肉 30g，制附片 15g（先煎），灵磁石 30g（先煎），鹅管石 30g（先煎），茯苓 30g，炒白术 15g，桂枝 10g，生甘草 6g，当归 15g，沉香粉 1.5g（冲）。

5 剂后，患者精神好转，仍喘促痰黏，又于方中加入白芥子、莱菔子、鱼腥草、麻黄、杏仁等以增强化痰平喘之力，前后又进 6 剂，患者痰量渐少，肺部听诊哮鸣音及湿啰音已明显减少，开始进行脱机训练，直至脱机拔管。患者后又以中药调补脾胃兼以熟地黄、山萸、附子、磁石等补肾纳气调服至出院。

出院后，嘱其加强营养，适当活动，坚持服用药物，坚持中药调理。此后患者生活能够自理，一般活动无喘憋，生活质量较入院前明显改善。

第二十六章

急性冠脉综合征

急性冠脉综合征（ACS）是指冠心病急性发病的临床类型，包括不稳定型心绞痛（unstable angina，UA）、非 ST 段抬高型心肌梗死（nonST‑elevate myocardial infarction，NSTEMI）和 ST 段抬高型心肌梗死（ST‑elevate myocardial infarction，STEMI）及心源性猝死。目前临床上常用 ST 抬高型和非 ST 抬高型 ACS 的分类。ACS 有共同的病理生理机制，视心肌缺血程度、范围和侧支循环形成速度的不同，临床上出现不同的表现。需要指出的是，ACS 是由危险程度和预后不同的一系列不同临床表现组成，也可能是疾病进展的不同阶段，其中 UA 和 NSTEMI 若未及时治疗，可能进展成 STEMI。

急性冠脉综合征见于中医学胸痹、心痛、厥心痛、真心痛、卒心痛、厥脱等范畴。虚实互存为其病证特点，以心脉闭阻为其核心病机。

【诊断】

（一）不稳定型心绞痛和非 ST 抬高型心肌梗死

UA 指介于稳定型心绞痛和急性心肌梗死（AMI）之间的临床状态。若 UA 伴有血清心肌标志物明显升高，即可确立为 NSTEMI。

1. 临床表现

（1）症状：UA 与 NSTEMI 临床表现具有以下特点：①静息时或夜间发生心绞痛，常持续 20 分钟以上；②新近发生的心绞痛（病程在 2 个月内）且程度严重；③近期心绞痛逐渐加重（发作的频率、持续时间、疼痛程度、新的疼痛放射部位）。发作时伴出汗、恶心、心悸或呼吸困难等。原来可以缓解心绞痛的措施此时变得无效。老年、女性、糖尿病者症状可不典型。

（2）体征：无特异性，胸痛发作时患者可出现面色苍白、皮肤湿冷，可闻及一过性第三心音、第四心音或一过性收缩期杂音（乳头肌功能不全至三尖瓣关闭不全所至），少见低血压、休克。

2. 辅助检查

（1）心电图：症状发作时的心电图有重要诊断意义，如与以往心电图比较，可提高诊断率。UA 患者症状发作时主要表现为 ST 段压低，其心电图变化随症状缓解而完全或部分消失，但心电图变化持续 12 小时以上，则提示发生 NSTEMI。NSTEMI 时一般不出现病理性 Q 波，但有持续 ST 段压低 $\geq 0.1\text{mv}$（aVR 及 V_1 导联有时见 ST 抬高）或伴有对称性 T 波倒置，相应导联 R 波进行性降低，ST 段和 T 波的这种变化可持续存在。

（2）心肌标志物检查：心肌血清标志物是鉴别 UA 与 NSTEMI 的主要标准。肌钙蛋白 T（cTnT）及肌钙蛋白 I（cTnI）较传统肌酸激酶（CK）和肌酸激酶同工酶（CK－MB）更敏感、可靠。UA 时，心肌标志物一般无明显升高。cTnT、cTnI 升高表明心肌损害。若 cTnT、cTnI 超过正常的 3 倍，可考虑诊断 NSTEMI。

（3）冠状动脉造影：考虑血运重建术的患者，尤其是经积极药物治疗症状控制不佳或高危患者，应尽早行冠状动脉造影，明确病变情况以帮助评价预后及指导治疗。在长期稳定型心绞痛基础上出现 UA 的患者，往往是多支冠脉病变，而新近发生的静息心绞痛患者可能只有单支病变。近年多排螺旋 CT 造影技术亦越来越多地用于无创诊断冠状动脉病变。

（二）急性 ST 段抬高型心肌梗死

1. 临床表现

（1）症状

1）疼痛加重，与原有心绞痛疼痛发生部位及性质相似，放射痛，但程度加重，持续时间较长，可达数小时或数天，休息或含服硝酸甘油不能缓解，患者烦躁不安、出汗、恐惧、或有濒死感，少数人一开始表现为休克或急性心衰。

2）全身症状：发热，体温 38℃左右，持续约 1 周。

3）胃肠道症状：恶心、呕吐和上腹痛，为心排量降低，组织灌注不足所至，下壁心肌梗死常见。

4）心律失常：见于 75%～95% 的患者，各种心律失常中以室性早搏最多见，多源性室早或 RonT 现象要积极处理。

5）心力衰竭：主要是急性左心衰，发生率 32%～48%，可出现呼吸困难、咳嗽、烦躁，严重者可出现肺水肿，随后出现颈静脉怒张，肝脏增大，水肿等右心衰表现。右室梗死者可一开始便出现右心衰表现，伴低血压。

6）低血压和休克：收缩压持续低于 80mmHg，伴有烦躁不安、面色苍白、皮肤湿冷、脉搏细弱、大汗淋漓、神志淡漠，尿量少于 20mL/h，为休克表现。

（2）体征：AMI 时体征可正常，心脏可有轻度增大；心率增快或减慢，心尖第一心音减弱，可出现第三或第四心音奔马律，反映左室舒张压和舒张容积增高，常表示有左心衰竭。约 10%～20% 的患者在发病后 2～3 天出现心包摩擦音，多在 1～2 天内消失。发生二尖瓣乳头肌功能失调者，心尖区可出现粗糙的收缩期杂音；发生室间隔穿孔者，胸骨左下缘可出现响亮的收缩期杂音，常伴震颤。右心室梗死较重者可出现颈静脉怒张，深吸气时更为明显，几乎所有患者都会出现低血压，起病前有高血压者，血压可降至正常；起病前无高血压者，血压可降至正常以下，且可能不再恢复到起病前的水平。

2. 辅助检查

（1）心电图：①起病数小时内可无异常或出现两肢不对称的异常高尖 T 波，称为超急期改变；② 数小时后 ST 段明显抬高、弓背向上，与直立的 T 波连接形成单向曲线，数小时至 2 天内出现病理性 Q 波，同时 R 波降低，为急性期改变；③ Q 波在 3～4 天内稳定不变，之后 70% ~80% 永久存在，ST 段抬高数日至数月左右，逐渐回到基线水平，T 波变为平坦或倒置，是为亚急性期改变。

（2）血清心肌标志物：① cTnT 在 AMI 后 3~4 小时开始升高，2~3 天达高峰，持续 10~14 天，cTnI 在 AMI 初起 4~6 小时或更早开始升高，24 小时后达高峰约 1 周后降至正常，血清 cTnT、cTnI 均有高度敏感性和良好的重复性；②CK – MB 诊断 AMI 特异性和敏感性均高，分别达到 100% 和 99%。CK 和 CK – MB 在 AMI 起病后 4~6 小时内增高，16~24 小时达高峰，3~4 天恢复正常。STEMI 静脉内溶栓治疗时若冠脉再通，则 CK – MB 的峰值距 STEMI 发病时间提早出现。

（3）超声心动图：与心电图相对应的缺血表现为节段性室壁运动异常。

（4）冠状动脉造影：可明确冠状动脉闭塞的部位。

【鉴别诊断】

1. 急性肺栓塞

急性肺栓塞患者多有长期卧床、下肢骨折、盆腔手术或下肢深静脉血栓等病史，并以呼吸困难为主要表现，可伴胸痛、胸闷、心悸、气短、咳嗽、咯血等，同时可见急性肺动脉压增高和右心功能不全及左心心搏量急剧下降体征如肺动脉 P_2 亢进、收缩期喷射样杂音，颈静脉充盈，肝大，下肢浮肿，甚至休克等。辅助检查：血气分析呈持续吸氧难以纠正的低氧血症；心电图可呈 $S_I Q_{\text{III}} T_{\text{III}}$ 波形；D – 二聚体 <0.5mg 则可除外肺栓塞；X 线胸片可见尖端指向肺门、底端指向胸膜的楔形阴影；螺旋 CT、核素心肌通气 – 灌注扫描、肺血管造影等有助于明确诊断。

2. 主动脉夹层瘤

胸痛发作开始即达到高峰、呈撕裂样剧痛，并放射至背、肋、腹、腰和下肢，可持续数天或数小时，硝酸甘油不缓解。主动脉夹层瘤患者大多有高血压、动脉硬化病史，心电图无动态演变，但两上肢的血压和脉搏有明显差别，可有休克表现如面色苍白、大汗淋漓、肢冷等，但血压下降与之不一定平行，早期可有高血压，主动脉夹层部位可触及搏动性肿块，可出现急性神经系统症状，如下肢偏瘫等。胸部 X 线检查可见进行性主动脉增宽或外形不规则；CT、心脏超声、MRI 等可明确诊断。

3. 急性心包炎

急性心包炎患者可出现较剧烈而持久的心前区疼痛，呼吸咳嗽时加剧，但胸痛多与发热同时出现，早期可有胸膜摩擦音，疼痛在心包出现渗液时消失，全身症状不如 AMI 严重。心电图除 aVR 外，其余导联均有广泛的 ST 段弓背向下的抬高、T 波高耸直立，无异常 Q 波出现；心肌损伤标志物通常正常，cTnI、CK – MB 可增高，但无动态改变。

4. 急性重症心肌炎

急性重症心肌炎患者一般具有发病前驱感染史，主要表现为胸痛、气短、心悸等，可有心动过速、室性奔马律、心力衰竭、心脏扩大等体征。CK – MB、cTnI、cTnT 增高；心电图主要表现为室性期前收缩、房室传导阻滞、ST – T 改变；心脏超声示心脏扩大、波动减弱，室壁运动减弱，心内膜心肌活检有助于病因诊断。

5. 其他

AMI 临床需与急性胆囊炎、急性胰腺炎、消化性溃疡和以腹痛为主要表现的急腹症相鉴别；除外心神经官能症、带状疱疹、反流性食管炎、肋间神经痛、肋软骨炎、颈心综合征等疾病。

【病情评估与高危因素】

1. 病情评估

对于到达急诊室的缺血性胸痛及疑诊的 AMI 患者，临床常用初始的 12 导联心电图评估其危险性，下壁心梗需加做右室 R_3V、R_4V 及后壁 V_7、V_8、V_9 导联心电图。患者病死率随着 ST 段抬高的心电图导联数的增加而增加。对于心电图正常或无法确定诊断者，需要对其病因重新评价，疼痛发作时的心电图有助于诊断。血清心肌标志物对评估危险性可提供有价值信息，血清心肌标志物浓度与心肌损害范围呈正相关。肌钙蛋白水平越高，预测危险性越大。CK 峰值、cTnT、cTnI 可粗略估计梗死面积和患者的预后。

2. 高危人群

女性，高龄（大于 70 岁），既往有心肌梗死病史，心房颤动，前壁心肌梗死，肺部有湿啰音，低血压，窦性心动过速，糖尿病。

【证候诊断】

1. 寒凝心脉

症状：胸闷，胸痛彻背，口唇青紫，心悸，汗出，身寒肢冷，甚则喘息不能平卧。

舌脉：舌淡紫，脉沉紧。

2. 瘀热内阻

症状：胸痛剧烈，烦躁，口干口渴，大便干，小便黄。

舌脉：舌红苔黄腻，脉弦。

3. 气虚阳脱

症状：精神委靡，面色苍白，大汗淋漓，呼吸微弱，胸闷，心痛向后背放散，四肢不温。

舌脉：舌淡润滑，脉微欲绝。

【分证论治】

1. 寒凝心脉

治法：祛寒通脉，宽胸散结。

方药：乌头赤石脂丸合瓜蒌薤白桂枝汤。常用药制川乌 10g，赤石脂 10g，高良姜 10g，荜拨 10g，全瓜蒌 15g（打），薤白 10g，桂枝 10g。

中成药：麝香保心丹口服、参附注射液 100mL 静点。

2. 瘀热内阻

治法：化瘀清热，活血止痛。

方药：四妙勇安汤加三七。常用药当归 15g，玄参 15g，银花 10g，生甘草 10g，三七块 10g。

中成药：丹七片、参芍片口服，丹红注射液稀释后静脉输注。

3. 气虚阳脱

治法：温补心阳，化瘀通络。

方药：参附汤合丹参饮加干姜、山萸肉。常用药红参 10g（另煎），制附片 10g（先煎），丹参 15g，檀香 6g（后下），砂仁 10g（后下），干姜 10g，山萸肉 15g。

中药注射液：参附注射液 100mL 静点、生脉注射液 100mL 静点。

【救治措施】

（一）一般处理

1. 立即将患者送至抢救室，迅速行 18 导联心电图。

2. 吸氧：持续鼻导管吸氧，严重左心衰、肺水肿者及伴有严重低氧血症者，需面罩给氧或气管内插管并机械通气。

3. 抽血查血常规、肝肾功能、心肌酶谱、心肌损伤标志物、尿常规，必要时查急诊血气分析、床旁 X 线胸片等。

4. 监测：持续血压、心电和血氧饱和度监测，以及时发现和处理心律失常、血流动力学异常和防治低氧血症。

5. 建立静脉通道：保持给药途径畅通。

（二）药物治疗

1. 抗血小板聚集：无阿司匹林过敏或急性和近期消化道出血征象者应立即嚼服阿司匹林 300mg。对于阿司匹林过敏或有禁忌证的患者，应给予氯吡格雷首服 160~325mg，以后 75mg/d 维持；无禁忌证者可二者同服。

2. 镇痛：剧烈胸痛患者可予吗啡 3mg 静脉注射，必要时 5 分钟重复 1 次，总量不超过 15mg。此法的副作用为恶心、呕吐、低血压和呼吸抑制，呕吐等可予阿托品 0.5mg 拮抗，一旦出现呼吸抑制，可每隔 3 分钟，给予纳洛酮 0.4mg 静脉注射。

3. 硝酸甘油：急性冠脉综合征患者只要无禁忌证通常使用硝酸甘油静脉滴注。用法：硝酸甘油 30mg 加生理盐水 44mL，以 1mL/h（相当于 10μg/min）持续泵入，每 5~10mL 增加 0.5~1mL 剂量，直至症状控制、血压正常者动脉收缩压降低 10mmHg 或高血压患者动脉收缩压降低 30mmHg，方为治疗有效剂量。或硝酸异山梨酯注射液，2mL/h 持续泵入，用法同上。对于 AMI 合并低血压或下壁伴右室梗死者，慎用硝酸酯类药物。

4. 抗凝治疗：低分子肝素 4000~6000U（60U/kg，最多 6000U）每 12 小时皮下注射 1 次，连续 3~5 天。

5. 其他药物的使用：β 受体阻滞剂，在无该药禁忌证的情况下，及早、小剂量开始个体化常规使用，如酒石酸美托洛尔片从 6.25mg，每日 2 次口服开始。ACEI 类药物无禁忌证者，早期从低剂量开始逐渐增加剂量。例如卡托普利 6.25mg，每日 3 次口服开始。

6. 卧床休息：血流动力学稳定的患者卧床 1 ~ 3 天；病情不稳定及高危患者应延长卧床时间。

7. 纠正水、电解质平衡失调。

8. 饮食和通便：AMI 患者需禁食至胸痛消失，然后给予流质、半流质饮食，再逐步过渡到正常饮食。所有患者均需应用缓泻剂，以防止便秘时用力所致心律失常、心力衰竭发作。

在整个发病过程中，随时监测心电图及心肌损伤标志物的动态变化，以明确诊断分型。

（三）再灌注治疗

1. 经皮冠状动脉介入治疗（PTC）

此法的适用范围为：

（1）所有胸痛伴 ST 段抬高或新发左束支传导阻滞病人。

（2）ST 段抬高，伴溶栓禁忌证的病人。

（3）对于 NSTEMI 或 UA 经药物治疗仍有反复发作心绞痛且心电图示 ST 压低 > 0.2mv 者；出现心衰或血流动力学不稳定或危及生命的心律失常，应紧急行冠脉造影及血管重建术者。

2. 溶栓（入院 30 分钟内）

（1）判断溶栓适应证：两个或两个以上相邻导联 ST 段抬高（胸导 ≥ 0.2mv，肢导 ≥ 0.1mv），或提示 AMI 病史伴左束支传导阻滞，起病 < 12 小时，年龄 < 75 岁。

（2）禁忌证及注意事项：既往任何时间发生过出血性脑卒中，1 年内发生过缺血性脑卒中或脑血管事件；颅内肿瘤；近期（2 ~ 4 周）出现活动性出血；可疑主动脉夹层瘤；入院时严重且未控制的高血压（> 180/110mmHg）或慢性严重高血压病史；目前正在使用抗凝剂（国际标准化比值 2 ~ 3）治疗已知的出血倾向；近期（2 ~ 4 周）有创伤史，包括头外伤、创伤性心肺复苏或较长时间（> 10 分钟）的心肺复苏；曾经使用链激酶（尤其 5 天 ~ 2 年内使用者）或对其过敏患者；近期（< 3 周）外科大手术；近期（< 2 周）在不能压迫部位的大血管穿刺；妊娠；活动性消化性溃疡。

（3）溶栓方法

1）尿激酶：尿激酶 150U 加入生理盐水 100mL，30 分钟内滴完；每 4 ~ 6 小时查 APTT，当其至正常的 1.5 ~ 2 倍后，予低分子肝素 4000 ~ 6000U 皮下注射，每日 2 次，共 3 ~ 5 天。

2）重组组织型纤溶酶原激活剂（r - tPA）：肝素 4000 ~ 5000U 入壶冲击，r - tPA 先予 8mg 入壶，然后 42mg 在 90 分钟内静脉滴完；继后肝素以 700 ~ 1000U/h 持续泵入。每 4 ~ 6 小时查 APTT，使其保持至正常的 1.5 ~ 2 倍。使用 2 ~ 3 天后改以低分子肝素 4000 ~ 6000U 皮下注射，每日 2 次，共 3 ~ 5 天。

（4）溶栓再通指标：血清 CK - MB 峰值提前出现（在发病 14 小时内）；抬高的 ST 段于 2 小时内回降大于 50%；胸痛于 2 小时内基本消失；2 小时内出现再灌注性心律失常（短暂的加速性室性自主节律、房室或束支传导阻滞突然消失，下壁心梗出现一过性窦性心动过缓、房室传导阻滞或低血压状态）。

（5）监测：溶栓前及开始后的 3 小时内每半小时各行 1 次心电图，共做 3 次。其后 12 小时、24 小时及以后每天各行 1 次，有不适症状时随时复查心电图。溶栓前及溶栓后 4～6、8～10、14～16、22～90 分钟、24 小时及发病后每天查 1 次心肌酶谱。

3. 冠状动脉搭桥术

适应证：部分药物治疗无效的进展性心肌缺血，严重左主干或左主干等同病变，伴有心功能不全的三支病变。

（四）急性冠脉综合征并发症及其处理

1. 心肺复苏

对于呼吸、心搏停止者应立即进行 CPR。

2. 左心功能不全

左心功能不全可在急性冠脉综合征起病最初几天发生，或在疼痛、休克好转阶段出现，为梗死后心脏舒缩力显著减弱或不协调所致，发生率约为 32%～48%。患者可出现呼吸困难、咳嗽、发绀、烦躁等症状，严重者可发生肺水肿，随后即见颈静脉怒张、肝大、水肿等右心衰竭表现。

3. 心源性休克

急性冠脉综合征伴心源性休克者可出现喘憋、呼吸困难并伴有严重低血压，收缩压低于 80mmHg，有组织器官低灌注表现，如四肢凉、少尿或神志模糊等，在呼吸道通畅，呼吸功能平稳情况下，立即静推生脉注射液 40mL，继而以生理盐水 250mL 加生脉注射液 60mL 或参附注射液 100mL 静点，适量补充晶体液、胶体液 250～500mL，以补充血容量。用药后血压仍低于 90mmHg 时，予血管活性药物，多巴胺 200mg，从 2mg/h 开始泵入，检测血压，使收缩压维持在 90～110mmHg 即可。对于药物治疗难以纠正者，早期可在主动脉内球囊反搏术（IABP）支持下，进行冠脉介入治疗。

4. 右室梗死和功能不全

下壁心梗时出现低血压、无肺部啰音、伴颈静脉充盈或吸气时颈静脉充盈，为右室梗死的典型三联征，应避免使用硝酸酯类药物及利尿剂，主要以积极扩容补液为主，若补液 1～2L 血压仍不升，应静脉滴注多巴胺，方法同上。

5. 心律失常

（参见第二十八章。）

【病案介绍】

高某，男，50 岁。主因持续胸痛、胸闷 2.5 小时入院。患者晚餐饮白酒约 300mL，自觉心前区不适，有憋闷感，24：00 感觉胸痛窒闷，未在意，入睡困难，胸痛持续不缓解，遂于凌晨 2：30 来急诊，刻下症：胸痛，胸闷，有压榨感，头晕头胀，烦躁不安，口干口渴。患者既往有高血压病病史 5 年余，未规律服药；另有脂肪肝病史。

查体：T 36.8℃，P 58 次/分，SpO$_2$ 100%，BP 200/130mmHg。神清，颜面红，口唇

红，双肺呼吸音清，两肺未闻及干、湿啰音，心率 58 次/分，律齐，心音低钝，各瓣膜听诊区未闻及病理性杂音，腹软，肝脾未触及，双下肢不肿，舌暗红苔黄腻，脉弦。

心电图：窦性心动过缓，ST 段 II、III、aVF 呈下斜型压低 2mm，胸前导联 T 波低平。凌晨 4：30 心肌损伤标志物回报：cTnI 12.3ng/mL；CK 283mmol/L；CK－MB 982 mmol/L。

中医诊断：卒心痛，瘀热内阻；西医诊断：急性冠脉综合征、急性非 ST 段抬高型下壁心肌梗死，高血压病（极高危组）。

治疗：

1. 多功能重症监测、吸氧、开通静脉通路。

2. 嚼服肠溶阿司匹林 300mg、氯吡格雷 300mg。

3. 硝酸异山梨酯注射液 20mg，以 2mg/h 持续泵入；丹红注射液 30mL 加入 5% 葡萄糖注射液 250mL 中静点。患者胸闷在半小时内持续不缓解、血压在 190～200/120～130mmHg 范围，将硝酸异山梨酯注射液每 10 分钟上调 0.5～1mg，至 4：00 调到 7mg/h，血压降至 160/90mmHg，患者胸痛开始缓解。

4. 本病中医辨证为瘀热内阻，以活血化瘀、清热止痛为法治疗。方用四妙勇安汤。当归 60g，玄参 60g，银花 60g，生甘草 15g，三七块 15g，1 剂急煎。

用药后患者胸痛基本缓解，收入 CCU 病房，予进一步抗缺血治疗，择期行冠脉造影检查。

第二十七章
急性心力衰竭

急性心力衰竭（AHF）是一种急性发病，症状和体征改变急需治疗的心力衰竭，是伴有急性心输出量减少、组织低灌注、肺毛细血管压（PCWP）增加和组织充血的临床综合征，可以表现为急性起病或慢性心力衰竭急性失代偿。本病可以发生在既往无心脏病患者，及首次出现急性心衰或一过性的急性心功能异常者。AHF 患者病情危重，预后极差。

本病可见于中医文献的喘证、水肿、心悸、喘脱、厥脱等范畴，以虚证为主要病证特点；以阳衰气脱、水泛凌心为基本病机。

【诊断】

（一）临床表现

1. 突发严重的呼吸困难，呼吸频率 30～40 次/分，端坐呼吸，烦躁不安，口唇紫绀，大汗淋漓，可有濒死感，频繁咳嗽，咳出大量泡沫样稀痰或粉红色泡沫痰。甚至发作为心源性休克，面色苍白，口唇青紫，四肢湿冷，尿量明显减少，意识模糊。

2. 患者初起血压升高，脉搏快而有力，若不能得到及时有效的治疗，则血压下降，脉搏细数，进入休克期。呼吸窘迫，听诊早期双肺可闻及广泛干啰音，进一步发展为两肺满布湿啰音；心界向左扩大，心率增快，舒张期奔马律，可闻及第三心音，P_2 音亢进。

（二）辅助检查

1. 心电图

常见窦性心动过速或各种心律失常，可提示急性心肌缺血，心肌劳损，和先前存在的心室肥大等。

2. 胸部 X 线

早期肺间质水肿，肺门血管模糊，小叶间隔增厚（出现 Kerleey A 线或 B 线）；肺泡水肿，肺门有蝴蝶形大片阴影，并向周围扩展，心界扩大，可与肺部感染相鉴别。

3. 实验室检查

对于呼吸困难就诊患者，脑钠肽（BNP）用于排除和明确诊断 AHF，推荐诊断基线为 NT – proBNP > 300pg/mL，或 BNP > 100pg/mL。

4. 心脏超声

用于评价和检测左心和右心功能，对心包病变、心脏瓣膜病变，以及急性心肌梗死导致腱索、乳头断裂，心包填塞，心肌节段性室壁运动异常等均可协助诊断。多普勒技术还可评价肺动脉高压，检测左室前负荷等。

【鉴别诊断】

1. 支气管哮喘

心源性哮喘多见于中年以上人群，常有高血压、慢性心脏瓣膜病、冠心病、陈旧心肌梗死或伴有糖尿病等病史，发作时端坐呼吸，重症者肺部满布干、湿啰音，甚至咳粉红色泡沫痰。支气管哮喘多见于青少年有过敏史患者，缓解时如常人，突然发作，肺部听诊以哮鸣音为主。BNP 可作为心源性哮喘与肺源性哮喘的鉴别依据，BNP 小于 100pg/mL 时可除外急性心力衰竭，大于 500pg/mL 时可诊断急性心力衰竭。

2. 心源性肺水肿与非心源性肺水肿

（参见第十八章。）

3. 急性左心衰竭与急性肺栓塞

两者均表现为严重的呼吸困难，急性肺梗死多有相关病史，如妊娠、手术史、长期卧床病史、深静脉血栓形成、服用避孕药，可见于各个年龄段，主要表现为呼吸困难，并伴有咳嗽、咯血、胸痛等，但不同于急性左心衰病人，多可平卧，肺底啰音较局限，可伴有下肢的疼痛，难以纠正的低氧血症，D - 二聚体大于 500μg/L 可除外急性左心衰竭，另外，螺旋CT、核素肺灌注 - 通气扫描、肺动脉造影可协助诊断。

【心衰分级方法】

AHF 的分级与预后密切相关，分级越高，病死率越高。根据临床表现和胸片进行的Killip分级，和根据临床表现和血流动力学特点进行的 Forrester 分级，主要适用于新发的急性心肌梗死；根据临床表现进行的临床严重性分级，更适用于慢性心力衰竭失代偿。

1. Killip 分级

Ⅰ级：无心力衰竭，没有心功能失代偿的症状，病死率 0 ~ 5%。

Ⅱ级：心力衰竭，诊断包括啰音、S_3 奔马律和肺静脉高压，肺淤血，但肺野啰音局限于肺野下 1/2，病死率 10% ~ 20%。

Ⅲ级：严重的心力衰竭，肺水肿伴满肺湿啰音，病死率 35% ~ 40%。

Ⅳ级：心源性休克，症状包括低血压（收缩压 ≤90mmHg），外周血管收缩表现（少尿、发绀、汗出等），病死率 85% ~ 95%。

2. Forrester 分级

根据临床特点和血流动力学特征分为 4 级。根据外周组织低灌注（脉搏细速、皮肤湿冷、末梢发绀、低血压、心动过速、意识模糊、少尿）和肺淤血（啰音、胸片异常）、血流动力学根据心脏指数降低 [≤2.2L/(m²·min)] 和肺毛细血管压（>18mmHg）进行分级。临床和血流动力学决定治疗策略。Ⅰ组的病死率为 2.2%，Ⅱ组病死率为 10.1%，Ⅲ组的病死率为 22.4%，Ⅳ组的病死率为 55.5%。

【高危因素】

1. 药物治疗缺乏依从性。
2. 容量负荷过重。
3. 感染，特别是肺部感染和脓毒症。
4. 严重脑损害。
5. 肾功能减退。
6. 哮喘。
7. 滥用药物。
8. 酗酒。
9. 嗜铬细胞瘤。

【证候诊断】

1. 气脱阳衰

症状：心悸气喘，烦躁不安，或表情淡漠，意识模糊，汗出如雨或如油，四肢厥冷，面色㿠白。

舌脉：舌青紫、水滑，脉微欲绝或疾数无力。

2. 痰水凌心

症状：心悸气喘，动则喘甚，咳吐痰涎，形寒肢冷，口干渴不欲饮，尿少，腹胀纳呆。

舌脉：舌质暗淡有齿痕，舌苔水滑或白腻水滑，脉沉细或结代。

【分证论治】

1. 气脱阳衰

治法：益气固脱，回阳救逆。

方药：参附龙牡汤合真武汤加减。常用药红参15g（另煎），制附片15g（先煎），干姜10g，煅龙骨30g（先煎），白术15g，茯苓30g，炙甘草10g，山茱萸15g。

中药注射液：参附注射液、生脉注射液静点。

2. 痰水凌心

治法：豁痰利水，泻肺平喘。

方剂：真武汤合葶苈大枣泻肺汤。常用药制附片15～30g（先煎），赤芍15g，茯苓30g，炒白术15g，炙甘草10g，生姜15g，葶苈子30g（包煎），大枣15g。

中药注射液：参附注射液静点。

【救治措施】

1. 一般处理

立即进行监测，快速了解病史，尽可能去除病因及诱因。

（1）监测体温，呼吸频率，心率，血压，心电图，出入量，血氧饱和度。

（2）检查项目：肾功，肝功，血常规，血气分析，脑钠肽；必要时考虑有创性监测中心静脉压。

（3）体位：依据严重程度，患者取坐位或半坐位，下肢下垂，以减少回心血量。低血压者应采取平卧位。

（4）氧疗：保持气道通畅，高流量给氧，可将氧气通过 50%～70% 酒精湿化后吸入，以降低肺泡的表面张力，改善肺通气功能。

（5）对于低氧血症（血氧饱和度低于95%）患者和神志清楚、自主呼吸规律的患者要早期给予无创通气，持续气道正压呼吸或无创正压通气（CPAP/NIPPV），维持血氧饱和度在正常范围 95%～98%。如经药物及无创通气，仍可见低氧血症、神志不清或心脏停搏的患者，应立即行有创机械通气。

2. 药物治疗

（1）吗啡：表现为烦躁不安、呼吸困难、恐惧明显者，早期应用吗啡，3mg 静脉注射，必要时 15 分钟后可以重复使用。

（2）利尿剂：液体潴留明显，或肺淤血、肺水肿的患者，一般使用速尿 10～40mg 或托拉塞米 10～40mg 静脉注射，但需注意补充丢失的钾镁。

（3）血管扩张剂

1）硝酸酯制剂：为大多数心衰患者首选，特别适用于急性冠脉综合征伴有急性心衰者。在严密监测血压基础上，予硝酸甘油以 10μg/min 或硝酸异山梨醇酯 10mg/h 开始输注，并逐渐增加到能够耐受的最大剂量，一般以平均动脉压下降 10mmHg，收缩压不低于 90～100mmHg 为宜。硝酸酯制剂副作用是易产生耐药性，因此，在大剂量静脉注射时，作用时间应控制在 16～24 小时。

2）乌拉地尔：25～40μg/min 静脉点滴或泵入。

3）硝普钠：小剂量使用并逐渐加大剂量，0.3μg/(min·kg)，1μg/(min·kg)，5μg/(min·kg)，停用前应逐渐减量，避免反跳。主要用于严重心力衰竭患者和后负荷重的患者。严重肝肾功能不全者避免使用该药。

（4）正性肌力药物

1）洋地黄类药物：适用于房颤伴心室率快，或心脏扩大伴左室收缩功能不全，治疗目标主要是控制心室率。如近 2 周未用过洋地黄制剂，可立即给予西地兰 0.2～0.4mg 缓慢静推，必要时 2～4 小时重复注射 1 次，当日总量小于 0.8mg。急性心肌梗死者发病 24 小时内，尽可能不用洋地黄制剂。

2）多巴酚丁胺：起始剂量 2～3μg/(kg·min) 持续静脉泵入，根据血流动力学检测逐步增加到 15～20μg/(kg·min)，病情转好后应逐渐减量，不可骤然停药。急性心力衰竭伴低血压时，更适宜选用多巴胺。多巴胺的使用：大剂量的多巴胺 >5μg/(kg·min) 有升压作用，适用于急性心衰伴有低血压者；中等剂量的多巴胺 [3～5μg/(kg·min)]，可以作为正性肌力药物使用；对于失代偿性心衰伴低血压、少尿的患者，小剂量的多巴胺 [<2μg/(kg·min)] 能够改善肾脏血流量。

（5）氨茶碱：对用于解除支气管痉挛有效。心源性哮喘与支气管哮喘难以鉴别时，可应用 0.25g 加入 5% 葡萄糖液 100mL 中静点；或多索茶碱 0.3g 静点。

3. 主动脉内球囊反搏术适应证

急性心肌梗死、心源性休克、不稳定心绞痛患者血流动力学不稳定，心功能较差者；进行高危 PTCA 手术病人、进行体外搭桥术或非体外搭桥术提供血流动力学支持者。

4. 病因治疗

调整血糖；控制感染；调节水、电解质紊乱；抗缺血；对症处理。

【病案介绍】

刘某，女，74 岁，主因喘憋呼吸困难 3 天，加重 1 小时于 2009 年 8 月 27 日 13：30 分由"120"急救车送至急诊。患者 3 天前无明显诱因出现喘憋、呼吸困难，既往有高血压病、冠心病、糖尿病病史。

查体：T 35.6℃，R 35 次/分，P 110 次/分，BP 210/110mmHg。患者神清，躁动不安，端坐呼吸，呼吸急促，全身皮肤潮湿多汗，四肢温暖，口唇微绀，双肺呼吸音粗，两肺底可闻及中小水泡音，心率 110 次/分，律齐，各瓣膜听诊区未闻及病理性杂音，腹部柔软，肝脾未触及，双下肢呈中度可凹性浮肿，舌体胖大，淡暗，质润，脉沉细数。

心电图示：窦性心动过速，胸前导联 V4 ~ V6 ST 下移大于 2mv。血常规：白细胞 14×10^9/L，中性粒细胞 88.4%，C 反应蛋白 28mg/L。生化报告：cTnI 0.6μg/L。床旁 X 线胸片：肺纹理增粗，肺门影增大模糊，心脏扩大，提示肺部感染、肺水肿。

中医诊断：心衰，阳衰气脱证；西医诊断：冠状动脉粥样硬化性心脏病，慢性心功能不全急性失代偿，肺部感染，高血压病，2 型糖尿病。

治疗：

1. 立即给予多功能重症监测：P 110 次/分，R 35 次/分，SpO$_2$ 77%，BP 210/110mmHg。

2. 鼻导管吸氧，氧流量 5L/min。

3. 建立静脉通道，抽血查血常规、急诊生化、心肌损伤标志物，急诊血气分析，急诊预约床旁 X 线胸片，做床旁心电图检查，动态观察心电图及心肌损伤标志物。

4. 吗啡 3mg 入壶。

5. 速尿 20mg 入壶。

6. 硝酸甘油注射液 5μg/min 开始泵入，每 5 ~ 10 分钟根据血压调节泵入速度，直至血压降到 130/80mmHg，维持泵速。

7. 生脉注射液 100mL，以 20mL/h 速度泵入。

8. 给予头孢哌酮钠/舒巴坦纳 3g，每日 2 次静点抗感染治疗。

抢救半小时后，患者汗出明显减轻，喘憋明显缓解，为进一步诊断、治疗收入心血管内科病房专科系统治疗。

第二十八章

心律失常

　　心律失常是急诊科常见的、重要的一组急症。它可单独发病亦可与心血管疾病伴发，其临床表现变化很大，可以发展为危及生命的、需紧急处理的心血管事件，也可无临床症状，仅在常规体检时发现。本节重点介绍危及生命，需要紧急救治这一部分心律失常病症。由于其发病的多样性并可导致猝死、心力衰竭等严重后果，故掌握其发生、发展规律及其治疗措施有重要临床价值。

　　心律失常归属于中医学心悸、惊悸、怔忡、厥脱范畴。核心病机是心脉不痛、心脉失荣，或因邪气内闭心脉，或因正虚失养所致。

第一节　概　论

【病因及诱因】

（一）器质性心脏病

　　各类器质性心脏病是引发心律失常的最常见病因，其中缺血性心脏病、充血性心力衰竭和心源性休克等较易引发严重的心律失常。遗传性心律失常，如长 Q-T 综合征、Brugada 综合征、家族性心房颤动亦可引发心律失常。

（二）非心源性疾病

　　除循环系统疾病外，内科其他系统的严重疾患也可引发心律失常，如 COPD、急性胰腺炎、急性脑血管病、内分泌疾病、妊娠高血压综合征等均可引发心律失常。

（三）内环境紊乱

　　各种原因引起的低血钾、高血钾等电解质紊乱和酸碱失衡均可导致心律失常。

（四）物理化学因素的作用与中毒

　　中暑、电击、工业性毒物、农药、动物毒素和接触有毒植物均可引起心律失常。医源性因素是一种特殊类型的致心律失常原因，如抗肿瘤药物、强心药、作用于心血管受体药物等亦可引起心律失常。

【诊断】

1. 病史

详细了解病史，寻找对心律失常诊断有用的线索，包括既往有心脏病病史，有心悸、眩晕、胸痛、心力衰竭症状和近期用药史等。

2. 体格检查

体格检查能了解心律失常的相关体征和心律失常的某些特征，如血压、心音、心律、心脏杂音、颈动脉搏动和刺激迷走神经等方法对心律的影响。

3. 辅助检查

体表心电图、运动心电图、动态心电图、经食管心电生理检查、心内电生理检查、心律失常药物诊断试验等。

【治疗原则】

1. 首先应选用针对病因的治疗并尽可能去除诱因。

2. 对引起严重血流动力学障碍的心律失常应立即采取措施终止，如电复律、心脏起搏、静脉注射抗心律失常药物。

3. 应个体化选择抗心律失常治疗方法。

根据患者心律失常的不同病因和不同的恶性程度选择最适合该患者的治疗方法。

第二节　心律失常的治疗方法

【常用抗心律失常药物】

（一）胺碘酮（Ⅲ类）

（1）为Ⅲ类和有效的广谱抗快速心律失常药物，对各型期前收缩、心动过速（室性、室上性心动过速）、房扑、房颤和预激综合征所致的房室折返性心动过速等有较好的疗效。胺碘酮兼有Ⅰ、Ⅱ、Ⅲ、Ⅳ类抗心律失常药物的作用，不增加器质性心脏病的病死率。

（2）静脉给药：150mg 静推不短于 10 分钟，然后静脉泵入 0.5～1mg/min，必要时可重复静推 150mg，24 小时总量≤1.8g。

（3）口服给药：起效缓慢，予 200mg，每日 3 次，或予 200mg，每日 2 次，共用 7 天，然后 200mg 每日 1 次维持。

（4）从静脉给药过渡到口服给药：静脉给药超过 2～3 周者予口服维持量；静脉给药不足 1 周者先给口服负荷量，再减至维持量。

（5）短期不良反应：血管扩张、低血压、负性肌力作用（应用于心源性休克的患者时可出现），Q-T间期延长。

（6）长期不良反应：与剂量相关的心动过缓、房室传导阻滞、视力损害、皮肤损害、间质性肺炎、消化道症状、肝酶升高、甲亢或甲减、共济失调、感觉异常及周围神经病。

（二）普罗帕酮（Ⅰc类）

（1）转复室上性心动过速及房颤，可用于预激综合征并房颤患者的治疗，对各型期前收缩、心动过速有较好疗效。

（2）不宜用于慢性心律失常、心功能不全、心肌缺血、传导阻滞等。

（3）静脉用药，70mg静推不短于10分钟。

（4）口服150~200mg，每日3次，维持量100mg，每日3次。

（三）腺苷

（1）主要用于终止房室结折返性心动过速，对鉴别宽或窄QRS心动过速有一定价值。

（2）禁用于预激综合征合并房颤患者的治疗，对显性预激综合征伴有心动过速者慎用。

（3）外周静脉可以6~12mg快速静推；中心静脉可以3~6mg快速静推。

（4）经中心静脉给药剂量应减半，否则可造成窦性停搏。

（四）维拉帕米（Ⅳ类）

（1）转复室上速，控制房颤、房扑的心室率。

（2）禁用于预激综合征合并房颤及心电图表现为宽QRS波的房室折返性心动过速。

（3）静脉用药：5~10mg静推不短于2分钟，15~30分钟内可重复1次。常用口服剂量为40~80mg，每日3次。

（4）静脉注射过快可导致心动过缓、房室传导阻滞、低血压。

（五）美托洛尔（Ⅱ类）

（1）适用于高血压及冠心病伴期前收缩和心动过速者。口服剂量为6.25~50mg，每日2次。

（2）近年来经静脉应用β受体阻滞剂受到关注，因为其在终止房室结折返性心动过速，控制急性快速房颤、房扑和房性心动过速的心室率有较好的疗效。

（3）急性冠脉综合征患者早期应用可显著降低恶性心律失常的发生率，抑制电机械分离和降低猝死率，改善患者的预后。

（六）艾司洛尔（Ⅱ类）

（1）为一种超短效、高选择性β_1受体阻滞剂，可减慢心率、降低收缩压、降低心肌耗氧量，并且起效快，作用时间短。终止滴注β_1受体阻滞30分钟后血流动力学效应恢复到基准水平。

（2）适用于围术期，诱导麻醉或麻醉期间及手术后出现窦性心动过速、心房扑动、心房颤动的患者。

（3）支气管哮喘、严重 COPD 所致肺心病、窦性心动过缓、高度房室传导阻滞及严重心衰、心源性休克、对本品过敏者禁用。

（七）利多卡因（Ⅰb类）

（1）可用于治疗室性心律失常，禁用于预激综合征合并房颤患者的治疗。

（2）静注负荷量 1~1.5mg/kg，然后以 1~4mg/min 维持。

（3）为室性心律失常的二线用药。

【心律失常的非药物治疗】

心律失常的非药物治疗主要包括心脏电复律、射频消融术、经食管心房调搏、人工心脏起搏等。

（一）心脏电复律

心脏电复律是指应用高能脉冲电流使心肌在瞬间同时除极，从而中断折返激动和抑制异位兴奋灶，使多种快速心律失常转复为窦性心律的方法。其疗效迅速，在抢救心律失常相关急、危重症中发挥了重要作用。即时复律在室上性心动过速患者治疗中成功率达 80% 以上、心房颤动患者治疗中达 90% 以上，室性心动过速和心房扑动患者治疗中几乎达 100%，而心室颤动与心室扑动成功率取决于病因和复律时机。

1. 心脏电复律类型

（1）按电复律时发放的脉冲电流是否与心电图 R 波同步（以 R 波末触发放电）区分，与 R 波同步者为同步电复律，否则为非同步直流电复律。同步直流电复律主要用于室上性心动过速、心房颤动的复律。非同步直流电复律主要用于心室颤动和心室扑动的复律。

（2）按电复律时电极安放部位的不同，分为胸外电复律和胸内电复律。前者常用，后者包括经食管内低能电复律、经电极导管心脏内电复律、直接心脏外膜电复律和植入式自动心脏复律 – 除颤器（AICD）。

2. 心脏电复律的适应证

（1）心室颤动与心室扑动。

（2）已去除病因、药物治疗无效或血流动力学不稳定的心房颤动和心房扑动。

（3）药物和其他方法治疗无效或伴有显著血流动力学障碍的室性和室上性心动过速。

（4）性质未明、治疗困难和病情危重的快速性心律失常。

（二）射频消融术

操作者在 X 线血管造影机监测下，通过穿刺股静脉、股动脉或锁骨下静脉将电极导管插入心脏，以确定引起心动过速的异常结构的位置，然后在该处局部释放 100KHz~1.5MHz 的高频电流，使很小范围内产生较高温度，并通过热效能使局部组织内水分蒸发，组织干燥坏死。此技术无痛，局部组织损伤均匀、范围小、边界清楚、易控制。

主要适用于窦房折返性心动过速、房性心动过速、心房扑动、心房颤动、房室折返性心动过速（如预激综合征）、房室结折返性心动过速（如房室节双径路）、频发室早、室性心动过速患者的治疗。

（三）人工心脏起搏

人工心脏起搏是通过人工心脏起搏器发放电脉冲刺激心脏，使心脏激动和收缩，用以介入性诊断和治疗心律失常的方法，目前主要用于治疗严重的缓慢性心律失常。

第三节　窦性心律失常（窦性心动过速）

窦性心动过速是较容易诊断的心律失常，但急诊所见的病人往往病情比较严重，多数有心血管病史，基础病比较多，或处于感染、缺氧、内环境紊乱等较危重状态。

【病因】

1. 生理性病因

生理性病因包括体力活动、焦虑、妊娠、恐慌、激动等因素。

2. 药物性病因

阿托品、麻黄碱、肾上腺素、咖啡因、甲状腺素等可导致窦性心动过速的发生。

3. 病理性病因

全身疾病如高热、感染、贫血、缺氧、甲状腺功能亢进、休克等亦可致本病。

4. 心脏血管疾病

心功能不全、心肌炎、心肌病、心包炎、急性心肌梗死等也是本病形成的重要原因。

【临床表现】

生理因素引起者多无特殊症状。各种疾病引起的窦性心动过速除有原发病的症状外，心慌、乏力、运动耐量下降是常见表现，部分患者可诱发心绞痛，引起或加重心功能不全等。

【心电图特点】

（1）Ⅱ、Ⅲ、aVF 中 P 波直立，Pavr 倒置。

（2）频率 100～160 次/分。

（3）P–R 间期等于或大于 0.12 秒。

【治疗】

针对病因治疗尤其重要。但欲明确病因必须认真了解病史，观察病人症状、体征，行必要的实验室检查，找出窦速的原因，对症处理。尤其是老年人或冠心病及有基础疾病患者更应重视针对病因的治疗。β 受体阻滞剂能够减慢窦速，疗效确切，常用倍他乐克 6.25mg 或 12.5mg 口服，渐增加剂量，直至心率控制满意后改维持量。

第四节　室上性心动过速

室上性心动过速（superventricular tachycardia SVT）起源于心房或希氏束以上的传导系统，由于洋地黄类和维拉帕米是房室折返性心动过速（房室折返性心动过速中逆传型，即宽 QRS 波的室上性心动过速）的禁忌药物，所以诊断经旁路的心动过速必须准确无误。

一、多源性房性心动过速

【病因】

此类心律失常常发生于严重病患，尤其是患有慢性气道阻塞性疾病伴有低氧血症和高碳酸血症者，茶碱中毒是重要因素之一。

【临床表现】

短阵发作者多表现为阵发性心慌、胸闷；持续发作，有明显的血流动力学影响者，除心慌、胸闷、血压下降外，重者可引起心绞痛，诱发或加重心功能不全；持续无休止的房速可引起心肌病、心脏扩大、心功能不全。

【心电图特点】

（1）至少 3 个以上不同形态的 P 波及不同的 P－R 间期。
（2）心房率 120～180 次/分，伴 1∶1 传导。

【治疗】

1. 治疗原发病；若与肺病相关者，则治疗目标是改善缺氧与二氧化碳潴留。
2. 积极纠正电解质紊乱。
3. 如果心率持续超过 120 次/分，且病人出现不适症状时，维拉帕米 5mg/次，10 分钟内静注，可重复应用，最大量为 20mg；然后以 40～120mg 口服，每日 3 次。
4. 射频消融：单源性房速频发或持续无休止发作者，射频消融可作为一线治疗方法，以达到根治房速的目的。

二、房室结折返性心动过速（AVNRT）

【病因】

房室结内有不同不应期的双径路。慢－快型房室结折返性心动过速 96%，快－慢型房室结折返性心动过速 4%。

【临床表现】

心动过速具有规律的、突发突止的特点，持续时间长短不一，阵发性心悸是主要的临床症状，还包括胸闷、无力、头晕、恶心、呼吸困难。心脏听诊时第一心音强弱恒定，心律绝对规整。

【心电图特点】

（1）心动过速多为房性或交界性期前收缩所诱发。

（2）心率150～220次/分，心律规则。

（3）QRS波形态和时限正常，伴束支传导阻滞时可宽大畸形。

（4）逆行P′波可融于QRS波群内，或其起始部，或其终末部（P′波通常见不到），P′波与QRS波关系固定，为1：1传导。

（5）刺激迷走神经可使心动过速终止。

【治疗】

1. 兴奋迷走神经方法

诱发呕吐、压迫眼球、按摩颈动脉窦。

2. 房室结阻滞药物

腺苷、维拉帕米、普罗帕酮、西地兰、β受体阻滞剂。β受体阻滞剂和钙离子拮抗剂可提高转复率。

3. 同步直流电复律

如药物治疗无效，可进行同步直流电复律。

4. 其他

频繁发作者，应进行电生理评估及射频消融治疗。

三、房室折返性心动过速（AVRT）

【病因】

房室旁路（预激综合征）引起的大折返回路。房室交界前传，旁路逆传形成顺传型AVRT，（隐匿性）可分为快旁路（R－P＜P－R）与慢旁路（R－P＞P－R）。另一类为：房室交界逆传，旁路前传形成逆传型AVRT。（显性）心电图表现为宽QRS波。

【临床表现】

AVRT发作时的临床表现同AVNRT，心率快，尤其并发心房扑动、心房颤动，心室率达200次/分以上，可诱发心功能不全、心源性晕厥、甚至衍变为心室颤动而危及生命。

【心电图特点】

1. 顺传型 AVRT

顺传型 AVRT 较多见。

（1）心动过速多由房性或室性期前收缩诱发，频率为 150～250 次/分，节律规则。

（2）QRS 波群形态和时限多正常，少数因发生功能性束支传导阻滞而宽大畸形。

（3）P′波为逆行性，在 Ⅱ、Ⅲ、aVF 导联倒置。P′波在 QRS 波之后，绝对不与 QRS 波重叠，P′与 QRS 为 1∶1 传导。

（4）刺激迷走神经可使心动过速终止。

2. 逆传型 AVRT

逆传型 AVRT 较少见。

（1）心率 150～250 次/分，多为 200 次/分，心律绝对整齐。

（2）逆行 P′波在 QRS 波之后，位于 R－R 间期的前半部分，由于 QRS 宽大畸形，故很少见到 P 波。若能见到 P 波，$P_{Ⅱ、Ⅲ、aVF}$ 倒置，$R－P > P－R$，则有助于和室性心动过速的鉴别。P 与 QRS 关系固定为 1∶1 传导。

（3）QRS 波型呈完全预激波图形，时间为 0.14s。

（4）迷走神经刺激不能使心动过速终止。

【治疗】

1. AVRT 顺传型

AVRT 顺传型治疗同 AVNRT。

2. 药物

腺苷、普罗帕酮、胺碘酮、β 受体阻滞剂。β 受体阻滞剂可在其他药物禁忌时选用。

3. AVRT 逆传型

AVRT 逆传型（宽 QRS 波，时间为 0.14s）不应使用洋地黄类药物和维拉帕米，以避免加速旁路传导，宜选用胺碘酮 300mg，2～4 小时缓慢注射。

4. 其他

如果频繁发作，应建议患者进行电生理评估及射频消融治疗。

四、心房扑动

【病因】

心房扑动的病因为心房内折返性回路，诱因常为电解质异常、心衰等。

【临床表现】

房扑的临床表现取决于房扑持续时间和心室率快慢，以及是否存在器质性心脏病。阵发性房扑症状较轻，多为阵发性心慌，但如果房扑心室率快（1∶1 传导或并存预激综合征）

并存器质性心脏病，则可诱发心源性休克或急性肺水肿。

【心电图特点】

1. P 波消失代之以 F 波，Ⅱ、Ⅲ、aVF、V$_1$ 导联可见房扑波（F 波），频率约 250～350 次/分。

2. 房室传导比例固定时，心室律一般规律；房室传导比例不固定，或存在不同程度的隐匿性传导，心室律可以不规则。若心房扑动伴 2∶1 传导，心室律规则，心率约为 150 次/分左右。心电图中应与窦速、AVNRT、AVRT 鉴别。

【治疗】

1. 药物治疗

伊布利特静脉应用明显优于索他洛尔或 I 类抗心律失常药。减慢心室率的治疗应用胺碘酮优于洋地黄，但不如静脉注射钙离子拮抗剂（地尔硫䓬、维拉帕米）或 β 受体阻滞剂。以房室结阻滞剂抑制房扑的心室率往往较难，效果不如房颤。

2. 电复律（同步直流电复律）

所需能量较低，甚至可低至 25J，现临床推荐至少需要 50J，达 100J 者可终止所有的房扑心律。

3. 心房调搏术

当调搏频率高于房扑频率时，每可使之穿越扑动折返环，从而终止房扑心律。

4. 导管射频消融术

典型房扑采用线性消融三尖瓣环与下腔静脉峡部的方法，成功率高达 95%。药物及射频消融均未奏效者可以射频能量阻断房室传导，尔后植入永久起搏器，以改善心功能。

五、心房颤动（AF）

【病因】

1. 发热、严重感染、电解质紊乱、低氧、肺部疾病、手术、饮酒、甲亢可致心房颤动的发生。

2. 全身疾病：肥胖、高血压、糖尿病可引起心房颤动。

3. 心脏疾病：冠心病、瓣膜病、心肌病、心包疾病、先心病可引起心房颤动。

4. 家族性 AF 亦可引起心房颤动。

【临床表现】

急性房颤心室率常较快，心慌、胸闷、气促等症状明显，并存器质性心脏病者，可诱发或加重心功能不全，甚至诱发急性肺水肿。很少发生附壁血栓。慢性房颤心室率不快者症状较轻，可有胸闷、运动耐量下降，并存器质性心脏病者可诱发或加重心功能不全。心衰并存房颤，则房颤是心源性死亡和全因死亡的重要危险因素。慢性房颤易形成附壁血栓，血栓栓塞，尤其是脑栓塞是重要的致残原因。心脏听诊可发现心音强弱不等、心律绝对不齐、心率快于脉率（脉搏短绌）。

【心电图特点】

（1）P波消失，代之以一系列大小不同、形态各异、间隔不等的小锯齿样波（f波），房率350～600次/分。

（2）心室率极不规则，100～180次/分，很少超过200次/分。

【心房颤动分类】

初发房颤：首次发现的房颤，不论其有无症状和能否自行转复均属初发房颤。若患者有2次以上的发作称为复发。

阵发房颤：持续时间不超过7天的房颤，一般不超过48小时，多为自限性。

持续性房颤：持续时间超过7天的房颤，可以是心律失常的首发表现，也可由阵发性房颤反复发作发展为持续性房颤。持续性房颤一般不能自行转复，药物转复的成功率较低，需电复律。

永久性房颤：为转复失败或转复后24小时内又复发的房颤。对于持续时间长、不适合转复或患者不愿意转复的房颤也归于此类。

【治疗原则】

心脏复律、控制心室率、抗凝。

（一）心脏复律

1. 药物复律

（1）胺碘酮：150mg（5mg/kg）10分钟内静推输入，后以1mg/min静点维持。最大量2000～2400mg/d，至恢复窦律；或200mg每日3次，口服5～7天，或200mg每日2次，5～7天口服，或200～300mg每日1次口服。对缺血性心脏病，心功能不全者应首选。

（2）心律平：无器质性心脏病者房颤复律用心律平静注或口服是安全的。有报导，用心律平450～600mg顿服终止房颤发作成功率较高。但首次应用最好在住院部或有心电监护下进行。

2. 电复律

同步直流电复律成功率平均为80%。病程短、左房不大（舒末径≤50mm）者，较易转复。复律前注意：左房是否存在附壁血栓、是否应用抗凝剂等。复律前予安定20mg静注至病人入睡，取R波振幅最高的导联监测病人心电图，复律电量常用100～150J。患者复律后抗心律失常药物应继续口服一段时间，以维持窦律。

3. 射频消融

治疗阵发性AF成功率高，能根治部分AF。目前，射频消融技术已渐成熟，局灶性和线性消融术是临床疗效很好的非药物治疗方法。

4. 植入型心房除颤仪

对反复发作、药物治疗无效的患者，是一种有效和安全的措施。

5. 维持窦律

AF 复发率较高，部分患者复律后还需维持治疗。此法最常用的药物是胺碘酮。

（二）控制心室率

1. β 受体阻滞剂

美托洛尔 1 ~ 2mg/min，用量可达 5mg，如病情需要 5 ~ 10 分钟可重复 1 次，或 12.5 ~ 50mg 每日 2 次口服。艾司洛尔半衰期仅 9 分钟，适合病情不稳定的患者，首剂 500μg/kg，持续静脉泵入 50 ~ 200μg/（kg·min）。

2. 钙离子拮抗剂（非二氢吡啶类）

室速、Ⅱ度或Ⅲ度房室传导阻滞、严重低血压、心源性休克、预激综合征、已用过 β 受体阻滞剂者禁止使用。

（1）硫氮卓酮：负荷量 15 ~ 20mg（0.25mg/kg）静注不短于 2 分钟，随后以 5 ~ 15mg/h 维持静点。如首剂负荷量应用后心室率控制不满意，15 分钟后可再给一次负荷量。应用硫氮卓酮静脉注射控制房颤心室率的效果较好，且起效快。无明显心力衰竭的房颤患者用药安全。也可以口服给药，30mg 每日 3 次开始，根据心室率渐增至效果满意。

（2）维拉帕米：5 ~ 10mg 静脉注射不短于 2 分钟，5 ~ 30 分钟重复 5 ~ 10mg。

3. 洋地黄类

伴有心功能不全的病人首选。从未用过洋地黄类药物的患者西地兰首剂 0.4 ~ 0.8mg 静推，2 小时后可重复 0.2 ~ 0.4mg，总量不超过 1.2mg。地高辛 0.125 ~ 0.25mg/d 口服，如心室率控制不满意，可与倍他乐克联合用药。洋地黄类禁用于房颤合并预激综合征者。

（三）抗凝

AF 持续时间超过 48 小时者，行心脏复律前需抗凝 3 周，复律后继续抗凝 4 周（心房机械复律晚于电复律），以低分子肝素或普通肝素重叠华法林治疗。若有抗凝禁忌（如消化道出血）推荐行食管心脏超声排除左房血栓。

长期抗凝适应证包括①低危因素：女性，年龄 65 ~ 74 岁，冠心病、甲亢患者；②中危因素：年龄超过 75 岁，高血压、心功能不全、左室射血分数≤35%、糖尿病患者；③高危因素：既往卒中或 TIA、二尖瓣狭窄、机械瓣者；④单个中危因素：应用阿司匹林 75 ~ 300mg/d 或华法林 2.5 ~ 5mg/d（INR 2 ~ 3）者；⑤任何高危因素或多个中危因素：应用华法林 2.5 ~ 5mg/d（INR 2 ~ 3）者；⑥孤立性 AF：栓塞风险与普通人群无异者可不予抗凝。

第五节　室性心律失常

一、室性期前收缩

室性期前收缩简称室早，是一种常见的心律失常。

【病因】

室早可见于健康人（24小时动态心电图检出率30%～50%），也可由冠心病、高血压病、心肌病、甲状腺功能亢进等疾病引起，可由药物如洋地黄类药物、抗肿瘤药物、抗精神病药物和电解质紊乱（低钾、低镁血症）等引起。

【临床表现】

部分偶发性室性期前收缩没有明显的不适或仅有原发病的症状，频发室性期前收缩多有心慌、心跳停顿感。长期频发室性期前收缩可引起心脏扩大和心功能不全。心脏听诊可闻及提前出现的心搏，第一心音增强，之后出现长间歇。室性期前收缩可引起桡动脉减弱或消失。

【心电图特点】

1. 提前出现宽大畸形的 QRS 波，其前无相关 P 波。
2. QRS 时间大于 0.12s。
3. T 波与主波方向相反。
4. 代偿间歇完全。

【室早分类】

1. 简单室早

无 RonT 现象；形态单一；单个出现，无室早成对出现。

2. 复杂室早

室性早搏成对出现，甚至出现短阵室速；RonT 现象；多源性室早。

【治疗】

无器质性心脏病的病人偶发室早（简单室早）不必进行药物治疗，症状明显者，应解除病人顾虑，去除诱发因素，必要时短期应用镇静剂、β 受体阻滞剂。

复杂性室早多见于有器质性心脏病病人，强调病因治疗为主，如控制高血压、改善冠脉供血和纠正心功能不全。对多型、成对、成串室早可酌情选用 β 受体阻滞剂及胺碘酮，同时注意补钾、补镁。

二、室性心动过速

【病因】

指起源于希氏束以下的宽 QRS 波心动过速。常见于器质性心脏病，其中冠心病、急性心肌梗死发生率最高（60%～75%），其次易见于心肌病、二尖瓣脱垂和心瓣膜病伴心力衰竭、电解质紊乱、药物中毒。遗传性室性心律失常，如先天性长 Q-T 综合征、Bragad 综合征、儿茶酚胺介导性室速、短 Q-T 综合征，易发生室速、室扑、室颤、甚至猝死。

【临床表现】

患者症状与室速持续时间、室速频率有关。发作时表现为心悸、胸闷、头晕、眼前黑蒙、晕厥及休克甚至阿 – 斯综合征。患者神志淡漠、血压下降，甚至昏迷，心率多在 130 ~ 200 次/分，可有肺部哮鸣音、湿性啰音等肺水肿表现。

【心电图特点】

1. 心室率在 100 ~ 250 次/分，QRS 波宽大畸形，时限≥0.12s，ST 段和 T 波常融为一体不易辨认，T 波与 QRS 主波方向相反。

2. 节律：持续单型性室速者节律规则，R – R 间距相差 20ms 以下；多型性室速节律不规则，R – R 间距相差较大。

3. P 波重叠于 QRS 波群或 ST – T 中，如能分辨 P 波，则多与 QRS 波无关而呈房室分离。P 波偶可传导致心室而引起正常 QRS 波，称心室夺获。心室夺获波与室速波共同形成一个介于两者之间的 QRS 波群，称室性融合波。

【鉴别诊断】

典型室速一般根据心电图表现不难做出诊断，但不典型者需与宽 QRS 波室上性心动过速鉴别，包括室上速伴束支传导阻滞、室内差异性传导或非特异性 QRS 波增宽（如电解质紊乱、药物中毒等）及房室旁路逆传型 AVRT，预激综合征合并房颤。

【急救治疗原则】

1. 首先评估血流动力学是否稳定

（1）血流动力学不稳定者需准备电转复。

（2）血流动力学稳定的宽 QRS 心动过速：明确室速按室速处理；明确室上速伴差异性传导按室上速处理。

（3）预激综合征合并房颤者禁用房室结阻滞剂（腺苷、β 受体阻滞剂、钙离子拮抗剂、利多卡因、洋地黄类药物等），应选择胺碘酮、普罗帕酮或电转复。

（4）无法明确时先按室速处理。

（5）心功能损害者只能选择电转复或胺碘酮，应用胺碘酮之前需除外长 Q – T 综合征。

2. 去除病因及诱因

去除病因和诱因是能否终止室速和预防复发的关键，特别是急性心肌梗死、电解质紊乱和药物中毒等必须及时去除病因及诱因。

【不同类型室速治疗】

1. 多形性室速

视同室颤，可行 1 次非同步电除颤，双向波能量为 150J 或 200J，如除颤后无效，可应用胺碘酮 300mg，快速静脉注射后再重复 1 次电除颤，电量同前。除颤成功，应积极纠正水、电解质及酸碱平衡，维持血钾大于4mmol/L。

2. 尖端扭转型室速

是室性心动过速的特殊类型，发作时QRS波的振幅与波峰呈周期性改变，宛如围绕等电位线连续扭转，故而得名。应先予硫酸镁2g用5%葡萄糖40mL稀释，缓慢静注，后以8mg/min静脉滴注。异丙肾上腺素、阿托品可用于提高窦性心率。亦可临时为心房、心室起搏，并将心率控制在70~100次/分。β受体阻滞剂可用于先天性Q-T延长者所至尖端扭转型室速。需注意的是Ia、Ⅲ类抗心律失常药可使Q-T间期延长，故不宜用。

3. 单形室速

①不伴心绞痛、肺水肿或低血压（收缩压<90mmHg）者胺碘酮150mg缓慢静注不超过10分钟如需要10~15分钟后重复静注150mg，后以1mg/min维持，总量不超过2.2g/d，同时行同步单相波能量50J电除颤；②伴心绞痛、肺水肿或低血压的持续单一形室速，应行同步直流电复律，首次单相波能量100J，如不成功可增加能量。

4. 非阵发性室速

因一般无血流动力学障碍，其治疗原则主要为病因治疗和去除诱因，必要时可应用M受体拮抗剂（如山莨菪碱等）增快窦性心律，此法常能控制本型室速。

三、心室扑动和颤动

【病因】

室扑和室颤是心脏性猝死的常见原因（约占80%），多见于器质性心脏病患者如冠心病、心肌病、心肌炎等，尤其并发心功能不全时也可发生。先天性离子通道疾病如长Q-T综合征、短Q-T综合征、Brugada综合征等，常发生室扑和室颤。严重缺血缺氧、预激综合征合并房颤伴有快速心室率、电击伤、洋地黄中毒、酸碱失衡，以及水、电解质紊乱等均可导致室扑和室颤。

【临床表现】

发病突然，表现为意识丧失、抽搐、呼吸停顿，直至死亡。体检无心音、无大动脉搏动、血压测不到、明显发绀和瞳孔散大。

【心电图特点】

P波、QRS波、ST段及T波无法辨认，仅见相对规则、振幅相等的正弦样波，称为室扑波，频率200~250次/分；持续时间短，多于数秒内蜕变成形态、振幅和间隔绝对不规则的震颤波，称室颤波，频率250~500/分；持续时间短，如不及时抢救，一般心电活动在数分钟内迅速消失。

【治疗】

1. 心肺复苏和电除颤

一旦发现室扑和室颤应立即对患者实施徒手心肺复苏；对于住院病人，应立即体外非同步直流电除颤和心肺复苏治疗。

2. 预防心脏性猝死

心肺复苏成功的患者，应积极治疗原发病和改善心功能，并考虑植入体内自动除颤仪（ICD）以防心脏性猝死。

【证候诊断】

1. 心胆气虚

症状：心悸不宁，善惊易恐，坐卧不安，少寐多梦而易惊醒，食少纳呆，恶闻声响。

舌脉：苔薄白，脉细略数或细弦。

2. 心血不足

症状：心悸气短，头晕目眩，少寐多梦，健忘，面色无华，神疲乏力。

舌脉：舌淡红，脉细弱。

3. 心阳不振

症状：心悸不安，胸闷气短，动则尤甚，面色苍白，形寒肢冷。

舌脉：舌淡苔白，脉虚弱，或沉细无力。

4. 心血瘀阻

症状：心悸，胸闷不适，心痛时作，痛如针刺，唇甲青紫。

舌脉：舌质紫暗或有瘀斑，脉涩或结或代。

【分证论治】

1. 心胆气虚

治法：镇惊定志，养心安神。

方药：桂枝甘草龙骨牡蛎汤和磁朱丸。常用药桂枝15g，炙甘草15g，生龙骨30g（先煎），生牡蛎30g（先煎），灵磁石30g（先煎），朱砂0.6g（冲），石菖蒲15g等。

2. 心血不足

治法：养心安神。

方药：归脾汤。常用药生黄芪30g，党参15g，炒白术15g，茯苓15g，当归10g，炙甘草10g，远志10g，炒枣仁30g等。

3. 心阳不振

治法：温补心阳，安神定悸。

方药：参附汤合桂枝甘草汤。常用药党参15～30g，制附片15～30g（先煎），桂枝10g，炙甘草15g，山萸肉10g，煅龙骨30g（先煎），煅牡蛎30g（先煎）等。

4. 心血瘀阻

治法：活血化瘀，理气通络。

方药：丹参饮或血府逐瘀汤。常用药丹参30g，檀香6g（后下），砂仁10g（后下）等。

第二十九章

高血压急症

高血压急症是指短时期内（数小时或数天）血压急剧升高，舒张压为 120～130mmHg 或收缩压 >200mmHg，伴有重要器官组织如心脏、脑、肾、眼底、大动脉的严重功能障碍或不可逆性损害。

高血压急症可发生在高血压患者中，表现为高血压危象或高血压脑病；也可发生在其他许多疾病过程中，主要在心、脑血管病急性阶段，例如脑出血、蛛网膜下腔出血、缺血性脑梗死、急性左心室心力衰竭、心绞痛、急性主动脉夹层瘤，以及急、慢性肾衰竭等情况时。在高血压发展过程的任何阶段和其他疾病急症时，出现严重危及生命的血压升高，均需行紧急处理。及时正确处理高血压急症十分重要，可在短时间内使病情缓解，预防进行性或不可逆性靶器官损害，降低病死率。

本病属于中医学薄厥、头痛、头晕等范畴。因体质、诱发因素累及的脏腑器官不同，临床表现多样。核心病机是风阳上扰、夹痰湿瘀、扰神闭窍。

【诊断】

（一）临床分型

1. 高血压危象

（1）血压急剧升高，尤其以收缩压变化明显，常超过 200mmHg，甚至达 260mmHg 以上。

（2）多伴有烦躁不安，面色苍白，多汗，手足颤抖，心动过速等植物神经功能失调的症状或体征。

（3）全身各主要靶器官同时受累，同一患者易发生多个器官急性功能不全的改变，如心绞痛急性发作，急性心力衰竭、肺水肿、急性肾衰竭等。

（4）多易发生在原发性高血压的早期阶段，也可以见于症状性高血压。

2. 高血压脑病

是各种高血压急症中最常见的类型，临床主要表现为：

（1）以急性颅内高压及脑水肿为特征的表现。

（2）首发症状多为剧烈头痛，烦躁不安，眼花耳鸣，同时伴有恶心、呕吐。

（3）重症者可发生短暂性偏瘫、失语、抽搐或昏迷。

（4）血压变化常以舒张压升高较收缩压显著为主，心率大多缓慢。

（二）辅助检查

1. 实验室检查

（1）尿常规：主要包括尿蛋白、红细胞计数、管型及尿比重。

（2）血常规：常规查血红蛋白和红细胞压积。

（3）血液生化：测定血钾、尿素氮、肌酐、尿酸、空腹血糖、血脂，还可检测血浆肾素活性、醛固酮水平。

2. 影像学检查

（1）胸部 X 线：心脏肥厚扩大、主动脉夹层瘤等可从 X 线胸片中找到线索。

（2）心脏超声：可明确左室肥大，主动脉夹层形成，用于评价高血压患者的心脏功能，包括收缩功能、舒张功能和左心室射血分数。

（3）肾脏超声和多普勒：有助于了解肾动脉大小，发现肾动脉狭窄等。

（4）MR 肾血管造影：可明确肾动脉狭窄情况。

（5）脑 CT 及脑 MR：除外脑出血。

【鉴别诊断】

1. 急性左心功能不全

血压急剧升高，可使心脏前、后负荷骤然增加，引起急性左心功能不全或急性肺水肿。

（1）血压升高明显，患者可出现突发性呼吸困难，不能平卧。

（2）剧烈咳嗽，逐渐出现白色或粉红色泡沫痰。

（3）心率增快，两肺可闻及干、湿啰音。

2. 急性冠脉综合征

（1）高血压是冠心病的易患因素之一，冠心病患者伴高血压时可由于血压急剧升高而诱发心绞痛急性发作或心肌梗死。

（2）患者除有心前区疼痛外，常伴有心电图 ST－T 的压低或升高。

（3）对部分疼痛时间长的患者应查心肌标志物。

3. 急性主动脉夹层瘤

（1）此种情况易发生在高血压伴主动脉粥样硬化的基础上，男性患者发病率较高。

（2）最典型的症状为初发夹层部位的突发性、难以忍受的剧烈疼痛，以胸部为多见，疼痛从出现即达高峰，有时不易与急性心肌梗死的胸痛区分。

（3）常出现与血压不相平行的休克表现，即表现为大汗淋漓、颜面苍白、皮肤湿冷及脉搏增快的同时血压常明显偏高，即使发生一过性血压偏低，也很快又回升到较高水平。

（4）部分患者可伴有急腹症或血尿。

（5）如发生急性进行性贫血时，常提示动脉夹层外破裂；突发性外破裂可引起猝死。

4. 急性肾功能不全

（1）无论急进型恶性高血压，还是某些血压持续较高的症状，都有可能发生急性肾功能不全，而原发性高血压患者也可由于长期肾脏受累导致肾功能受损，在某些诱因的作用下发生急性肾衰竭。

（2）此类患者主要特征为尿常规改变及尿素氮、肌酐增高，血电解质紊乱；临床出现水肿、无尿或消化系症状，如食欲不振等；血压较发病前明显增高且药物不易控制。

5. 急性脑血管病

（1）血压过高除可引起高血压脑病外，还可导致一过性脑缺血（TIA）、急性脑出血，在治疗过程中由于血压突升、突降等不稳定因素影响，特别是伴有脑动脉硬化、血脂过高、凝血功能障碍者，易出现急性缺血性脑卒中。

（2）此类患者常表现为突发性头痛、呕吐、失语或肢体运动障碍，重者可昏迷。查体常可发现定位性病理反射，头部 CT 检查常可协助诊断。

【病情评估】

高血压急症患者靶器官损伤与血压急剧升高有密切关系，出现靶器官的损害如急性脑水肿、急性肺水肿、急性肾功能损伤及眼底改变等，表示病情危重。

【证候诊断】

1. 风阳上扰，夹痰夹瘀

症状：头晕胀痛，耳鸣，面红目赤，口苦、便秘，尿赤；或头痛似裂，视物昏花，语言不利，步履不稳；或体胖，喉间痰鸣，辘辘有声。

舌脉：舌红少苔，或苔白厚腻，或舌质暗红，或有瘀斑、瘀点，脉弦或涩或滑数。

2. 阴虚阳亢

症状：头晕目眩，躁扰不宁，便干尿赤，平素腰酸耳鸣，健忘心烦。

舌脉：舌红，苔少或薄黄而干，脉弦细数。

【分证论治】

1. 风阳上扰，夹痰夹瘀

治法：平肝潜阳、柔肝息风。

方药：羚羊钩藤汤。常用药羚羊角粉 0.6～1.2g（冲），钩藤 30g（后下），茯苓 15g，菊花 15g，桑叶 10g，川贝母 10g，生甘草 10g，竹茹 10g，生白芍 15g，生地黄 15g。

加减：夹痰湿者，合半夏白术天麻汤；夹瘀者，合血府逐瘀汤。

2. 阴虚阳亢

治法：育阴潜阳，息风活络。

方药：镇肝息风汤加味。常用药怀牛膝 15g，代赭石 15g（先煎），玄参 15g，龟甲 10g（先煎），生龙骨 30g（先煎），生牡蛎 30g（先煎），天冬 10g，白芍 10g，生麦芽 15g，川楝子 10g，茵陈 10g，生甘草 10g。

【救治措施】

（一）一般治疗

1. 患者应卧床休息、吸氧、避免情绪激动。

2. 开通静脉通路，必要时静脉给药。

（二）药物治疗

1. 静脉用降压药

（1）硝普钠：硝普钠可用于各种高血压急症的治疗。能同时直接扩张动脉和静脉，降低前、后负荷。

开始时予 50mg/50mL 浓度以 10μg/min 速度静滴，可立即发挥降压作用。使用硝普钠必须密切观察血压，根据血压水平仔细调节滴注速度。药量稍有改变就可引起血压较大波动。成人有效剂量为 20～300μg/min。停止滴注后，作用仅维持 3～5 分钟。

在通常剂量下不良反应轻微，可出现恶心、呕吐、肌肉颤动等症状。滴注部位如药物外渗可引起局部皮肤和组织反应。硝普钠在体内红细胞中代谢产生氰化物，长期或大剂量使用应注意可能发生硫氰酸中毒，尤其在肾功能损害者中更易出现。

（2）硝酸甘油：硝酸甘油主要用于急性心力衰竭或急性冠脉综合征并发高血压急症的治疗，可扩张静脉和选择性扩张冠状动脉与大动脉。

开始时以 10μg/min 速度静滴，然后每 5～10 分钟增加滴注速度，至 20～50μg/min。降压起效迅速，一般不超过 200μg/min。停药后数分钟作用消失。不良反应有心动过速、面部潮红、头痛和呕吐等。

也可选用其他硝酸酯类药物，如单硝酸异山梨酯 1～2mg/h 开始时以微量泵泵入，根据患者的反应调整剂量，最大剂量为 8～10mg，用药期间需密切观察患者的心率及血压。

（3）尼卡地平：尼卡地平主要用于高血压危象或急性脑血管病时并发的高血压急症的治疗。二氢吡啶类钙离子拮抗剂作用迅速，持续时间较短，降压作用同时可改善脑血流量。

开始时可从每分钟 0.5μg/kg 静脉滴注，逐步增加剂量到每分钟 6μg/kg。不良作用有心动过速、面部潮红等。

（4）地尔硫䓬：地尔硫䓬主要用于高血压危象或急性冠脉综合征的治疗。属非二氢吡啶类钙离子拮抗剂，降压同时具有改善冠状动脉血流量和控制快速性室上性心律失常的作用，

配制成 50mg/500mL 浓度，以 5～15mg/h 速度静滴，可根据血压变化调整速度。副作用有头痛、面部潮红等。

（5）拉贝洛尔：拉贝洛尔主要用于妊娠或肾衰竭时高血压急症的治疗。兼有 α 受体阻滞作用的 β 受体阻滞剂，起效较迅速（5～10 分钟起效），且持续时间较长（3～6 小时）。

开始时缓慢静脉注射 50mg，以后可以每隔 15 分钟重复注射，总剂量不超过 300mg，也可以每分钟 0.5～2mg 速度静脉滴注。不良反应有头晕、体位性低血压、心脏传导阻滞等。

（6）乌拉地尔：为苯唑嗪取代的尿嘧啶，具有外周和中枢双重降压作用，在外周主要阻断突触后 α_1 受体，使血管扩张显著降低外周阻力，同时也有较弱的突触前 α_2 阻滞作用，阻断儿茶酚胺的收缩血管作用（不同于哌唑嗪的外周作用）；中枢作用主要通过激动 5-羟色胺 1A（5-HT1A）受体降低延髓心血管中枢的交感反馈调节（不同于可乐定的中枢作用）。

　　缓慢静注乌拉地尔针剂 10～50mg，监测血压变化，降压效果应在 5 分钟内即可显示。若效果不够满意，可重复用药。持续静脉点滴或使用输液泵以维持血压稳定，输入速度可根据病人的血压酌情调整。推荐初始速度为 2mg/min，维持速度为 9mg/h。

　　应注意，迅速降压对于患者有极大的危险，目标是在 2～4 小时将舒张压降至 100～110mmHg，除非有特殊情况需要静脉降压治疗，否则多数情况下使用口服降压药。

2. 口服降压药

　　可选用利尿剂、β 受体阻滞剂、钙离子拮抗剂、血管紧张素转换酶抑制剂和血管紧张素 Ⅱ 受体拮抗剂等抗高血压药物口服治疗。

　　（1）硝苯地平：钙离子拮抗剂，可单独或配伍其他抗高血压药物同用，系短效、速效、作用较强的降压药。作用机制为通过减少通道开放数目，阻滞胞外 Ca^{2+} 内流，降低胞内 Ca^{2+} 的浓度而使血管平滑肌松弛、血压下降。患者口服或舌下含服 10mg，约口服后 20～30min、舌下含服后 3～5min，出现最大降压作用。此药容易出现血压波动大、心率加快、心悸等不良反应。因此，仅少数急需降压情况下应用，一般使用硝苯地平缓释或控释制剂，每日 2 次，避免舌下含服。

　　（2）卡托普利：血管紧张素转换酶抑制剂适用于各型高血压，主要作用机制为抑制循环及局部组织中的肾素血管紧张素系统，减少缓激肽的降解，抑制交感神经递质的释放。口服从小剂量开始，每次 6.25～12.5mg，以免血压陡降，以后每次 25mg，每日 2～3 次。干咳、皮疹、瘙痒、嗜酸性粒细胞增多、味觉缺失等不良反应，停药后可自行消失。双肾动脉狭窄患者禁用。

　　（3）美托洛尔：属 β 受体阻滞剂，适用于原发性高血压，以及继发于冠心病心绞痛、心肌梗死后的高血压的治疗，也可合用其他抗高血压药物。口服剂量每次 50mg，每日 1 次。长期使用者若骤然停药，可使心绞痛加剧，甚至诱发急性心梗。

　　（4）缬沙坦：血管紧张素 Ⅱ 受体拮抗剂，较 ACEI 类药物的优点是没有咳嗽等副作用，每次 80～160mg，每日 1 次。

　　（5）呋塞米：属利尿剂，可通过降低血浆容量及心排血量使血压下降，每次 20mg，每日 1 次。患者应注意预防丢钾引起的低钾血症。此药可配伍螺内酯每次 20mg 同服。

　　降压的目标是在 2～4 小时内将舒张压降至 100～110mmHg，或用 2～3 天将血压控制正常。

第三十章

急性脑卒中

急性脑卒中是急诊科的常见病、多发病,是以局部脑血液循环障碍为主要表现的一组脑血管病,病变呈急性或亚急性。本病在临床多分为缺血性中风和出血性中风。其中,缺血性中风主要见于动脉硬化性脑梗死和脑栓塞等;而出血性中风常见于高血压性脑出血和蛛网膜下腔出血,本章节主要论述短暂性脑缺血发作、急性脑梗死、急性脑出血。

本病可见于中医学中风范畴,脑络不通是中风的病机。病因与虚、瘀、痰、火、风有关,但其核心病机是元气不足、瘀痰内阻、化毒损络。本病虚实互存,以虚为主。

【诊断】

(一) 临床表现

1. 短暂性脑缺血发作

短暂性脑缺血发作(Transient Ischemic Attack,TIA)是由颅内血管病变引起的一过性或短暂性、局灶性脑或视网膜功能障碍。本病一般发病突然,局灶性脑或视网膜功能障碍的症状可持续 10~15 分钟,多在 1 小时内恢复正常,不超过 24 小时。不遗留神经功能缺损症状和体征,多有反复发作的病史。结构性影像学(CT、MRI)检查无责任病灶。TIA 的症状多种多样,取决于受累血管的分布。

颈内动脉系统的 TIA:多表现为单眼或(同侧)大脑半球症状。视觉症状表现为一过性黑蒙、雾视、视野中有黑点或有时眼前有阴影摇晃及光线变暗。大脑半球症状多为一侧面部或肢体的无力或麻木,可以出现言语困难(失语)和认知及行为功能的改变。

椎基底动脉系统的 TIA:通常表现为眩晕、头晕、构音障碍、跌倒发作、共济失调、异常的眼球运动、复视、交叉性运动或感觉障碍、偏盲或双侧视力丧失,而临床孤立的眩晕、头晕或恶心很少由 TIA 引起。椎基底动脉缺血的患者可能有短暂的眩晕发作,且同时伴有其他神经系统症状或体征,较少出现晕厥、头痛、尿便失禁、嗜睡、记忆缺失或癫痫等症状。

2. 急性脑梗死

(1) 临床表现:

1) 多数在静态下急性起病;动态起病者以心源性脑栓塞多见,部分病例在发病前可有 TIA 发作;

2) 病情多在几小时或几天内达到高峰,部分患者症状可进行性加重或波动;

3）临床表现决定于梗死灶的大小和部位，主要为局灶性神经功能缺损的症状和体征，如偏瘫、偏身感觉障碍、失语、共济失调等，部分可有头痛、呕吐、昏迷等全脑症状。

（2）临床分型：由于脑梗死的部位及范围、侧支循环代偿能力、继发脑水肿等的差异，可有不同的临床病理类型，故其治疗有很大区别，这就要求在急性期，尤其是超早期（<3~6小时）迅速准确分型。

牛津郡社区卒中研究分型（OCSP）可不依赖影像学结果，在常规 CT、MRI 未能发现病灶时其就可根据临床表现迅速分型，并提示闭塞血管和梗死灶的范围和部位，简单易行，对指导治疗、评估预后有重要价值。

完全前循环梗死（TACI）：表现为三联征，即完全大脑中动脉综合征（MCA）的表现。大脑较高级神经活动障碍（意识障碍、失语、失算、空间定向力障碍等）；同向偏盲；对侧三个部位（面、上肢与下肢）较严重的运动和（或）感觉障碍。多为 MCA 近段主干，少数为颈内动脉虹吸段闭塞引起的大片脑梗死。

部分前循环梗死（PACI）：有以上三联征中的两个，或只有高级神经活动障碍，或感觉运动缺损较 TACI 局限，提示是 MCA 远段主干、各级分支或大脑前动脉（ACA）及分支闭塞引起的中、小梗死。

后循环梗死（POCI）：可表现为不同程度的椎基底动脉综合征。表现为同侧脑神经瘫痪及对侧感觉运动障碍、双侧感觉运动障碍、双眼协同活动及小脑功能障碍、无长束征或视野缺损等，为椎基底动脉及分支闭塞引起的大小不等的脑干、小脑梗死。

腔隙性梗死（LACI）：表现为腔隙综合征，如纯运动性轻偏瘫、纯感觉性脑卒中、共济失调性轻偏瘫、手笨拙-构音不良综合征等。大多是基底节或脑桥小穿通支病变引起的小腔隙灶。

3. 脑出血

（1）急性期全脑症状：脑出血好发年龄为 50~70 岁，患者多有高血压病史，多在活动中或情绪激动时突然起病，发病后常于数分钟至数小时达到高峰。重症者血压常明显升高，出现头痛、呕吐、意识障碍、脑膜刺激征，有明确的局灶性神经功能缺损，迅速出现高热、上消化道出血等并发症。

（2）急性期的局限性神经症状：因出血部位的不同而表现各异，如基底节区出血，典型临床表现为对测"三偏"（偏瘫、偏身感觉障碍、偏盲）。脑叶出血则局灶或全身性癫痫发作的概率较高。脑室出血轻者可仅有头痛、恶心、呕吐、颈项强直、脑膜刺激征阳性，临床上易与蛛网膜下腔出血相混淆。严重者可突然昏迷、高热、肌张力增高、皮肤苍白、发绀或大汗、瞳孔缩小或忽大忽小、眼肌麻痹及双侧病理反射征阳性，有时伴去大脑性强直，呼吸先深慢后变浅快，患者可于较短时间内死于脑疝。

（二）辅助检查

1. 血液检查
血常规、血小板计数、凝血功能、血糖、血脂等有助于本病的诊断。

2. 影像学检查
脑的影像学检查可以直观地显示脑梗死的范围、部位、血管分布、有无出血、陈旧和新鲜梗死灶等，帮助临床判断组织缺血后是否可逆及血管状况，以及血流动力学改变，帮助患者选择溶栓、评估继发出血的危险程度。

（1）头颅 CT：头颅 CT 平扫是最常用的检查。但是对超早期缺血性病变和皮质或皮质下小的梗死灶不敏感，特别是后颅窝的脑干和小脑梗死更难检出。此法有助于排除与 TIA 类似表现的颅内病变。

头颅 CT 是诊断脑出血安全有效的方法之一，可准确、清楚地显示脑出血的部位、出血量、占位效应、是否破入脑室或蛛网膜下腔及周围脑组织受损的情况。脑出血 CT 扫描示血肿灶为高密度影，边界清楚，CT 值为 75～80Hu；在血肿被吸收后显示为低密度影。临床可采用简便易行的多田公式，根据 CT 影像估算出血量。出血量 = 0.5 × 最大面积长轴(cm) × 最大面积短轴（cm）× 层面数。

（2）头颅 MRI：标准的 MRI 序列（T1、T2 和压水相）对发病几个小时内的脑梗死不敏感。弥散加权成像（DWI）可以早期显示缺血组织的范围、部位，甚至可显示皮质下、脑干和小脑的小梗死灶。早期梗死的诊断敏感性达到 88%～100%，特异性达到 95%～100%。灌注加权成像（PWI）是静脉注射顺磁性造影剂后显示脑组织相对血流动力学改变的成像。灌注加权改变的区域较弥散加权改变范围大，目前认为弥散 - 灌注不匹配区域为半暗带。

3. 脑血管造影

选择性动脉导管脑血管造影（数字减影血管造影，DSA）：是评估颅内外动脉血管病变最准确的诊断手段（金标准）。但脑血管造影价格较昂贵，且有一定的风险，其严重并发症的发生率约为 0.5%～1%。

4. CT 血管成像（CTA）和磁共振血管成像（MRA）

是无创性血管成像新技术，但是不如 DSA 提供的血管情况详尽，且可导致对动脉狭窄程度判断过度。

对小于 50 岁的人群或未发现明确原因的 TIA 患者、或是少见部位出现静脉血栓、有家族性血栓史的 TIA 患者应做血栓前状态的检查，如发现血红蛋白、红细胞压积、血小板计数、凝血酶原时间或部分凝血酶原时间等常规检查异常，需进一步检查其他的凝血指标。

5. 经颅多普勒超声（TCD）

对判断颅内外血管狭窄或闭塞、血管痉挛、侧支循环建立程度有帮助。此法可应用于溶栓治疗的监测，对预后判断有参考意义。

【鉴别诊断】

1. 面瘫

又称吊线风。口僻以口眼㖞斜、目不能闭、口角流涎为主要临床表现，起病突然，一年四季均可发生，以春、秋两季为多见，发病以青壮年为多，发病前多有明显的局部受凉、风吹等诱因。与脑卒中的临床表现、起病原因、发病年龄等明显有别。脑卒中也有以口眼㖞斜为主要表现者，但多以中老年人为主，且多伴有言语謇涩或不语、偏身麻木或神昏等症。

2. 癫痫

癫痫患者虽起病急骤出现突然昏仆倒地，但神昏多为时短暂，移时自行苏醒，醒后如常人。中风患者昏仆倒地，其神昏症状重，持续时间长，多难以自行苏醒。癫痫患者多伴有肢体抽搐、口吐白沫、四肢僵直、两手握拳、双目上视、小便失禁，一般无半身不遂、口舌㖞斜等症，发病者以儿童、青少年居多，且有多次相似发作的病史。应当注意的是，少数中风先兆发作的患者与部分癫痫的发作症状相似。年龄在40岁以上，首次发作者，应注意观察，并进行必要的检查，以资鉴别。

【病情评估及高危因素】

1. 病情严重度评估

（1）进展性脑卒中甚至出现昏迷、渐进性昏迷者病情较重。

（2）出现严重的并发症如上消化道大出血、重症肺炎、严重脑水肿、高热等症者预示病情危重。

2. 高危因素

（1）全身情况：老年、高血压、高脂血症、糖尿病、家族史及高胱氨酸血症等。

（2）脑动脉或静脉畸形、颅内小血管瘤、脑淀粉样变、颈动脉狭窄。

（3）心房颤动、心内膜炎、高凝状态。

【证候诊断】

1. 瘀阻络脉，腑实不通

症状：半身不遂，口舌㖞斜，言语謇涩或不语，感觉减退或消失，头痛目眩，咳痰或痰多，腹胀，便干便秘。

舌脉：舌质暗红苔黄腻，脉弱滑或偏瘫侧弦滑而大。

2. 元气不足，瘀血内闭

症状：半身不遂，口舌㖞斜，语言謇涩或不语，感觉减退或消失，神昏，痰鸣，二便自遗，周身湿冷。

舌脉：舌质紫暗苔白腻，脉沉缓滑。

3. 胃热炽盛（合并消化道出血）

症状：吐血鲜红或紫暗，常夹有食物残渣，大便色黑，脘腹胀闷，嘈杂不适，甚则作痛，口臭，便秘。

舌脉：舌质红苔黄腻，脉滑数。

4. 气不摄血（合并消化道出血）

症状：吐血缠绵不止，时轻时重，血色暗淡，神疲乏力，心悸气短，面色苍白。

舌脉：舌质淡，脉细弱。

5. 痰热壅肺（合并肺部感染）

症状：咳嗽咳痰，痰性状为脓、黏脓或黏浊痰，常不易咳出，或兼有发热，流涕，咽痛，口渴，尿黄，便干。

舌脉：舌质红苔黄，脉弦滑数。

【中医救治】

（一）超早期、早期

超早期（发病 6 小时以内）、早期（发病 6 小时至 3 天）患者可根据辨证选择中药注射液、针灸、汤药治疗。

1. 中药注射液

闭证：醒脑静注射液 30mL 和（或）清开灵注射液 40mL 静脉点滴，每日 1 次。

脱证：阳脱者可予醒脑静注射液 20mL 和参附注射液 100mL 静脉点滴，每日 1 次；阴脱者可予醒脑静注射液 20mL 和参麦注射液 100mL 静脉点滴，每日 1 次。

2. 针灸

通用穴：人中、四神聪、百会、风池、劳宫等穴。

专用穴：痰浊壅盛证者可选中脘、丰隆、列缺、廉泉等穴。

便秘者，加支沟、通里；呕吐明显者，加曲池、合谷。

3. 方药

参附汤加味。常用药红参 10g（另煎），制附片 15g（先煎），川芎 15g，桃仁 10g，胆南星 10g，大黄 5g（后下），天麻 15g 等。

（二）分证论治

1. 瘀阻络脉，腑实不通

治法：活血通络，通腑泄热。

方药：血府逐瘀汤合小承气汤。常用药当归 15g，赤芍 15g，牛膝 15g，生地黄 15g，桃仁 10g，枳实 10g，柴胡 10g，桔梗 10g，川芎 10g，川红花 10g，生大黄 6g（后下），厚朴 10g，甘草 10g。

2. 元气不足，瘀血内闭

治法：大补元气，活血醒脑。

方药：补阳还五汤加味。常用药黄芪 30g，红参 10g（另煎），当归 15g，生地黄 15g，赤芍 15g，地龙 15g，川芎 10g，川红花 10g，桃仁 10g。

3. 胃热炽盛（合并消化道出血）

治法：通腑泄热。

方药：三黄泻心汤。常用药大黄 15g（后下），黄连 15g，黄芩 15g。

4. 气不摄血（合并消化道出血）

治法：益气摄血。

方药：甘草人参汤。常用药甘草 15g，红参 30g（另煎），三七粉 6g（冲）。

5. 痰热壅肺（合并肺部感染）

治法：清肺化痰。

方药：清金化痰汤。常用药陈皮 10g，茯苓 15g，全瓜蒌 15~30g（打），浙贝 10g，桔梗 10g，黄芩 10g，栀子 10g，甘草 10g。

（三）针灸治疗

穴位：廉泉、风池、阿呛等穴。

阿呛穴位于咽喉部前正中线上，甲状软骨与环状软骨中间的凹陷中。针刺时，患者取去枕仰卧位，操作者站在患者一侧，以左手食指指尖从喉结滑至其下方凹陷中即是阿呛穴。常规消毒，左手固定穴位，右手持直径 0.3mm 长 40mm 毫针直刺约 8~12mm，至针下有落空感后，再缓慢进针至有阻力感时（此时针尖已至咽后壁）行雀啄强刺激手法，诱发患者出现剧烈的咳嗽后立即出针，每隔 1~2 日治疗 1 次，5 次为 1 疗程。

【救治措施】

（一）一般治疗

一般治疗包括生命支持和并发症的处理。

1. 控制血压

首先是低血压的调控，当收缩压 <90mmHg 时，应予等张盐水和胶体溶液扩容治疗。同时监测中心静脉压或肺动脉楔压。其次为高血压的调控，发病早期血压可以暂时性升高，有利于改善缺血水肿区域的血流灌注，此时无需降压药物。当收缩压 >220mmHg 或舒张压 >120mmHg 时，应及时处理，以防止继发出血。

2. 控制血糖

脑梗死急性期以高血糖多见，应常规检查血糖。当血糖 >11mmol/L 时，应立即给予胰岛素降血糖治疗，降糖速度不宜过快，注意监测血糖水平，通常维持在 6~9mmol/L。

3. 防治肺部感染、尿路感染和褥疮

合并感染者宜选用适当抗生素控制感染。

4. 保持呼吸道通畅，改善通气功能

持续监测血氧饱和度，保持 $SpO_2 \geqslant 95\%$。定期监测动脉氧分压和二氧化碳分压，必要时予呼吸机辅助呼吸，以减轻脑缺氧。

5. 平衡电解质

纠正水、电解质与酸碱失衡。

6. 控制体温

可达到降低脑代谢、减轻脑损伤之目的；可应用药物退热或物理降温方法控制体温。

（二）对症治疗

1. 缺血性脑卒中

（1）控制危险因素。

（2）药物治疗。

1）抗血小板聚集药物：

①阿司匹林（ASA）：国内 CAST 试验曾提出每日 150mg 的治疗剂量能有效降低脑卒中再发率。

②双嘧达莫（环核苷酸磷酸二酯酶抑制剂，DPA）：DPA 缓释剂联合应用小剂量 ASA 可加强其药理作用。目前，欧洲急性脑卒中治疗指南已将 ASA 和 DPA 缓释剂的复合制剂作为首先推荐应用的药物。

③噻氯匹定：其抗血小板作用与阿司匹林或双嘧达莫不同，不影响环氧化酶，而抑制二磷酸腺苷（ADP）诱导的血小板聚集，但可出现中性粒细胞减少等并发症，故应引起注意。

④氯吡格雷：与噻氯匹定同属 ADP 诱导血小板聚集的抑制剂，但不良反应较前者少，常用剂量为每日 75mg。

2）抗凝药物：房颤、频繁发作 TIA 或椎基底动脉 TIA 或脑梗死患者可考虑选用抗凝治疗。

3）降纤药物：患者有时存在血液成分的改变，如纤维蛋白原含量明显增高，或正值发作早期患者可考虑选用巴曲酶或降纤酶治疗。

4）溶栓治疗：缺血性脑病者应发病后立即就诊，力争在 3～6 小时治疗时间窗内行溶栓治疗。超早期溶栓治疗的治疗意义在于恢复梗死区血液灌流、减轻神经元损伤、挽救缺血半暗带。

①静脉溶栓疗法：常用的溶栓药物包括尿激酶，重组组织型纤溶酶原激活物。后者用法，每次用量 0.9mg/kg，最大剂量不超过 90mg，10% 的剂量先予静脉推注，其余剂量约 60 分钟持续静脉滴注。溶栓适应证包括急性缺血性脑卒中，无昏迷；发病 3 小时内，在 MRI 指导下溶栓可延长至 6 小时；年龄≥18 岁；CT 未显示低密度灶，已排除颅内出血；患者本人或家属同意。禁忌证：TIA 单次发作或迅速好转的脑卒中及症状轻微者；病史和体检符合蛛网膜下腔出血；两次降压治疗后血压仍大于 185/110mmHg；CT 检查发现出血、脑水肿、占位效应、肿瘤和动脉或静脉畸形；患者 14 天内做过大手术或有创伤史，7 天内做过动脉穿刺，有活动性内出血等；正在应用抗凝剂或卒中前 48 小时曾用肝素治疗；病史有血液疾病、出血体质、凝血障碍或使用抗凝药物史。溶栓并发症：梗死灶继发出血、再灌注损伤和脑水肿溶栓再闭塞率高达 10%～20%，但机制不清。

②动脉溶栓疗法：作为卒中紧急治疗手段之一，可在 DSA 直视下进行选择介入动脉溶栓。尿激酶动脉溶栓合用小剂量肝素静脉滴注，可能对出现症状 3～6 小时的大脑中动脉分布区卒中病人有益。

（3）扩容：对于脑血流低灌注所致的急性脑梗死，如分水岭梗死，可酌情考虑扩容治疗，但应注意可能加重脑水肿、心力衰竭等并发症。

（4）整体化治疗：采取支持疗法、对症治疗和早期康复治疗；对卒中危险因素如高血压、糖尿病和心脏病等及时采取预防性干预，减少复发率和降低病残率。

2. 急性脑出血

（1）调控血压：脑出血患者血压的控制并无一定的标准，应视患者的年龄、既往有无高血压、有无颅内压增高、出血原因、发病时间等情况而定。一般可遵循下列原则：

1）脑出血患者不要急于降血压，因为脑出血后的血压升高是对颅内压升高的一种反射性自我调节，应先降颅内压后，再根据血压情况决定是否进行降血压治疗。

2）血压≥200/110mmHg 时，在降颅压的同时可慎重平稳降血压治疗，使血压维持在略高于发病前水平或 180/105mmHg 左右；收缩压在 170～200mmHg 或舒张压 100～110mmHg 者，暂时尚可不必使用降压药，先脱水降颅压，并严密观察血压情况，必要时再用降压药。降血压药物应避免选用硝苯地平、硝酸甘油等具有明显扩张脑血管、加重脑水肿作用的药物。血压降低幅度不宜过大，否则可能造成脑低灌注。收缩压＜165mmHg 或舒张压＜95mmHg 者，不需降血压治疗。

3）血压过低者应升压治疗，以保持脑灌注压。

4）脑出血恢复期应积极治疗高血压病，尽可能使血压降至正常水平。

（2）脱水降颅压：对颅内压增高和脑水肿者，选用20%甘露醇250mL 于 30 分钟内静脉滴注完毕，并依照病情或出血量的多少，每4～6 或 6～8 小时 1 次，持续 7～10 天；60 岁以上老人剂量可酌情减半，用药过程中应注意监测肾功能。速尿（40～60mg）或依他尼酸钠（25～50mg）溶于50%葡萄糖20～40mL 静注，每 6～8 小时 1 次，最好与脱水剂在同一天内定时交替应用，可增强脱水作用和延长脱水时间，但要注意该药可引起电解质紊乱。甘油果糖脱水作用温和，没有反跳现象，适用于肾功能不全者，可用 250～500mL 静滴，每日 1～2次，5～10 天为 1 疗程。

（3）亚低温治疗：于头部和颈部大血管处放置冰帽、冰袋或冰毯，以降低脑部温度和新陈代谢，有利减轻脑水肿和降低颅内压等。亚低温治疗时体温应控制在 34℃～36℃。

（4）合并消化道出血时，可早期下胃管引流胃内容物，并同时灌入云南白药，亦可鼻饲去甲肾上腺素 4～8mg 冰盐水 100mL 等。静脉用制酸止血药。

（5）手术治疗：主要采用的方法有去骨瓣减压术、小骨窗开颅血肿清除术、钻孔或锥孔穿刺血肿抽吸术、内镜血肿清除术、微创血肿清除术和脑室出血穿刺引流术。

手术适应证：①基底节出血，中等量出血（壳核出血≥30mL、丘脑出血≥15mL）可根据病情、出血部位和医疗条件，在合适时机选择微创穿刺血肿清除术或小骨窗血肿清除术，大量出血或脑疝形成者，多需外科行去骨瓣减压术，以挽救生命；②小脑出血易形成脑疝，出血量≥10mL 或直径≥3cm 或合并脑积水者，应尽快手术治疗；③重型脑室出血，需行脑室穿刺引流加腰穿放液治疗。

【调护】

加强护理是提高临床治愈率、减少并发症、降低病死率和病残率的重要环节。急性期病人宜卧床休息，并密切观察病情变化，注意神志、瞳孔、呼吸、脉搏、血压的情况。尤其是中脏腑患者要密切观察病情，重点注意神志、瞳神、气息、脉搏等情况，以了解闭、脱的转化。

保持呼吸道通畅和肠道的通畅。勤为病人翻身拍背，做好口腔护理，防止肺部、口腔、皮肤及泌尿系统感染。

应注意偏瘫急性期患者的良肢位设计，对于抑制肢体痉挛、预防肩关节半脱位、早期诱发分离运动等起到重要作用。

病人神志转清或病情稳定后，应尽早进行系统、正规的言语及肢体功能的康复训练，可配合针灸、推拿等中医传统方法。语言不利者，宜加强语言训练，以循序渐进为原则。

【病案介绍】

全某，女，54 岁。

主诉：右侧半身不遂 9 小时。

现病史：患者 6 点晨起时无明显诱因突发头晕，恶心，呕吐胃内容物，右侧半身不遂，偏身麻木，言语謇涩，口眼㖞斜，无意识障碍、二便失禁及抽搐，送至社区医院考虑急性脑血管病，给予对症支持治疗（具体不详），由于条件有限，无法行头颅 CT 扫描，遂转至我院。来院后行头颅 CT 示：左侧基底节片状高密度影，考虑脑出血，量约 30mL，左侧脑室受压，中线结构居中。

入观症见：神情呆滞，反应迟钝，头晕，右侧半身不遂，偏身麻木，言语謇涩，口眼㖞斜，无呕吐、发热、抽搐，二便调，舌暗红苔黄厚腻，脉弦。

既往病史：否认高血压、糖尿病、冠心病史，否认肝炎、结核病史，否认药物及食物过敏史。

体格检查：T 36.5℃，P 75 次/分，R 12 次/分，BP 150/100mmHg。

一般情况：神志清楚，构音不清，右侧鼻唇沟变浅，双侧瞳孔等圆等大，直径 3mm，对光反射灵敏。颈软，无抵抗。双肺呼吸音清，未闻及干、湿啰音。心界无扩大，心率 75 次/分，律齐，各瓣膜区未闻及病理性杂音。腹软，无压痛及反跳痛，肝脾肋下未触及，无输尿管点压痛，肠鸣音正常。

神经系统：眼球向右侧凝视；右侧深浅感觉减退；右侧肢体肌力 0 级，左侧肢体肌力 Ⅲ 级，肌张力正常；右侧巴宾斯基征阳性；脑膜刺激征阴性。

辅助检查：凝血系列无异常，头颅 CT 示左侧基底节片状高密度影，考虑脑出血，量约 30mL，左侧脑室受压，中线结构居中。

中医诊断：中风，中经络；肝风上扰，痰热腑实。

西医诊断：左侧内囊脑出血。

处理方案：调控血压，降低颅内压，营养支持，保持大便畅通，改善脑代谢等。急则治其标，清开灵静点以清热解毒，开窍豁痰。方药以平肝息风，化痰通络为主。钩藤 15g（后下），桑叶 10g，薄荷 10g，杭白芍 15g，杭菊 10g，地龙 30g，全虫 6g，蜈蚣 2 条，草决明 15g，珍珠母 30g（先煎），远志 10g，石菖蒲 10g，陈皮 10g，黄芩 10g，黄连 3g，三七粉 2g（冲）。

随症加减治疗 2 周，患者手足已伸缩自如，发音吐字能辨清，能够表达自己的不适。出院后继续治疗 1 个月，病人已能流利发音，手臂能上举，自己能走路，上下楼梯已不用扶栏杆，从通州来院就诊可不用家属陪同，独自安全行走。

第三十一章

癫痫持续状态

癫痫持续状态，是癫痫连续发作之间意识尚未完全恢复又频繁再发，或癫痫发作持续30分钟以上不自行停止。任何类型的癫痫均可出现癫痫持续状态，通常是指全面性强直－阵挛发作持续状态，表现为强直－阵挛发作反复发生，意识障碍（昏迷）伴高热、代谢性酸中毒、低血糖、休克、电解质紊乱（低血钾、低血钙等）和肌红蛋白尿等，可发生脑、心、肝、肺等多器官功能衰竭，自主神经和生命体征改变。

【诊断】

1. 临床表现

强直－阵挛性发作（GTCS）：简称大发作，是最常见的发作类型之一，以意识丧失和全身对称性抽搐为特征。发作可分三期。

（1）强直期：患者突然意识丧失，常伴一声大叫而摔倒，全身骨骼肌强直性收缩，颈部及躯干自前屈转为角弓反张，上肢上举后旋转为内收前旋，下肢自屈曲转变为强烈伸直及足内翻；呼吸肌强直收缩导致呼吸暂停，面色由苍白或充血转为青紫，眼球上翻；持续10～30秒后肢端出现细微震颤，待震颤幅度增大并延至全身，即进入痉挛期。

（2）阵挛期：在强直期后，表现为全身反复、连续、短促的猛烈屈曲性痉挛，每次均可伴有叫声，舌常被咬伤；阵挛持续约30秒，然后次数逐渐减少而停止发作；最后一次强烈阵挛后，抽搐突然终止，所有肌肉松弛。在以上两期中可见心率加快，血压升高，汗液、唾液和支气管分泌物增多，瞳孔扩大等自主神经征象；呼吸暂时中断，皮肤自苍白转为发绀，瞳孔散大、对光反射及深、浅反射消失，病理反射阳性。

（3）痉挛后期：阵挛期以后尚有短暂的强直痉挛，造成牙关紧闭和大小便失禁；呼吸首先恢复，心率、血压、瞳孔等恢复正常，肌张力松弛，意识逐渐苏醒，自发作开始至意识恢复约历时5～10分钟；清醒后常感到头昏、头痛、全身酸痛和疲乏无力，对抽搐全无记忆；不少患者发作后即进入昏睡，个别患者在完全清醒前有自动症或暴怒、惊恐等情感反应。

2. 脑电图

发作间期为痫样放电，可有尖波、尖慢波、棘波、棘慢波、多棘慢波等；强直期EEG为逐渐增强的弥漫性10Hz/s波；阵挛期为逐渐变慢的弥漫性慢波，附有间歇发作的成群棘波；痉挛后期呈低平记录。

3. 诊断要点

（1）发作时突然昏倒，项背强直，四肢抽搐；或仅两目瞪视，呼之不应，或头部下垂，肢体无力。

（2）起病急骤，醒后如常人，反复发作。

（3）多有家族史、脑外伤史或脑血管病后遗症史，每因惊恐、劳累、情志过极等诱发。

（4）发作前常有眩晕、胸闷等先兆。

（5）脑电图检查有阳性表现，有条件者可行 CT、磁共振检查。

【鉴别诊断】

1. 破伤风

由于破伤风杆菌侵入伤口，其毒素侵袭神经系统而引起局部及全身出现痉挛和抽搐。主要表现为牙关紧闭、面部呈苦笑状，张口及咽下困难，全身角弓反张，但神志清楚，刺激可诱发加重；而癫痫表现为阵发性精神恍惚，甚则突然仆倒，昏不知人，口吐涎沫，两目上视，四肢抽搐，或口中怪叫，不定时反复发作。

2. 一过性晕厥

一过性晕厥除见突然仆倒、昏不知人外，还伴有面色苍白、四肢厥冷、冷汗出、两目上视、四肢抽搐和病作怪叫之见症，无口吐涎沫，多因血管神经功能失调，短暂性脑供血不足引起。且脑电图检查无阳性发现，而癫痫有特征性改变。

【救治措施】

（一）中医急救

1. 开窍复苏

（1）通关开窍：以通关散少许，吹入鼻内，取喷嚏而开窍。此散用于昏仆抽搐之实证者。脱证者禁用，孕妇慎用。

（2）取嚏开窍：若无通关散，可用棉签、羽毛、消毒导管等徐徐插入病人鼻孔内，令其取嚏复苏。

（3）针刺开窍：轻者指压或针刺人中穴即可缓解，重者可辨证救治。取人中、风池、内关、照海等穴，强刺激以复苏。

2. 息风解痉

（1）医痫丸：每次 6g，化后吞服或鼻饲。此丸对痫病昏仆抽搐者有效。

（2）紫雪散、至宝丹：化后鼻饲或冲服，每次各 1 丸。

（3）醒脑静注射液 20～40mL 或清开灵注射液 30～50mL 加 5% 糖盐水或葡萄糖注射液 500mL 静脉滴注，每天 1～2 次，用于癫痫持续状态或长时间不易苏醒者。参附注射液 50～100mL 加入 5% 葡萄糖注射液或者生理盐水 500mL 静脉滴注，用于阴痫患者的治疗。

（二）西医治疗

1. 急救原则

（1）迅速终止癫痫发作：选用奏效快、作用强、副作用小，能保持有效的血药浓度、对呼吸循环抑制作用最小、不影响患者觉醒、足量的抗癫痫药物静脉给药。

（2）注意生命支持治疗，防治并发症。保持呼吸道通畅，给氧，监测生命体征，建立静脉通路，并对脑水肿、代谢性酸中毒、呼吸衰竭、高热等及时对症处理。

（3）预防再发：发作控制后应给予适当抗癫痫药物、足够的剂量维持治疗，防止复发。

（4）病因治疗：积极寻找病因，治疗原发疾病，避免诱发因素。

2. 药物治疗

一经确定为癫痫持续状态，应尽快控制发作。尤其是全身强直－阵挛性发作持续状态、儿童偏侧癫痫持续状态应迅速终止发作，治疗越早越好。通常首选安定（地西泮）静脉注射。亦可开始用起效快的短效药物，同时并用起效慢而长效的药物。首剂药要足量，力争在最短期内控制发作。

具体用药：安定（地西泮）静脉注射成人首剂 10～20mg，注射速度 2～5mg/min，如癫痫持续或复发，可于 15 分钟重复静脉注射，或用安定 100～200mg 加入 5% 葡萄糖溶液（或生理盐水）500mL，于 12 小时内缓慢静脉滴注。应用安定应注意：①本药肌肉注射吸收不恒定，故不宜肌肉注射；②有呼吸抑制作用，特别是与苯巴比妥或水合氯醛联用时；③快速静脉滴注有降压作用；④能促进呼吸道分泌物增多；因此应用安定时一定要密切观察呼吸、心率、血压的变化，注意翻身和吸痰等。

还可选用劳拉西泮、苯妥英钠、苯巴比妥、丙戊酸钠、水合氯醛等药物控制癫痫持续状态。

【调护】

1. 发作期护理

痫病患者突然出现神志不清，抽搐吐涎时，应立即将其置于安全舒适之处，解开其衣领，将头偏向一侧，去掉义齿，放置物垫，以免舌部咬伤，及时清理口鼻腔内涎沫，保持气道通畅以防窒息。

对昏仆抽搐频繁发作的病人，同时加用床档等保护措施，以免翻坠发生跌伤和碰伤。不要强行限制发作，如在肢体抽搐时不能将肢体用力按压或屈曲，避免意外伤害。

保持病房安静，光线柔和适宜，避免声、光刺激。

2. 间歇期的心理护理与调摄

痫病患者因疾病反复发作而心理负担沉重，情绪低落，对治疗失去信心，因而应做好病人的心理护理。首先帮助患者寻找发病诱因及发病规律，其次用适当的方式方法解释开导，解除患者心理上的负担，使患者正确认识疾病，克服诱因，从容对待病情，树立战胜疾病的信心。

各种治疗、护理操作尽量做到轻、稳、准，减少其痛苦，消除胆怯心理，避免各种不良精神刺激，保持患者愉快的情绪。

本病患者不宜从事高空、驾驶及水上工作，亦应注意远离火源、水源，避免脑外伤；外出时以二人同行为宜，以防意外。

第三十二章

糖尿病急症

第一节　糖尿病酮症酸中毒

糖尿病酮症酸中毒（diabetic ketoacidosis，DKA）是由于胰岛素分泌不足及升血糖激素不适当升高，引起糖、脂肪和蛋白代谢紊乱，以至水、电解质和酸碱平衡失调，以高血糖、高血酮和代谢性酸中毒为主要表现的临床综合征。是糖尿病的一种严重且常见的急性并发症。

本病可见于中医的呕吐、神昏等病证中，病性特点是虚实互存，核心病机为气阴两伤、毒伤脏真。

【诊断】

1. 临床表现

（1）既往有糖尿病史，偶有患者无糖尿病史而首次出现者。

（2）症状：多数病人烦渴，多饮，多尿，体重下降，乏力，呕吐，尿量减少；少数病人表现为明显腹痛。

（3）体征：高通气或者呼吸困难；酸中毒引起 Kussmaul 呼吸，呼吸深快，呼气有烂苹果味；病情进一步发展，出现严重失水，皮肤黏膜干燥，眼球下陷，脉快而弱，血压下降，四肢厥冷；到晚期，各种反射迟钝甚至消失，终至昏迷。

2. 辅助检查

（1）尿液检查：尿糖、尿酮体阳性，当有肾功能不全或重度 DKA 时应注意尿酮体化验与实际病情可能不相称。可有蛋白尿和管型尿，随 DKA 治疗恢复可消失。注意卡托普利和其他巯基类药物可以使尿酮体检查呈假阳性。正常人饥饿一段时间后也可以出现尿酮体阳性。

（2）血液检查：血糖升高达 16.7 ~ 33.3mmol/L（300 ~ 600mg/dL），超过 33.3mmol/L 时可多伴有高渗状态或肾功能障碍。

（3）动脉血气分析：血 pH 值 < 7.35 甚至达 7 ~ 7.2、剩余碱负值增大、阴离子间隙 AG = （$Na^+ + K^+$） － （$Cl^- + HCO_3^-$），AG 正常值为（12 ± 4）mmol/L。AG > 16mmol/L 示高阴离子间隙代酸、碳酸盐降低。

（4）血电解质：血钠及血氯可降低、升高或正常，血钾在治疗前高低不定，治疗后可出现低血钾，持续 1~2 周。

（5）肾功能：血肌酐及尿素氮可轻、中度升高，一般为肾前性，随 DKA 治疗而下降。

（6）酶类：血清淀粉酶、腹痛和（或）呕吐的非胰腺炎病人淀粉酶可以升高。10% 急性胰腺炎的病人可以出现 DKA。谷草转氨酶和谷丙转氨酶可一过性增高。

（7）其他检查：胸部 X 线检查寻找感染灶。

【鉴别诊断】

临床上常见的昏迷原因很多，如严重感染、脑血管意外、中毒、肝性脑病、尿毒症、脑外伤、脑瘤、阿斯综合征等，脑部病变 CT 常能做出诊断。如疑为糖尿病引起的昏迷应与糖尿病有关的急症相鉴别。

1. 高渗性昏迷

多为老年人，常有感染、呕吐、腹泻史，40% 可无糖尿病病史。常有利尿剂、激素口服史。起病慢，明显脱水，嗜睡、幻觉、抽搐，血压低或休克。化验：血糖 > 33.3mmol/L，血钠正常或显著升高，pH 值正常或稍低，血浆渗透压显著升高。

2. 乳酸酸中毒

常有肝、肾、肺功能不全，以及低血容量、心衰、服双胍类药物史。起病急，常于 1~24 小时内起病，厌食、恶心、昏睡及伴发其他病症。血 pH 值降低，血乳酸增高。

3. 低血糖昏迷

有不恰当糖尿病治疗史及进餐少、活动过度史。发病急，以小时计算，有饥饿感、多汗、心悸、手抖等交感神经兴奋表现，继而意识障碍。血糖 < 2.5mmol/L。

【病情评估及高危因素】

1. 病情评估

任何病人的生化检查结果快速恢复正常都是有害的，故应注意保持接近最佳值，逐渐恢复正常。

（1）每小时测 1 次快速血糖，4 小时测 1 次实验室静脉血糖。

（2）开始治疗 2 小时后检测血电解质水平，然后 4 小时测 1 次；主要危险是低钾血症。

（3）在病情得到持续改善或正常前 4 小时测 1 次动脉血气分析。

（4）4 小时测 1 次渗透压。

（5）有些病人在治疗过程中需要监测心电图，并观察 T 波变化。

（6）静脉胰岛素输注应该持续至病人开始皮下注射胰岛素后 4 小时。

2. 高危因素

感染、治疗依从性差、新诊断的糖尿病、动脉血 pH 值 < 7.1、少尿、血清渗透压 > 320mOsm/L。

【证候诊断】

本病属气阴两伤、邪毒内蕴之证。

症状：口渴，倦怠乏力，精神委靡，头晕头痛，恶心呕吐，纳差，尿少色黄或烦渴，头晕头痛，尿少，恶心呕吐，不能进饮食，甚则神昏谵妄，或抽搐。

舌脉：舌红少苔或苔黄燥，脉细数或滑数。

【分证论治】

本病属气阴两伤、邪毒内蕴之证。

治法：益气养阴，解毒祛邪。

方药：增液汤合黄连解毒汤。常用药生地黄 15~30g，玄参 15g，麦冬 15g，黄连 10g，黄芩 10g，黄柏 10g，栀子 10g。

加减：神昏者，加清热地黄汤清心开窍，同时可以大剂量鲜生地黄泡茶频饮。

【救治措施】

1. 一般措施

（1）禁食至少6小时；为避免意识受损者呕吐和误吸可留置鼻胃管。

（2）如果出现少尿或血肌酐升高留置尿管便于观察尿量，一旦出现肾功能不全应积极治疗。

（3）感染者以呼吸道和泌尿道感染最多见，应及时应用抗菌药物。

2. 补液

（1）如有低血压和少尿，可静脉给予胶体溶液加生理盐水。

（2）补液：DKA 昏迷病人估计失水量占体重10%。如体重60kg，补液量为6L。第一小时补液 500~1000mL，前4小时补总液量的 1/3，前8小时补总液量的 1/2，24 小时内补完丢失总量。补液 4~6 小时后仍无尿者予速尿 20~40mg 静注。常规予 0.9% 氯化钠注射液或林格液静滴，如血钠大于155mmol/L，血浆渗透压大于330mOsm/L 时，应补 0.45% 氯化钠注射液。当血糖降至 13.9mmol/L（250mg/dL）时改用 10%~5% 葡萄糖注射液。

注意：老年人或心功能不全者应在补液时监测中心静脉压。

3. 胰岛素应用

胰岛素 0.1/U（kg·h）持续静注，血糖下降速度 2.8~4.2mmol/L。1~2 小时检一次血糖，当血糖下降至 13.9mmol/L（250mg/dL）时，生理盐水改为 5%~10% 葡萄糖液。每 2~4g 糖予 1U 胰岛素，持续静注。当血糖降至 11.1mmol/L，尿酮体转阴时，可停止补液。决定停止补液前可予胰岛素 8U 皮下注射，以防血糖回跳。

4. 补钾

DKA 治疗前血钾不能真实反映体内钾缺失情况，治疗 4~6 小时后血钾常明显下降。治疗前血钾已低者治疗应同时开始补钾，前 2~4 小时静脉补 1~1.5g 氯化钾，之后根据尿量补钾。治疗前血钾正常者，尿量达 40mL/h 以上者要同时补钾，尿量在 30mL/h 以下者暂缓补钾。补钾需根据肾功能状况而定，正常肾功能者补钾 6~10g/24h，病人神志转清后还需口服氯化钾数日，同时注意补镁。

5. 补碱

DKA 时原则是不急于补碱，以上治疗对于代谢性酸中毒有一定纠正作用，但如 pH

值<7.15者，要给予5%NaHCO₃ 50mmol（84mL），最好稀释至等渗液1.25%静点；如pH值>7.15者，可暂不补碱。

6. 并发症处理

（1）心力衰竭、心律失常：应及时发现并行针对性处理。

（2）肾衰竭：DKA时失水、休克，或原有肾病均可引起急性肾衰竭，应注意预防，一旦发生，及时治疗。

（3）脑水肿：是DKA最严重的并发症，病死率高，可能与脑缺氧、补碱过早、过多、过快，血糖下降过快，补液过多等因素有关。DKA治疗后，血糖已下降，酸中毒改善，但昏迷反而加重者，应警惕脑水肿的可能，可用脱水剂等积极治疗。

附：高渗性高血糖状态

高渗性高血糖状态（hyperosmolar hyperglycemic state，HHS）是糖尿病严重急性并发症之一，以严重高血糖而无明显酮症酸中毒、血浆渗透压升高、失水和意识障碍（不是所有的病人都发生意识障碍）为特征。多见于老年人，约2/3病人于发病前无糖尿病史或仅有轻症糖尿病。

【诊断】

1. 临床表现

高渗性高血糖状态起病多隐匿，从开始发病到出现意识障碍一般为1~2周，偶尔急性起病。常先有口渴、多尿和乏力等糖尿病症状的出现或加重，逐渐出现典型的高渗性高血糖状态临床表现，主要有严重失水和神经系统两组症状和体征：

（1）全部病人有明显失水表现，唇干裂；大部分病人血压下降，心率加速；少数病人呈休克状态，严重者可少尿或无尿。

（2）中枢神经系统的损害明显，表现为不同程度的意识障碍。血浆渗透压>350mOsm/L时，患者可有定向力障碍、幻觉、上肢拍击样粗震颤、癫痫样抽搐、失语、偏盲、肢体瘫痪、昏迷及锥体束征阳性表现。

2. 辅助检查

（1）尿液化验：尿糖强阳性，尿酮体阴性或弱阳性，可有蛋白尿或管型尿。

（2）血糖明显增高，多为33.3~66.6mmol/L（600~1200mg/dL），最高达到267mmol/L（4800mg/dL）。血钠多升高，可达155mmol/L或更高。血浆渗透压显著增高是高渗性高血糖状态的重要特征和诊断依据，可高达330~460mOsm/L。

血浆渗透压（mOsm/L）=2（Na⁺+K⁺）（mmol/L）+血糖（mmol/L）+BUN（mmol/L）

有效血浆渗透压（mOsm/L）=2（Na⁺+K⁺）（mmol/L）+血糖（mmol/L）

（3）血液生化：注意血糖及电解质。

（4）监测动脉血气分析。

【鉴别诊断】

1. 与其他原因导致的高渗状态鉴别，如脱水、大量糖皮质激素的使用等。

2. 与相关昏迷疾病鉴别。

【救治措施】

HHS 病情危重，病死率高达 40%，故特别强调预防、早期诊断、早期治疗。

1. 补液

病人失水严重时常达体重的 12%。脑细胞失水是威胁病人生命的主要矛盾。故补液对治疗至关重要。一般先补等渗液。如治疗前已休克，可先补充生理盐水和适量胶体液，以尽快纠正休克。如无休克，经输入生理盐水 1000 ~ 2000mL 后，有效血浆渗透压仍 >350mOsm/L、血钠 >155mmol/L，可给予一定量的低渗溶液（0.45% 氯化钠溶液），并在中心静脉压及血浆渗透压监测下调整补液量和速度；当渗透压降至 330mOsm/L 时，再改为等渗液体。

5% 葡萄糖液的渗透压为 278mOsm/L，虽为等渗，但糖浓度约为正常血糖的 50 倍，5% 葡萄盐水的渗透压为 586mOsm/L，因此，在治疗早期二者均不适用。生理盐水的渗透压为 308mOsm/L，当为首选。当血糖降至 16mmol/L（300mg/dL）时，可开始输入 5% 葡萄液并加入胰岛素（每 3 ~ 4g 葡萄糖加 1U 短效胰岛素）。

补液量一般按病人原体重的 10% ~ 12% 估算，开始 2 小时输 1000 ~ 2000mL，初始 12 小时给予总量的 1/2 再加上当日尿量的液体量，其余在 24 小时内输入完毕。输液中要监测尿量和心功能变化，必要时进行中心静脉压监测。

2. 补钾

此时体内钾丢失可达 5 ~ 10mmol/kg（总量 400 ~ 1000mmol），但因失水和高渗状态，血钾可正常甚至升高，在输注生理盐水过程中可出现严重低钾血症，应及时补充，方法及用量参见 DKA 的治疗。

3. 胰岛素的应用

充足补液往往可使血糖降低，胰岛素可能不是必需的。高渗性高血糖昏迷病人对胰岛素十分敏感，大剂量可使血糖明显降低，血浆渗透压急剧下降则可导致脑水肿。但是肥胖的 2 型糖尿病病人伴高渗性高血糖昏迷需较大剂量的胰岛素治疗。当血糖降至 250mg（13.88mmol/L）时，可应用 5% 葡萄糖注射液加胰岛素滴注（每 3 ~ 4g 葡萄糖加胰岛素 1U）。注意低血糖的发生。急性期过后胰岛素改为每 4 ~ 6 小时皮下注射 1 次。

4. 其他

积极去除诱因、并发症，护理同 DKA。

高渗性高血糖状态预后不良，病死率为 DKA 的 10 倍。

第二节　低血糖昏迷

低血糖症（hypoglycermia）是血浆葡萄糖浓度异常降低（<2.8mmol/L），导致交感神经兴奋或中枢神经系统功能障碍所致临床综合征。首先出现自主神经兴奋的症状，持续严重的低血糖将导致昏迷，称低血糖昏迷，可造成永久性脑损伤，甚至死亡。

低血糖反应或低血糖昏迷可见于中医的虚劳、心悸神昏等病证，病性为虚证，其核心病机为元气不足、阴不固、阳欲脱。

【诊断】

1. 临床表现

低血糖临床表现的严重程度取决于：①低血糖的浓度；②低血糖发生的速度及持续的时间；③机体对低血糖的反应；④年龄。

（1）自主神经系统：交感神经兴奋过度的症状如饥饿感、乏力、出汗、面色苍白、焦虑、颤抖面、手足皮肤感觉异常、皮肤湿冷、心动过速等。

（2）中枢神经系统：随着低血糖时间的延长和加重，逐渐出现中枢神经功能障碍，表现为大汗、头痛、头晕、视力模糊、瞳孔散大，精细动作障碍、行为异常和嗜睡，严重者可出现癫痫发作、意识障碍，直至昏迷。

2. 辅助检查

（1）血糖测定：轻度低血糖<2.8mmol/L；中度低血糖<2.2mmol/L；重度低血糖<1.11mmol/L。

（2）胰岛素与C肽测定：可鉴别低血糖的原因，如C肽超过正常，可认为是胰岛素分泌过多所致；如C肽低于正常，则为其他原因所致。检测C肽指标，对诊断胰岛细胞瘤很有临床价值。

低血糖昏迷者血糖常<2.2mmol/L。根据低血糖症状、发作时血糖<2.8mmol/L和静脉补糖后症状迅速缓解即可诊断低血糖症。

【鉴别诊断】

低血糖昏迷易误诊为脑血管疾病，应通过病史、体格检查和血糖测定等做出诊断，所有昏迷、癫痫发作、意识障碍、药物过量及酒精中毒的患者，都应测定血糖。有糖尿病史者应随时做血糖测定。

【证候诊断】

1. 气阴两虚

症状：心悸，汗出，倦怠乏力，精神委靡，头晕头痛，纳差，尿少或出现遗尿。

舌脉：舌淡红少苔，脉虚数。

2. 气虚阳脱

症状：淡漠或神昏，心慌，汗出不止，面色苍白，气短肢冷，尿少或二便失禁。

舌脉：舌淡红，脉虚数或沉微。

【分证论治】

1. 气阴两虚

治法：益气救阴。

方药：生脉散加味。常用药党参15～30g，麦冬15g，五味子10g，山萸肉15g，黄芪

20g，怀山药 30g，炙甘草 10g。

2. 气虚阳脱

治法：益气回阳。

方药：参附汤加减。药用人参 15g（另煎），制附片 10g（先煎），干姜 10g，山萸肉 15g，黄芪 30g，炙甘草 15g。

【救治措施】

1. 中医急救

（1）益气养阴：可选用生脉注射液 40～100mL 加入 5% 葡萄糖注射液或 5% 葡萄糖氯化钠注射液 250～500mL 静脉注射。

（2）益气温阳：独参汤灌服，重者参附注射液 50～100mL 静点。

（3）针灸：可选取人中、百会、三阴交、足三里等穴。

2. 西药治疗

（1）补充葡萄糖。昏迷者首剂静脉注射 50% 葡萄糖 40～60mL，继予 10% 葡萄糖静脉滴注，直至患者清醒，血糖恢复正常水平。中枢神经系统血糖恢复正常的时间滞后于其他组织，输注葡萄糖的时间应持续数小时，以免再次发生低血糖。轻型低血糖症患者给予含糖饮料、进食高碳水化合物即可纠正。

（2）在静脉注射葡萄糖的同时，如血糖不升，可给予地塞米松 10mg，胰高血糖素 0.5～1mg。并定时监测血糖。

（3）血糖浓度恢复正常且维持 30 分钟以上神志仍未清醒者，称为低血糖后昏迷。此类患者可能存在脑水肿，故应在维持血浆葡萄糖正常浓度的同时进行脱水治疗。静脉注射甘露醇 250mL，于 20 分钟内注射完毕，同时予低温、亚低温治疗。

3. 病因治疗

患者恢复后应尽快查明低血糖的病因和诱因，治疗原发病、去除诱因。

第三十三章

甲状腺危象

甲状腺危象是甲状腺毒症的恶化，可危及生命，临床罕见。病死率为 30% ~ 50%，甲状腺功能检查不能区分单纯性甲亢和甲状腺危象，临床表现易与严重感染和恶性高热相混淆，应迅速识别，降低病死率。

本病应归属于中医高热、瘿病、心悸、怔忡、神昏、谵语等病范畴。证候特点为邪实正虚，以热毒炽盛、扰蒙闭窍、瘀毒互结、伤气耗阴为核心病机。

【诊断】

1. 临床表现

（1）一般症状：发热、过度通气、汗出、多尿。

（2）心血管系统：心悸、心动过速、心衰、水肿。

（3）神经系统：焦虑、易激惹、暴力发作、谵妄、痉挛、昏迷。

（4）消化系统：腹泻、呕吐、黄疸。

（5）临床上部分老年患者可表现为淡漠型甲亢危象，即无高代谢症状，仅表现为神志淡漠、嗜睡、反射减弱、体温低、心率慢，最后进入木僵、昏迷，需提高警惕。

2. 辅助检查

实验室检查对甲亢危象的诊断学意义相对比较有限，必须根据临床表现做出及时的诊断，而不应等待实验室检查结果。

（1）甲状腺功能检查：FT_4 和（或）FT_3 升高，TSH 降低；继发性甲亢 TSH 升高。

（2）非特异性改变：血常规可表现为白细胞计数增多。

（3）生化检查可有碱性磷酸酶的升高和血钙升高、肝功能改变、血钾降低、血胆固醇降低等，但特异性不高。

【鉴别诊断】

1. 淡漠型甲亢危象

是甲亢危象的一种特殊类型，极易漏诊，常被误认为是老年体弱，精神抑郁或老年痴呆症。当老年人出现不明原因的渐进性精神淡漠时应警惕此病，对曾有甲亢史的患者必须行甲状腺功能检查，明确诊断。

2. 重症感染

当甲亢危象表现为高热、心动过速、大汗淋漓、白细胞计数增多时易误诊为重症感染，甲亢危象高热常呈持续性，一般退热效果不佳，心动过速可伴脉压增大，精神症状较感染明显。

3. 以不典型症状起病的甲亢危象

甲亢危象临床症状呈多样化，当仅以某一系统的症状，如黄疸、突发昏迷、癫痫持续状态等为突出表现时易误诊。

【高危因素】

（1）甲状腺手术或者其他大手术、抗甲状腺药物停用或放射性碘治疗停止、甲状腺触诊、含碘造影剂应用。

（2）感染。

（3）脑血管意外、肺栓塞。

（4）分娩、糖尿病酮症酸中毒。

（5）外伤或情绪应激。

【证候诊断】

本病属热毒炽盛、气虚阴伤之证。

症状：高热，神昏谵妄，烦躁不安，面红，喘促，身热无汗或大汗，或心慌，或恶心、呕吐、腹泻。

舌脉：舌红苔少色黄，或舌颤动，脉疾数，或结代。

【分证论治】

治法：清热解毒、固护气阴。

方药：白虎汤合黄连解毒汤加减。常用药生石膏30～60g（先煎），知母10g，黄连10g，黄芩10g，栀子10g，夏枯草15g，生地黄15～30g，芦根30g。

加减：神昏谵妄者，加用安宫牛黄丸；肢体抽搐者，加僵蚕、全蝎、水牛角片。耗气伤阴者加西洋参、麦冬、五味子。

中药注射剂：清热解毒可选用清开灵注射液30～60mL稀释后静脉点滴；开窍醒神可选用醒脑静注射液20～40mL稀释后静脉点滴；益气养阴可选用生脉注射液40～100mL、参麦注射液50～100mL静脉泵入。

针灸：可选取大椎、合谷、内关、太冲、丰隆、三阴交等穴。高热者，可选取大椎、十宣放血。

【救治措施】

1. 一般治疗

（1）监测生命体征；吸氧。

（2）控制体温：氯丙嗪（50～100mg肌注）抑制体温调节中枢，治疗高热，也可用乙酰氨基酚和物理降温。禁用水杨酸类药物，以免导致病情加重。

（3）补液以平衡体液：每天胃肠失液和不显性失水（高热和过度出汗）可能超过 5L，必须补足。中心静脉压监测，防止发生心衰或者避免加重心衰。

（4）纠正心律失常：注意补钾。如果病人有心房颤动，需加用抗凝剂，以防发生肺栓塞。

（5）治疗促发因素，如感染等。

（6）给予充足的热量及维生素。

（7）监测血糖水平，每 4 小时测 1 次。甲状腺危象时肝糖原易于耗竭，可用 50% 葡萄糖补糖治疗。

2. 特异性治疗

（1）抑制外周 T_4 向 T_3 转化，首选丙硫氧嘧啶（PTU），首剂 600 ~ 1000mg 继用 PTU 200mg，每日 3 次；或 PTU 250mg，每 6 小时 1 次，口服。待症状减轻后改一般治疗剂量。

（2）抑制 TH 释放：服 PTU 后 1 ~ 2 小时再加复方碘溶液，首剂 30 ~ 60 滴，以后每 6 ~ 8 小时 5 ~ 10 滴。或用碘化钠 0.5 ~ 1g 加入葡萄糖盐水中静滴 12 ~ 24 小时，以后视病情逐渐减量，一般使用 3 ~ 7 日可停药。如患者对碘剂过敏，可改用碳酸锂 0.5 ~ 1.5g，分 3 次口服，连服数日。

（3）抑制组织中 T_4 转换为 T_3 和（或）抑制 T_3 与细胞受体结合：PTU、碘剂、β 受体阻滞剂和糖皮质激素均可抑制组织中 T_4 转换为 T_3。如无哮喘、心功能不全，应加用普萘洛尔 30 ~ 50mg，每 6 ~ 8 小时口服 1 次，或 1mg 经稀释后缓慢静脉注射，视需要间歇给 3 ~ 5 次，艾司洛尔 15 ~ 30mg 静注后以 3 ~ 6mg/min 维持；氢化可的松 100mg 加入 5% ~ 10% 葡萄糖盐水中静滴，每 6 ~ 8 小时 1 次。氢化可的松除可抑制 T_4 转换为 T_3、阻滞 TH 释放、降低周围组织对 TH 的反应外，还可增强机体的应激能力。

（4）对以上常规药物治疗抵抗的患者，可选用腹膜透析或血浆置换等措施迅速降低血 TH 浓度。

第三十四章

急性泌尿系统感染

泌尿系统感染又称为尿路感染，是指病原体侵犯尿路黏膜或组织而发生的疾病，可有或无临床症状。按感染的部位，一般分为上泌尿系统感染（主要为肾盂肾炎）和下泌尿系感染（主要为膀胱炎和尿道炎）。泌尿系统感染绝大多数为革兰阴性杆菌，如大肠杆菌、副大肠杆菌、变形杆菌、绿脓杆菌，厌氧菌等。尤其在糖尿病、危重症者中常见到真菌感染，以白色念珠菌为最常见。细菌进入泌尿系统的途径主要有：上行感染、血行感染、淋巴感染、直接蔓延感染。

本病可见于中医淋证、外感发热等范畴。病机特点为虚实互存，临床上多以实证为多，核心病机为湿热蕴结下焦、三焦气机不畅、正不胜邪。

【诊断】

1. 临床表现

（1）急性膀胱炎：可见尿频、尿急、尿痛等尿路刺激征，而全身症状不明显。

（2）急性肾盂肾炎：起病急，除尿路刺激征外，还可有发热，甚者高热寒战，伴有头痛、全身酸痛、恶心、呕吐等全身症状。局部症状有腰痛、肾区叩痛、脊肋角有压痛。

（3）慢性肾盂肾炎急性加重：分为急性期和慢性期，急性期症状与急性肾盂肾炎相同，慢性期可见贫血表现，肾功能检查异常。

2. 辅助检查

（1）清洁中段尿（要求尿停留在膀胱中 $4 \sim 6$ 小时）细菌定量培养，菌落数 $> 10^5/mL$（如为球菌则菌落数 $> 200/mL$）。

（2）清洁离心中段尿沉渣每高倍视野白细胞大于 10 个。

具备以上两项可以确诊。如无第二项，则应再做尿菌计数复查，如复查菌落数 $> 10^5/mL$，且两次的细菌量相同者，可以确诊。

（3）做膀胱穿刺尿培养，细菌阳性（不论菌数多少），亦可确诊。

（4）尿细菌数在 $10^4 \sim 10^5 mL$ 之间者，应复查，如仍为 $10^4 \sim 10^5 mL$，需结合临床表现进行诊断或做膀胱穿刺尿培养进行确诊。

【鉴别诊断】

1. 上、下泌尿系统感染的鉴别

（1）尿抗体包裹细菌检查阳性者，多为肾盂肾炎，阴性者多为膀胱炎。

（2）膀胱灭菌后的尿标本细菌培养结果阳性者为肾盂肾炎，阴性者为膀胱炎。

（3）参考临床症状，有发热（38℃）或腰痛、肾区叩压痛或尿中见白细胞和管型者，多为肾盂肾炎。

（4）治疗后，症状已消失，但又复发者多为肾盂肾炎（多在停药后6周内复发）；用单剂量抗菌治疗无效，或复发者多为肾盂肾炎。

（5）治疗后，仍有肾功能不全表现，并排除其他原因所致者；或X线肾盂造影有异常改变者为肾盂肾炎。

2. 急、慢性肾盂肾炎的鉴别

（1）泌尿系统感染病史在1年以上，经抗菌治疗效果不佳，多次尿细菌定量培养均为阳性或频繁复发者，多为慢性肾盂肾炎。

（2）治疗后症状消失，仍有肾小管功能（尿浓缩功能等）减退，能排除其他原因所致者，为慢性肾盂肾炎。

（3）X线造影证实有肾盂肾盏变形，肾影不规则甚至缩小者为慢性肾盂肾炎。

3. 尿道综合征（尿频－排尿困难综合征）

（1）女性患者有明显的排尿困难、尿频，但无发热、白细胞增高等全身症状。

（2）多次尿细菌培养，菌落数 $< 10^5$ mL。

（3）尿中白细胞、红细胞增加不明显，每高倍视野小于10个。

【证候诊断】

1. 热淋

症状：尿急，小便频数，灼热疼痛，小便黄赤，少腹拘急胀痛，伴有发热恶寒，甚者高热寒战，口干口苦，大便秘结。

舌脉：舌红苔黄腻，脉滑数。

2. 石淋

症状：突发腰痛似折，可向会阴部放射，小便艰涩，尿道疼痛，或尿中带血，或有小粒状结石尿出。

舌脉：舌红苔黄，脉弦数。

3. 虚淋

症状：尿色淡红，尿频、尿急症状不显著，神疲乏力，腰膝酸软，面色无华。

舌脉：舌淡红苔薄白，脉细数。

【分证论治】

1. 热淋

治法：清热利湿通淋。

方药：八正散。常用药车前子15g（包煎），通草10g，萹蓄10g，栀子10g，滑石10g（包煎），大黄6g（后下），生甘草10g，瞿麦10g，灯心草3g。

加减：伴发热表证，加柴胡、黄芩、黄柏、白茅根；尿中夹杂砂石者，合用石韦散，生地黄、金钱草、石韦、鸡内金等；尿中带血者，合用小蓟饮子，小蓟、生地黄、蒲黄、藕节、竹叶、白茅根；淋证虚证者，合用知柏地黄丸加减，知母、黄柏、熟地黄、生地黄、山药、丹皮、泽泻、茯苓、山萸肉、旱莲草、小蓟。

中成药：三金片、尿感宁颗粒等。

2. 石淋

治法：清热利湿，通淋排石。

方药：石韦散加减。常用药石韦 15g，车前子 15g（包煎），海金沙 30g（包煎），金钱草 30g，鸡内金 15g。

加减：尿中带血可加黄柏、大黄、生地黄。

中成药：金钱草颗粒、排石颗粒。

3. 虚淋

治法：益气健脾，化湿解毒。

方药：补中益气汤加滑石、黄柏、黄芩。常用药生黄芪 30g，党参 10g，当归 15g，陈皮 10g，炒白术 15g，生甘草 10g，升麻 6g，柴胡 6g，滑石 10g（包煎），黄芩 10g，黄柏 10g。

中成药：补中益气丸。

【救治措施】

1. 一般治疗

症状明显者应卧床休息。多饮水以增加尿量，促使细菌及炎性渗出物排出体外。碱化尿液以减轻症状和增强药效。

2. 病因治疗

慢性肾盂肾炎者应首先明确导致慢性不愈的原因，如尿路流通不畅、下尿道炎症，女性膀胱颈梗阻及阴部的感染灶、糖尿病及其他不利因素，并予以纠正。

3. 抗感染治疗

（1）抗生素选用原则：根据病情轻重可口服、肌肉注射或静脉滴注。选用对致病菌敏感的药物：一般首选对革兰阴性杆菌有效的抗生素，喹诺酮类药物是目前泌尿系统感染首选药物。选用在尿或肾内浓度高的药物：膀胱炎仅选择尿中浓度高的抗生素即可；但对于肾盂肾炎则要求抗生素在组织和血清中的浓度均高。单一药物失败、严重感染、混合感染、耐药菌株出现时宜联合用药。

（2）抗生素疗程：症状性泌尿系统感染一般为 10～14 天，或用药至症状完全消失、尿检阴性后再继续用药 3～5 天；停药后 6 周内尿培养 3 次，若均阴性，可认为临床治愈。切忌过早停药和停药后不追踪观察，使感染复发或转为慢性。

【病案介绍】

病例：谭某，男，68 岁，素有咳嗽，最近复发，咳而气急，2 天之后，未经治疗而自止。继则少腹胀满疼痛，尿意急迫，夜间尤甚，可有十余次，淋沥不尽，溺出全血，且多为紫色瘀块。但尿道疼痛不甚，腰酸乏力。每次小便以后，少腹胀满疼痛之势暂得缓解。患者平时嗜酒，除间有咳嗽外，无其他明显疾病。脉滑数，舌质淡红，苔垢腻而黄。

由于长期大量饮酒，湿热蕴积，脏腑脉络受伤，络破液溢，下注膀胱，故少腹急满疼痛而尿出全血。宗《金匮要略》之"热在下焦者则尿血"论治，以清热利湿为主。

小蓟 12g，炒蒲黄 9g（包煎），藕节炭 3 枚，木通 3g，赤苓 9g，猪苓 9g，六一散 12g（包），泽泻 9g，乌药 9g，麓蓄草 12g，琥珀粉 1.5g（冲）。

服药 2 剂后，自觉尿血减轻，尿痛、腰酸相应好转。尿常规结果：红细胞（＋＋＋＋），舌苔如前，脉弦滑数。湿热蕴结于营分，改用凉血祛瘀为治。前方蒲黄、藕节改生用，去猪苓、赤苓、泽泻、六一散、乌药；加生栀子 9g，黄柏 6g，丹皮 6g，石韦 9g。

此方连服 7 剂后，小便畅利，已呈淡黄色、舌苔黄腻渐化，脉弦渐缓和。尿常规每高倍视野可见红细胞 5~6 个。继服前方，患者 10 日以后，自述经上次治疗后，偶有小便淋沥，但尿血未曾复发。（《中医内科学》）

按：病人长期大量饮酒，滋生湿热。湿热内蕴，蒸灼血络，迫血妄行而尿血。初诊用清热利湿法治疗，虽有效而不著，故二诊做了两项调整，一是减利湿药，加清热泻火凉血止血药，二是将蒲黄炭、藕节炭改为生用，疗效明显提高。此案提示我们蒲黄、藕节等药生用凉血化瘀效强。

第三十五章

急性肾衰竭

　　急性肾衰竭（ARF）是指由各种原因引起的肾功能短期内进行性下降，不能维持体液电解质平衡和排泄代谢产物，使含氮的代谢产物排出急剧减少，血清肌酐每日上升超过44.2~88.4μmol/L，迅速出现氮质血症，以及水、电解质和酸碱平衡紊乱，并由此产生一系列循环、呼吸、神经、消化、内分泌、代谢等功能变化的临床综合征。导致急性肾衰竭的病因一般分为肾前性因素、肾性因素和肾后性因素三大类。

　　本病可常见于中医关格、水肿等病证范畴。其证候特点为邪毒害肾或伤津竭液，使肾气损伤，气化失常，水津失司，开合失职，三焦壅滞，病性为因实致虚，或因虚致实，虚实互存。

【诊断】

1. 临床表现

　　（1）少尿期：少尿或无尿，可持续2~3天，最长可至3~4周；水、钠潴留：造成水肿、胸水、腹水，严重者出现肺水肿并心力衰竭，血压升高、脑水肿，表现为头痛、呕吐，甚则嗜睡、昏迷等症。患者因电解质紊乱可诱发心律失常，疲乏无力，神志淡漠，抽搐，甚至癫痫；因代谢性酸中毒可表现为恶心、呕吐、疲乏、嗜睡及呼吸深大，甚至心肌收缩无力，血压下降。

　　（2）多尿期：少尿期后尿量渐增加至400mL/d以上，甚至可达到3000~5000mL/d，多尿期1周后，血尿素氮和血肌酐开始下降，尿毒症症状逐渐改善。但因大量水分及电解质随尿排出，故可出现脱水及低钾、低钠血症等症状。

　　（3）恢复期：随着尿量恢复正常，肾功能及各项生化指标亦趋于正常，可有无力、消瘦、贫血等症状，低比重尿将持续一段时间。少数患者可造成肾功能永久损害，发展为慢性肾衰竭。

2. 辅助检查

　　（1）血肌酐绝对值逐日升高，每日升高≥44.2~88.4μmol/L，或在24~72小时内血肌酐相对值增加25%~100%；血尿素氮明显升高。

　　（2）急性肾衰竭后期可见红细胞计数及血红蛋白降低；合并感染者白细胞计数增高。

　　（3）尿常规示低比重尿，可有红细胞、尿蛋白、尿管型；尿沉渣可见管型，表明急性肾小管坏死。尿液细胞学检查可提示导致急性肾衰竭的部分病因。

　　（4）离子检查主要表现有高钾、低钠、高磷、低钙。

（5）动态血气分析示 pH 值下降、血 HCO_3^- 下降，呈代谢性酸中毒。

（6）影像学检查：肾及尿路超声可判断尿路梗阻情况；肾多普勒超声可判断肾血流状况；必要时行肾 CT 检查。

3. 诊断要点

（1）有导致诱发急性肾衰竭的各种病因，如严重感染、大手术、大出血、复合外伤、休克、误输血、毒物接触史及免疫性疾病等。

（2）肾功能进行性减退。

（3）在纠正和排除急性血容量不足、脱水、尿路梗阻等因素后，24 小时尿量 <400mL，或无尿，血肌酐及血尿素氮显著升高，代谢产物积聚，临床出现尿毒症症状。

（4）其他特点：肾衰指数 >1，滤过钠排泄分数 >1%。

【鉴别诊断】

肾前性氮质血症与急性肾小管坏死（ATN）的鉴别如表 35 – 1：

表 35 – 1 肾前性氮质血症与急性肾小管坏死鉴别表

	肾前性氮质血症	急性肾小管坏死
病史	有失水、失液史	有重症感染、休克等病史
尿比重	>1.025	<1.015
尿渗透浓度	>500mmol/L	<350mmol/L
尿、血肌酐比值	37 ~ 45	<20
肾衰指数	<1	>1

【病情评估及高危因素】

1. 危重指征：休克、严重脓毒症、中毒性肾损害、意识障碍、呼吸困难、心力衰竭。

2. 发病急骤，进行性少尿或无尿。

3. 鉴别是否存在危及生命的高钾血症及肺水肿。

4. 是否存在代谢性酸中毒合并高钾血症。

【证候诊断】

1. 邪毒内侵，壅滞三焦

症状：小便短赤或闭塞不通，喘促痰多，胸脘痞闷，恶心欲吐，或呕吐痰涎，口渴不欲饮，口苦口黏，或有溺臭，大便秘结，不发热或发低热，神志模糊。

舌脉：舌质红苔灰白或黄腻、厚浊，脉滑数。

2. 肾气亏虚，气化失常

症状：小便短少，或无尿，或尿多清长，咽干思饮，手足心热，少气乏力，全身疲乏，腰膝酸软，大便不畅。

舌脉：舌淡红少津少苔，脉沉细无力。

【分证论治】

1. 邪毒内侵，壅滞三焦

治法：泄浊解毒，疏利三焦。

方药：黄连解毒汤合疏凿饮子加大黄。常用药黄连 10g，黄芩 10g，黄柏 10g，栀子 10g，泽泻 15g，赤小豆 30g，商陆 10g，羌活 10g，大腹皮 10g，椒目 10g，广木通 10g，秦艽 10g，槟榔 10g，茯苓皮 10g 等。

加减：中、上二焦积热，烦躁多渴，大便秘结者，加凉膈散。

针刺疗法：取中极、膀胱俞、阴陵泉等穴，用泻法。耳穴可选肾、内分泌、三焦等穴。

灌肠疗法：①生大黄、败酱草、徐长卿、皂角、生牡蛎，浓煎取汁 100mL，保留灌肠，每日 1 次；②用大黄、丹参、生牡蛎、蒲公英、槐花、地榆，浓煎至 100mL，保留灌肠，每日 1 次。

2. 肾气亏虚，气化失常

治法：扶正补虚，温阳化气。

方药：金匮肾气汤。常用药熟地黄 15g，山萸肉 15g，山药 30g，泽泻 15g，牡丹皮 10g，茯苓 15g，桂枝 10g，附子 10g（先煎）。

加减：小便量多清长者，加缩泉丸。

灌肠疗法：附子、黄芪、生大黄、生牡蛎、败酱草等煎汤 100mL，保留灌肠，每日 1 ~ 2 次。

灸法：大艾炷灸神阙、关元。

【救治措施】

（一）一般处理

吸氧、监护生命体征、监测 24 小时尿量及血气分析。

（二）药物治疗

1. 积极控制原发病，纠正休克，控制感染，处理创伤部位。

2. 少尿期的治疗

（1）直接用利尿剂：呋塞米或托拉塞米注射液静脉注射。

（2）补足容量，改善肾灌注，但要注意控制液体入量，维持体液平衡，以"量出为入"为原则。少尿期病人应严格计算 24 小时出入量，以确定当日补液量。每日入液量 = 前一天显性失液量（尿量、大便量、呕吐、出汗、引流及创面渗液等）+ 不显性失液量（呼吸及皮肤蒸发失水约 800mL）- 代谢内生水量（约 300mL）。重病患者应在监测中心静脉压的基础上扩容、保持体液平衡。

（3）血压偏低者在补足容量的基础上应用血管活性药物，同时扩张肾血管，改善肾血流，可用小剂量多巴胺 2 ~ 4μg/（kg·min）泵入。

（4）血液滤过法（CRRT）：床边持续经静－静脉血液滤过法可以滤出多余水分，清除中分子毒素，但电解质保持稳定，减轻肺水肿，改善心肾功能。

血液滤过或透析指征：若急性肾衰无尿或少尿已 2 天或以上，尿素氮 >25mmol/L，血肌酐 >442μmol/L，血钾 >6.5mmol/L 时，或有明显中毒表现，或水肿严重，有肺水肿或脑水肿先兆者，或严重的酸中毒，HCO_3^- <12mmol/L，当予血滤或透析疗法。

（5）纠正离子紊乱

1）高钾血症的处理：尽量避免食用含钾较多的食物或药物、纠正酸中毒、控制感染、彻底清创等使患者的血钾控制到 6mmol/L 以内。对轻度高钾血症患者可口服钠型阳离子交换树脂 15~20g，每日 3 次。当血钾 >6.5mmol/L 时应紧急处理：①应用排钾利尿剂利尿；②高糖加胰岛素（4g:1U）静脉滴注；③10% 葡萄糖酸钙稀释后静推或静脉点滴；④补碱，5% 碳酸氢钠液 100~200mL 静脉滴注；⑤难以纠正者，透析或连续性血液滤过。

2）低钙血症、高磷血症的处理：低钙血症如出现抽搐等症状，可临时给予静脉补钙；高磷血症者应以预防为主，如供给足够热量、避免高磷饮食。

3）低钠血症的处理：绝大部分为稀释性，故应控制水分摄入，严重者给予高渗氯化钠注射液静脉注射。

（6）纠正代谢性酸中毒：当 HCO_3^- <12mmol/L，或 pH 值 <7.15 时补碱，给予 5% 碳酸氢钠 100~250mL，静脉滴注，并动态监测。难以纠正者应进行血液滤过或血液透析治疗。

3. 多尿期应注意补充容量，多尿期早期不宜停止血滤。尿量增至 2500mL/d 以上时，总入液量为尿量的 2/3，其中半量为生理盐水，半量为 5%~10% 葡萄糖。调节酸碱、水、电解质平衡，注意补充钾离子。

4. 根据病情应用全胃肠营养或部分肠内加部分肠外营养，以供给足够的热量。

【调护】

1. 特级护理，准确记录 24 小时出入量，并注意观察每小时尿量。
2. 密切注意病情变化。如体温、呼吸、脉搏、血压、舌脉变化及并发症，尤其是对尿液色、质、量、味的观察，应详加记录，有变化及时报告。
3. 加强饮食调理，给予优质蛋白及高热量饮食。
4. 注意对患者的皮肤、口腔、尿道口护理，避免感染。

【病案介绍】

崔某，男，54 岁，主因右侧腹股沟处外伤 1 周，少尿 3 天，由急诊以右侧腹股沟处外伤合并感染、急性挤压综合征、急性肾衰竭收入重症监护病房（ICU）。

患者于 1 周前从椅子上跌落，右侧腹股沟处皮肤软组织挫伤，未经特殊处理。3 日前患者右侧腹股沟处出现水疱，渗出黄色浑浊液体，到某医院急诊就诊，诊断为右侧腹股沟区、右侧大腿感染，予抗感染治疗，因伴有尿少，查肾功及电解质示：尿素氮 41.5 mmol/L，肌酐 580 μmol/L，Na^+ 130 mmol/L，Cl^- 86.1 mmol/L。诊断为急性肾衰竭，建议行 CRRT，遂由 120 送入我院急诊，诊断为无尿原因待查，急性肾功能不全，低血压休克，右侧腹股沟处外伤后感染。予积极补液，床旁血滤，抗感染等对症治疗后，为进一步系统诊治，转入ICU。当时症见：神情淡漠，发热，无汗，口干，喘憋气粗，无咳嗽、咳痰，右侧胸胁部、右侧腹股沟区、腹壁及大腿皮肤红肿或胀痛、有烧灼感，无尿，无腹胀，腹痛，大便未行。既往体健。

体格检查：T 37.6℃，P 99 次/分，R 30 次/分，BP 116/73mmHg。神清，精神极差，右侧胸胁部、腹股沟部及右侧大腿部大片皮肤色红，皮温高，压痛，表面可见散在黄色混浊大水疱，部分破溃、渗出。两肺呼吸音粗，可闻及散在干鸣音，余无异常。舌质红绛，苔黄厚而干燥少津，脉滑数。

白细胞 24.85×10^9/L，中性粒细胞 89.9%，C 反应蛋白 >160mg/L。尿常规：潜血（+++），尿蛋白（+），尿比重 >1.030。血液生化指标：总二氧化碳 16mmol/L，尿素 31.3mmol/L，肌酐 434μmol/L，尿素氮 559mmol/L，血糖 6.5mmol/L，血钙 1.71mmol/L，血清总蛋白 42g/L，白蛋白 18g/L，肌红蛋白 1634μg/mL，余正常。

中医诊断：疮疡，湿热蕴结，瘀阻脉络；肾衰，热毒瘀浊内壅，络脉瘀滞。

西医诊断：右侧腹股沟处皮裂伤合并大面积蜂窝织炎，脓毒血症，急性挤压综合征，急性肾衰竭，低蛋白血症。

处理：

（1）积极治疗外伤合并感染。

（2）扩容，补足血容量以纠正休克及肾前性损害。

（3）床边行血液滤过法，经连续血滤 3 天，尿量逐渐增加，各项指标好转；第四天尿量 2700mL，停止血滤。

（4）中药结合脉证以清热解毒渗湿、化瘀通络为法，选用四妙勇安汤加减。具体用药如下：

玄参100g，银花100g，当归100g，生甘草10g，三七块10g，生大黄20g（后下），赤芍30g，丹皮15g，土茯苓100g，红藤60g。3 剂水煎服，日 1 剂。

经治疗 3 天后，患者热退，右侧胁腹大腿处皮肤红肿减退，渗出减少，血肌酐及尿素氮均下降，舌质红舌面润泽，厚腻苔退，邪去正伤，中药辅以益气养阴，托毒外出。上方化裁如下：玄参60g，生黄芪45g，银花30g，当归15g，生甘草10g，生大黄10g（后下），赤芍30g，生地黄30g，土茯苓30g。上方 4 剂水煎服，日 1 剂。

患者经 ICU 治疗 1 周，肾功能好转，处于恢复期，转外科继续治疗原发病。2 周后，患者痊愈出院，回家调理。

按：此患者导致急性肾衰竭的根本病因为外伤后湿热疫毒浸淫，气血瘀滞，壅滞三焦，气化不利，开合失职，四妙勇安汤加味以清热凉血解毒、渗湿通络、祛除实邪，使气血得畅，脏真恢复，疏利三焦，开合正常，病情好转。

导致急性肾衰竭的根本机制不外虚、实两端，临证时应辨识病因，抓住纲领，方可药到即效。

第三十六章

急性胃炎

急性胃炎是由各种病因引起的胃黏膜的急性炎症。起病急，常伴有剧烈上腹部疼痛、恶心和呕吐，有时可合并上消化道出血。临床上分为急性单纯性胃炎、腐蚀性胃炎、中毒性胃炎、糜烂性胃炎、过敏性胃炎和化脓性胃炎等。

急性胃炎可见于中医胃脘痛、呕吐、嘈杂等病范畴。本病是由邪实伤正，邪犯中焦，升降失司所致。严重者邪实化热，热迫络伤，或气不摄血为其基本病机。

【诊断】

1. 症状

（1）急性起病，症状轻重不一，多有上腹部不适、疼痛、恶心、呕吐、食欲不振等症，常伴有腹泻，严重者可有发热、失水、酸中毒、休克等。

（2）食物中毒所致的急性胃炎常有不洁食物摄入史，潜伏期 2～24 小时不等，腹泻是其突出症状。

（3）吞服腐蚀剂后，可出现上腹部剧痛、吞咽困难和呼吸困难（急性喉头水肿），严重者则呕吐、休克、食管穿孔引起食管气管瘘及纵隔炎或胃穿孔引起腹膜炎。

（4）服用化学毒物后，患者除胃肠道症状外，常伴有流涎、出汗、头晕，甚至有谵妄、肌肉痉挛及昏迷。

（5）糜烂性胃炎患者可发生上消化道出血，主要表现为呕血和黑便，严重者可有头晕、心悸和休克等。

（6）化脓性胃炎一般呕吐频繁伴寒战和高热，亦可出现中毒性休克。应激性胃糜烂常有明确的应激源，上腹痛轻微，甚至无疼痛。

2. 体征

（1）上腹部或脐周轻压痛，肠鸣音亢进。

（2）急性腐蚀性胃炎或化脓性胃炎患者可有腹肌强直、发热、腹膜刺激征阳性，严重者可有心率加快及血压下降。腐蚀性胃炎患者有特征性的口腔及咽黏膜不同颜色的灼痂：硫酸呈黑色，盐酸为灰棕色，硝酸呈深黄色，醋酸或草酸为白色，强碱呈透明水肿等。

（3）呕吐及腹泻严重者可有脱水征。

3. 辅助检查

（1）血常规：根据病因不同，血白细胞数有不同程度增高，以中性粒细胞增多为主。

（2）特殊检查：胃镜下表现为黏膜充血、水肿，可见出血点及糜烂。糜烂性胃炎的诊断主要靠胃镜，急诊胃镜检查对确诊有利。

急性腐蚀性胃炎和化脓性胃炎一般禁忌胃镜检查，以免进镜注气时引起穿孔。如有腹膜炎体征，可行 X 线腹部透视及立位腹平片检查，以观察有无穿孔征象及胃肠管扩张情况。

【鉴别诊断】

1. 急性胰腺炎

①患者有剧烈的上腹痛、恶心、呕吐；②血、尿淀粉酶显著升高；③B 超或 CT 显示胰腺肿大。

2. 急性胆囊炎、胆石症

①常有右上腹绞痛发作史；②疼痛往往牵涉至右肩；③右上腹可有局限性腹膜炎体征、墨菲征阳性；④发作时常有黄疸；⑤B 超检查可见胆结石和胆囊炎征象。

3. 急性阑尾炎

初时常有上腹部或脐周痛、恶心、呕吐、易误诊为急性胃炎，但随病变进展，右下腹麦氏点出现固定压痛。转移性右下腹痛为显著特点。

4. 消化性溃疡

其特点为慢性病程、周期性发作及节律性上腹痛，服抑酸药可使症状缓解，胃镜检查可确诊。

5. 急性心肌梗死

中老年患者为主，伴急性上腹痛，应行血清酶学检查及心电图检查除外本病。

【病情评估】

病情危重指标：①频繁恶心、呕吐并伴大量腹泻；②呕血、便血不止；③血压下降；④休克；⑤腹痛剧烈，腹膜刺激征阳性；⑥体温升高，超过 38.5℃，持续不降；⑦血白细胞升高不降；⑧伴有神志障碍。

【证候诊断】

1. 寒凝气滞

症状：胃脘卒痛，遇凉加重，得热则舒，口淡，泛吐清水。

舌脉：舌淡苔白，脉弦。

2. 实热内结

症状：胃脘阵痛，痛势急迫，泛酸嘈杂，频繁呕吐甚则呕血，烦躁口苦，饱食加重。

舌脉：舌红苔黄，脉弦滑或弦数。

3. 中阳不足

症状：胃脘冷痛，喜温喜按，肢凉畏寒，得热则舒，纳少便溏。

舌脉：舌淡有齿痕，脉沉细或沉迟。

【分证论治】

1. 寒凝气滞

治法：温胃散寒。

方药：良附丸加味。常用药高良姜 10g，香附 10g，乌药 15g，百合 15g，小茴香 6g，元胡 10g。

2. 实热内结

治法：清胃泄热。

方药：清胃散加减。常用药黄连 10g，生地黄 10~15g，丹皮 10g，当归 10g，栀子 10g，白芍 10g，生石膏 15~30g（先煎）。

加减：大便不通者，加大黄、枳实；呕吐者，加藿香、竹茹；腹胀满者，加砂仁、槟榔；合并呕血者，加止血散（大黄粉、白及粉、三七粉各等份）调服。

3. 中阳不足

治法：温中健脾。

方药：黄芪建中汤。常用药炙黄芪 30g，桂枝 10g，白芍 10g，甘草 10g，生姜 10g，大枣 10g。

加减：阳虚内寒者，加附子、干姜、肉桂等；血虚者，加归脾汤；呕血者，用大剂量人参、甘草以补气摄血。

【救治措施】

1. 去除病因，暂时禁食，或根据病情进食易于消化的流质饮食。

2. 保护胃黏膜，消炎止吐，维持水、电解质平衡。

3. 脱水者静脉滴注葡萄糖盐水、生理盐水，酌情补充电解质。

4. 全身或局部感染者给予抗生素治疗。腹痛剧烈者，解痉止痛，阿托品 0.5mg 肌肉注射；伴恶心、呕吐者，甲氧氯普胺 10~20mg 肌肉注射；糜烂性胃炎者，洛赛克 40mg 静脉注射每日 1~2 次，法莫替丁 20~40mg 静脉注射，每日 1~2 次。

5. 急性食物中毒尤其胃内有腐败性食物残留者，或顽固性呕吐或胃内积存部分腐蚀剂者，应予洗胃，用温开水反复冲洗吸引，直到洗胃液澄清无味为止。

6. 急性糜烂性胃炎并发大出血者，应积极去除诱发因素，止血和纠正出血性休克。①插入胃管，给予 1% 去甲肾上腺素冰盐水洗胃或给予凝血酶局部止血，同时给予氢氧化铝凝胶保护胃黏膜；②抗酸治疗：给予 H_2 受体拮抗剂或质子泵抑制，如雷尼替丁、法莫替丁、奥美拉唑等静滴；③保守治疗 24 小时出血持续不止者，应尽早手术或介入治疗。

7. 腐蚀性胃炎：①禁食，禁洗胃；②服用牛乳、鸡蛋清等保护胃黏膜；③根据不同的腐蚀剂给予相应的中和剂，如强酸腐蚀者中予氢氧化镁或氢氧化铝凝胶 60mL；不宜用碳酸氢钠，以免胃肠道发生胀气，引起穿孔。强碱腐蚀者可予 1% 醋酸、柠檬酸或果汁；④应用广谱抗生素以防止感染；⑤有胃穿孔和弥漫性腹膜炎者，应立即手术；⑥发病后 1~2 周，宜行食管扩张术以预防食管狭窄，已有严重狭窄者宜手术治疗。

第三十七章

急性上消化道出血

上消化道出血是指屈氏韧带以上的消化道包括食管、胃、十二指肠、胆管及胰管的出血，也包括胃空肠吻合术后的空肠上段出血。急性上消化道出血最常见的三大病因依次是消化性溃疡、急性胃黏膜病变和食管－胃底静脉曲张破裂，以呕血和（或）黑便为主要症状，常伴有血容量减少引起的急性周围循环衰竭。

急性上消化道出血归属于中医血证、呕血、便血范畴，其核心病机是热盛迫血或气虚不摄。

【诊断】

1. 病史

患者多具有胃病病史、慢性肝病史、服用非甾体消炎药、大量酗酒、应激状态（大面积烧伤、严重创伤、脑血管意外、休克、败血症、心肺功能不全）。

2. 临床表现

（1）呕血与黑便：上消化道出血后均有黑便。如出血量很大，血液在肠内推进快，粪便亦可呈暗红色或鲜红色。少数患者出现呕血与黑便之前即发生严重周围循环衰竭。

（2）失血性周围循环衰竭：是急性失血的后果，其程度的轻重与出血及速度有关。中等量以上的出血常表现为头昏、心悸、冷汗、恶心、口渴。体检可发现面色苍白、皮肤湿冷、心率加快、血压下降。大量出血可出现眼前黑蒙、晕厥，甚至休克。老年人大量出血可引起心、脑、肾的并发症。

（3）发热：多数患者在出血后 24 小时内出现低热，常低于 38.5℃，持续 3 ~ 5 天降至正常。少数大量出血的患者可出现难以控制的高热，提示病情严重。

（4）氮质血症：上消化道出血后因血红蛋白在肠道被分解、吸收和肾血流量减少，导致血中尿素氮升高，24 ~ 48 小时达高峰，一般 3 ~ 4 天后降至正常。

3. 辅助检查

（1）血常规：血色素一般在急性出血 3 ~ 4 小时后开始下降，此时也应注意治疗过程中快速大量输液造成的血液稀释对血常规结果的影响，以正确评估出血量。

（2）呕吐物潜血试验和粪便潜血试验强阳性。

（3）血尿素氮：出血后数小时内开始升高，24 ~ 48 小时内达高峰，3 ~ 4 天降至正常。应同时测定血肌酐浓度，以排除原有肾脏疾病。

（4）胃镜检查：是诊断上消化道出血最常用、最准确的方法，尤其是出血后 48 小时内的紧急胃镜检查更具有价值，可明确近90%的出血病因。除出现活动性呕血、昏迷或垂死者外，本病其他患者宜在积极纠正休克的同时进行紧急胃镜诊治。对活动性出血者，胃镜检查前宜插胃管抽吸胃内积血，并以生理盐水灌洗干净，以免积血影响观察。

（5）X线钡餐检查：此法在急性上消化道大出血时对出血病因的诊断价值有限。一般主张在出血停止和病情稳定数日后行X线钡餐检查。

（6）选择性腹腔动脉造影：对于出血速度＞0.5mL/min的活动性出血，此法可发现一些经胃镜或X线钡餐检查未能发现的出血病灶，并可在该动脉插管内滴入垂体加压素而达到止血目的。

（7）放射性核素：^{99m}Tc标记红细胞扫描，于注射^{99m}Tc标记红细胞后，连续扫描腹部10～60分钟，如发现腹腔内异常放射性浓聚区，则提示该处可能为出血部位。本法为无创性检查，但定位欠精确，也可作为选择性腹腔动脉造影的初筛方法。

（8）剖腹探查术：少数患者经上述内科检查仍不能找到出血病灶而又存在活动性大出血者，可在积极输血和其他抗休克处理的同时行剖腹探查术，必要时还可行术中内镜检查，以获明确诊断。

【鉴别诊断】

本病需与下消化道出血相鉴别。下消化道出血最常见的疾病是结肠息肉、癌症、炎症性肠道疾病和血管病变。

按下消化道出血的解剖部位可分为如下病因：肛管疾病，如痔疮、肛裂和肛瘘；直肠疾病，如直肠炎症和损伤、直肠肿瘤或肿瘤侵入直肠；结肠疾病，如结肠癌、结肠炎、痢疾、憩室、息肉等。

【病情评估与高危因素】

1. 病情评估

（1）一般状况：每日出血量在5～20mL时，大便色不变，但潜血试验可以阳性；50mL以上出现黑便。出血400mL以下可由组织及脾脏贮血所补偿，循环血量1小时内即得改善，故可无症状；400mL以上可出现心慌、冷汗、头晕、乏力、口干等；失血量大于1200mL时，可出现晕厥、四肢冰凉、尿少、烦躁不安；失血量大于2000mL时除晕厥外尚有气短、无尿。

（2）脉搏：脉搏的改变是失血程度的重要指标。急性消化道出血时血容量锐减，机体代偿心率加快。大量出血时脉搏快弱（或脉细弱），每分钟增至100～120次以上，失血量估计为800～1600mL；脉搏细微，甚至扪不清时，失血已达1600mL以上。有些患者在平卧时脉搏血压可接近正常，但坐或半卧位时脉搏增快，出现头晕、冷汗，表示失血量大。

（3）血压：血压的变化同脉搏一样，是估计失血量的可靠指标。

急性失血800mL（占总血量的20%）时，收缩压可正常或稍升高，脉压缩小，尽管此时血压尚正常，但已进入休克早期；急性失血800～1600mL（占总血量的20%～40%）时，收缩压可降至 70～80mmHg，脉压小；急性失血 1600mL 以上时（超过总血量的 40%），收缩压可降至 50～70mmHg；更严重的失血时，血压可降至零。

有人主张用休克指数来估计失血量，休克指数＝脉率/收缩压，正常值为 0.58，表示血容量正常。指数＝1，大约失血量 800～1200mL（占总血量的 20%～30%）；指数＞1，失血 1200～2000mL（占总血量的 30%～50%）。

（4）血常规：血红蛋白、红细胞计数、红细胞压积在急性失血初期可暂时无变化。一般需组织液渗入血管内补充血容量，即 3～4 小时后才会出现血红蛋白下降，平均在出血后 32 小时血红蛋白可被稀释到最大程度。如果患者出血前无贫血，血红蛋白在短时间内降至 7g 以下表示出血量大，在 1200mL 以上。大出血后 2～5 小时，白细胞计数可增高，但通常不超过 $15×10^9/L$，然而在肝硬化、脾功能亢进时白细胞计数可以不增加。

（5）尿素氮：上消化道出血后数小时，血尿素氮增高，1～2 日达高峰，3～4 日内降至正常。如再出血，尿素氮可再次升高。尿素氮升高是由于大量血液进入小肠，含氮产物被吸收。而血容量减少可导致肾血流量及肾小球滤过率下降，不仅尿素氮增高，肌酐亦可增高。肌酐在 133μmol/L 以下，而尿素氮＞14.3mmol/L（40mg/dL），则提示上消化道出血在 1000mL 以上。

2. 高危因素

入院时生命体征不稳，收缩压低于 80mmHg、红细胞压积低于 30%、血红蛋白低于 80g/L 者，需大量输血。年龄 60 岁以上，伴随多种疾病者，病死率高。肝硬化食管静脉曲张破裂出血者预后不佳，第一次出血后再出血几率、病死率均较高。

【证候诊断】

1. 热盛迫血

症状：胃脘胀痛，呕血色红或紫暗，常夹有食物残渣，便血紫黑，大便次数增加，口苦或口臭，烦躁。

舌脉：舌质红苔黄，脉滑数。

2. 气不摄血

症状：吐血暗淡，大便色黑稀溏，面色萎黄，唇甲淡白，神疲乏力，心悸，头晕，病程较长，时发时愈。

舌脉：舌淡苔白，脉细弱。

【分证论治】

1. 热盛迫血

治法：清热泻火，凉血止血。

方药：急则用止血散，大黄粉、白及粉、三七粉等分调成糊状口服；云南白药口服，4～6 小时 1 次，每次 4 粒。缓则用泻心汤合十灰散加减。常用药黄连 10g，黄芩炭 10g，丹皮 10g，栀子 10g，茜草 10g，侧柏炭 10g，生地炭 10g，蒲黄炭 10g，大黄炭 10g。

加减：肝火犯胃者，加龙胆草、夏枯草、生地黄、白芍、地榆；阴虚血瘀者，加玄参、龟甲、女贞子、知母。

2. 气不摄血

治法：益气摄血。

方药：归脾汤加减。常用药党参15g，黄芪20g，仙鹤草20g，当归10g，白术15g，白及10g，海螵蛸10g，三七粉3g（冲）。

加减：偏阳虚者，可合用黄土汤、灶心土、艾叶、炮姜炭、阿胶、地榆炭；气随血脱者，可合用人参、甘草大剂量浓煎益气固脱摄血。

【救治措施】

（一）一般治疗

1. 严密监测病情变化，患者应卧位休息，保持安静，保持呼吸道通畅，避免呕血时血液阻塞呼吸道而引起窒息。

2. 积极抗休克治疗、尽快补充血容量是最主要的措施。应立即配血，当脉搏 >110 次/分、红细胞 $<3 \times 10^{12}$/L、血红蛋白 <70g/L、收缩压 <90mmHg 时可行输血治疗。在输血之前可先输入生理盐水、林格液、胶体液等。

3. 禁饮食。

（二）止血治疗

1. 药物控制出血

（1）制酸止血：常用的药物有组胺 H_2 受体拮抗剂：雷尼替丁、法莫替丁、西咪替丁以75mg/h 持续静脉滴注（24 小时以内）；作用更强的质子泵抑制剂：奥美拉唑首剂80mg 静脉缓注，以后 8mg/h 持续静脉滴注。

（2）局部止血措施：①冰盐水洗胃法：通过胃管吸净胃内容物后注入 4℃的冰生理盐水灌洗至洗出液清亮，吸净后注入 100~200mL 含去甲肾上腺素 8~12mg 的生理盐水，保留30分钟后吸出，每1~2 小时重复1 次；②凝血酶6000~12000U 加入 20~40mL 水中口服或局部喷洒；③立止血1~2KU 静脉或肌肉注射，可重复给药，作用时间可持续24 小时，立止血局部喷洒止血效果也较好。

（3）减少内脏血流量及门静脉压力的药物：生长抑素类（如善得定、施他宁）、垂体后叶素和血管加压素。生长抑素首剂250μg 静脉推注后，继以250μg/h 维持48 小时。

垂体后叶素 0.2~0.4U/min，止血后减为 0.1~0.2U/min，维持 8~12 小时后停药。冠心病、高血压患者慎用。

2. 内镜下止血

局部喷洒凝血酶、孟氏液（即碱式硫酸铁溶液，每次用 5%~10% 的孟氏液 50~100mL）、去甲肾上腺素等。凝固止血法，常用 YAG 激光、微波、热探头和高频电凝行止血治疗。机械止血法，即使用 Hemoclip 钳夹、球囊压迫或结扎法行机械止血治疗。

3. 三腔二囊管压迫止血

适用于食管－胃底静脉曲张破裂出血。成功的关键在于放管位置要准确；充气要足，胃囊充气200~300mL，食管囊压力维持在30~40mmHg；牵拉固定要确切；定时放气、抽吸胃内容物和食管囊上方的分泌物。止血后放气留管观察1天，总插管时间3~5天，以短为佳。

4. 手术治疗

（1）消化性溃疡出血；严重出血经内科积极治疗24小时仍不止血，或止血后短期内又再次大出血、血压难以维持正常；年龄50岁以上，伴动脉硬化，经治疗24小时出血不止；以往有多次大量出血、短期内又再出血；合并幽门梗阻、消化道穿孔，或怀疑有恶变者宜行手术治疗。

（2）食管－胃底静脉曲张破裂出血应尽量避免手术治疗，仅在各种非手术疗法不能止血时，再考虑行简单的止血手术。

（三）输血

入院时生命体征不稳，收缩压低于80mmHg，红细胞压积低于30%，血红蛋白低于80g/L，需大量输血。

第三十八章

急性胰腺炎

急性胰腺炎（AP）是指多种病因引起的胰酶激活，继以胰腺局部炎症反应为主要特征，伴或不伴其他器官功能改变的疾病。临床上，大多数患者的病程呈自限性，20%~30%患者临床症状凶险。总体病死率为5%~10%。本病常见病因有胆道疾病、酗酒、高脂血症，亦可由缺血、创伤及病毒感染引发。

从急性胰腺炎的临床表现来看，应归属中医的胰瘅、脾心痛、结胸等范畴。其核心病机为气机逆乱、瘀毒壅滞、脏真受损，其病性为邪实结聚，因实致虚。

【诊断】

（一）临床表现

1. 症状

（1）腹痛：是急性胰腺炎的主要症状，多为急性发作，呈持续性胀痛，程度较重，位于上腹部，呈带状分布，常向左肩背部放射，可伴有恶心、呕吐、大便异常等。

（2）发热：一般是轻中度发热，合并细菌感染可出现高热。

（3）黄疸：多见于胆源性胰腺炎。

（4）兼症：可伴有心动过速、低血压休克、肺不张、胸腔积液、呼吸衰竭等全身症状。

2. 体征

（1）轻症者仅为上腹部轻压痛，无腹肌紧张及反跳痛，可有腹胀和肠鸣音减少。

（2）重症者可出现腹膜刺激征，腹肌紧张，全腹显著压痛和反跳痛。若伴有麻痹性肠梗阻，则腹胀明显，肠鸣音减弱或消失。可出现腹水征，腹水多呈血性，穿刺检验其淀粉酶含量明显增高。少数重症病人可出现两侧腹部皮肤呈暗灰蓝色（Grey-Turner征），或脐周皮肤青紫（Cullen征），甚至少数病人脾脏肿大。腹部因液体积聚或假性囊肿形成可触及肿块。其他可有相应并发症所具有的体征。

3. 并发症

（1）胰腺及周围脓肿：重症胰腺炎2~3周后继发感染于胰腺及其周围形成脓肿，可持续高热、腹痛，查体可扪及包块。胰腺假性囊肿，是因胰液和坏死组织在胰腺内或其周围组织被包裹所致，好发于胰尾部。

（2）低血压休克：重症患者常发生烦躁不安，皮肤苍白、湿冷或呈花斑状，心率快，血压下降，少尿或无尿等症。

（3）多器官功能障碍：如上消化道出血、急性呼吸窘迫综合征、急性肾衰竭、肠麻痹等。

（二）辅助检查

1. 血清酶学检查

大多数患者在起病 6 小时内血清淀粉酶即升高，超过正常值上限的 3 倍，可持续升高 3～5 天或更长时间。尿淀粉酶变化仅作为参考。血清淀粉酶活性高低与病情无相关性。血清脂肪酶活性升高晚于血清淀粉酶，一般在发病后 24～72 小时开始升高，持续 7～10 天。

2. C 反应蛋白（CRP）

CRP 是组织损伤和炎症的非特异性标志物，发病后 72 小时 CRP > 150mg/L 提示胰腺组织坏死可能，对于诊断胰腺坏死的敏感性达 67%～100%。

3. 生化检测

（1）血糖：部分患者出现暂时性血糖升高主要系肾上腺皮质对应激的反应，是胰高糖素代偿性分泌增加所引起。

（2）血胆红素：高胆红素血症见于约 10% 急性胰腺炎患者中，多为暂时性，多数系由胰腺水肿所致，可于发病后 4～7 天恢复正常。

（3）血钙：血清钙常轻度下降，低血钙的程度与临床严重程度平行，血钙低于 1.75mmol/L，常提示重型急性胰腺炎。

（4）血脂：甘油三酯升高。

4. 血常规

白细胞计数升高，多数病例有白细胞增多及中性粒细胞核左移。重症患者有红细胞压积降低表现。

5. 影像学检查

（1）B 超：在发病初期 24～48 小时行 B 超检查，可以初步判断胰腺组织形态学变化，同时有助于判断有无胆道疾病，但受急性胰腺炎时胃肠道积气的影响，对急性胰腺炎常不能做出准确判断。

（2）CT 扫描是诊断急性胰腺炎的标准影像学方法，必要时亦可行增强 CT（CE－CT）或动态增强 CT 检查。根据炎症的严重程度分级为 A－E 级。

A 级：正常胰腺。

B 级：胰腺实质改变。包括局部或弥漫的腺体增大。

C 级：胰腺实质及周围炎症改变，胰周轻度渗出。

D 级：除 C 级外，胰周渗出显著，胰腺实质内或胰周单个液体积聚。

E 级：广泛的胰腺内、外积液，包括胰腺和脂肪坏死，胰腺脓肿。

A 级～C 级：临床上为轻型急性胰腺炎；D 级、E 级：临床上为重症急性胰腺炎。

6. 腹腔穿刺

对于急性重症胰腺炎病人腹腔穿刺是一个有价值的辅助诊断方法。如患者抽出血性液体且淀粉酶含量增高时可明确诊断。

（三）临床分型

1. 急性胰腺炎（acute pancreatitis，AP）

临床上表现为急性、持续性腹痛（偶无腹痛），血清淀粉酶活性增高为正常值上限的3倍，影像学提示胰腺有或无形态改变，排除其他疾病者，可有或无其他器官功能障碍。少数病例血清淀粉酶活性正常或轻度增高。

2. 轻症急性胰腺炎（mild acute pancreatitis，MAP）

具备急性胰腺炎的临床表现和生化改变，而无器官功能障碍或局部并发症，对液体补充治疗反应良好。Ranson 评分 < 3，或 APACHE - Ⅱ评分 < 8，或 CT 分级为 A、B、C。

3. 重症急性胰腺炎（severe acute pancreatitis，SAP）

具备急性胰腺炎的临床表现和生化改变，且具下列之一者：局部并发症（胰腺坏死，假性囊肿，胰腺脓肿）；器官衰竭；Ranson 评分 ≥3；APACHE - Ⅱ 评分 ≥8；CT 分级为 D、E。

4. 暴发性重症急性胰腺炎（early severe acute pancreatitis，ESAP）

为 SAP 患者中病情最为凶险的。SAP 患者发病后 72 小时内出现下列之一者即可诊断暴发性重症急性胰腺炎：肾衰竭、呼吸衰竭、休克、凝血功能障碍、脓毒血症、全身炎症反应综合征。

【鉴别诊断】

1. 胆绞痛

患者既往常有胆道疾病史，发病以右上腹剧烈绞痛，并向右肩背部放射为主，可伴有发热、恶心、呕吐、黄疸等症状，墨菲征阳性。腹部 B 超提示胆道系统异常。

2. 消化性溃疡急性穿孔

患者既往多有消化道溃疡病史，突然上腹部剧烈疼痛并迅速遍及全腹，呈板状腹，全腹压痛、反跳痛、肌紧张，肠鸣音消失，肝浊音界缩小或消失。立位腹平片见膈下游离气体。

3. 急性肠梗阻

患者阵发性腹部剧痛，频繁呕吐，无排气、便秘，肠鸣音亢进。立位腹平片见液气平面。

4. 急性心肌梗死

患者多有冠状动脉粥样硬化性心脏病病史，发作时胸前区有压榨性剧烈疼痛，可放射至上腹部、左肩背，多伴有憋气。心电图检查及心肌酶谱均可见异常。血、尿淀粉酶正常。

5. 急性肠系膜血管栓塞

多见于老年或有高脂血症患者。急性起病，表现为腹痛、腹胀、伴有腹肌紧张。严重者伴有休克、血性腹水，血淀粉酶和腹水淀粉酶正常，腹腔动脉或肠系膜上动脉造影可发现血管阻塞征象。

【病情评估及高危因素】

患者入院时即应关注诸如高龄（通常 >55 岁）、肥胖（BMI >30），器官衰竭、胸腔积液和（或）渗出等危险因素。具有上述特征的患者需严密监护治疗，必要时可转入重症监护病房（ICU）。

急性胰腺炎时反映严重程度的 Ranson 征（表 38 - 1）：

表 38 - 1　　　　　　　　　　　　急性胰腺炎 Ranson 征

入院早期指标	入院后 48 小时
1. 年龄 > 55 岁	6. 血细胞压积下降 > 10%
2. 血糖 > 11.2mmol/L	7. 血尿素氮升高 > 1.8mmol/L
3. 血清乳酸脱氢酶（LDH）> 300U/L	8. 血清钙 < 2mmol/L
4. 谷草转氨酶（AST）> 250U/L	9. 动脉血氧分压 < 60mmHg
5. 白细胞计数 > 16 × 10⁹/L	10. 动脉血碱剩余 > 4mmol/L
11. 估计体液丢失 > 6L	

入院 48 小时内达到 2 个以上标准，提示严重胰腺炎。

【证候诊断】

1. 少阳郁热，阳明腑实

症状：心下痞硬或满痛，恶心，呕吐，口苦，咽干，寒热更作，热多寒微，心下急，郁郁微烦，大便秘结或下利。

舌脉：舌质红，苔白或黄或中黑而干，脉多滑数或弦数。

2. 瘀毒炽盛，邪陷胸胁

症状：心下至少腹硬满而痛不可近，呕吐频作，短气烦躁，神志时有昏聩，壮热，颜面青紫，口唇青赤，口渴引饮，尿少而赤，皮肤瘀斑，大便秘结。

舌脉：舌质紫绛，苔黄腻或灰黑而厚，脉沉细而疾。

3. 邪毒内闭，阴竭阳脱

症状：昏昏欲睡，面色晦暗，汗出热退，四肢厥逆，肤冷，喘促无力，腹胀满，拒按，小便量少，大便不行或有黑便。

舌脉：舌蜷不伸，脉沉细数。

【分证论治】

1. 少阳郁热，阳明腑实

治法：和解少阳，内泄热结。

方药：大柴胡汤加味。常用药柴胡 15g，黄芩 15g，半夏 10g，枳实 10g，生大黄 10g（后下），白芍 15g，陈皮 10g，川芎 10g，香附 10g，甘草 10g，芒硝 5 ~ 10g（冲）。

加减：湿热中阻者，清热利湿、通腑泄热，加杏仁、白蔻仁、生薏苡仁、滑石、栀子、连翘等；黄疸者，加茵陈。

用法：上药酌量浓煎 100mL 下空肠鼻饲管鼻饲或经直肠点滴，每日 2 次。

其他治法：中药生大黄15g，或承气类复方制剂胃管内灌注或直肠内滴注，每日2次。

2. 瘀毒炽盛，邪陷胸胁

治法：凉血解毒，破结通便，佐以化瘀通络。

方药：清营汤合大承气汤。常用药水牛角片30g（先煎），羚羊角粉3g（冲），生地黄15g，银花15g，连翘15g，玄参15g，黄连10g，竹叶10g，丹参20g，麦冬10g，枳实10g，厚朴10g，生大黄10g（后下），芒硝10g（冲）。

用法：上药酌量浓煎100mL下空肠鼻饲管鼻饲或经直肠点滴，每日2次。

中药注射液：血必净注射液50mL加生理盐水100mL内静脉点滴，每日2次。

3. 邪毒内闭，阴竭阳脱

治法：益气养阴，回阳固脱，通腑祛邪。

方药：生脉散、四逆汤合小承气汤。常用药红参15～30g（另煎），麦冬15g，五味子10g，制附片10～30g（先煎），干姜10g，炙甘草10g，大黄10g（后下）。

中药注射液：生脉注射液50～100mL或参麦注射液50～100mL合参附注射液50～100mL，以10～20mL/h静脉泵入。

【救治措施】

（一）发病初期的处理和监护

1. 动态观察腹部体征和肠鸣音改变，记录24小时出入量变化。

2. 常规禁食，对有严重腹胀、麻痹性肠梗阻者应进行胃肠减压。在患者腹痛减轻或消失、腹胀减轻或消失、肠道动力恢复或部分恢复时可以考虑开放饮食，开始时以碳水化合物为主，逐步过渡至低脂饮食，不以血清淀粉酶活性高低作为开放饮食的必要条件。

3. 重症患者需吸氧、监测生命体征及血氧饱和度。

（二）药物治疗

1. 抗休克及液体疗法

重症胰腺炎时，在胰腺周围、腹膜后间隙及腹腔内有大量渗出，可造成血浆的大量丢失；再加上由于血管活性多肽物质的作用，引起血管扩张及毛细血管通透性的增加，可丧失有效循环量的30%～40%，故应快速输入平衡盐溶液、血浆、人血白蛋白、代血浆等胶体液和晶体液，纠正酸碱平衡失调。为了监测血液容量及心脏功能，留置导尿管监测尿量及其尿比重，必要时监测中心静脉压，这对抗休克治疗的安全进行是十分必要的。

2. 镇痛

疼痛剧烈时考虑镇痛治疗，可注射盐酸哌替啶（杜冷丁）。避免应用吗啡或胆碱能受体拮抗剂，如阿托品，654-2等，以免诱发或加重呕吐及肠麻痹。

3. 抑制胰腺外分泌和胰蛋白酶抑制剂应用

（1）生长抑素及其类似物（奥曲肽）可以通过直接抑制胰腺外分泌而发挥作用，尤其适宜在重症急性胰腺炎治疗中应用。奥曲肽用法：首次推注0.1mg，继以25～50μg/h维持治疗。生长抑素制剂用法：首次 250μg，继以 250 μg /h 维持；停药指征为临床症状改善、腹痛消失和（或）血清淀粉酶活性降至正常。

（2）H_2 受体拮抗剂和质子泵抑制剂（PPI）可通过抑制胃酸分泌而间接抑制胰腺分泌，除此之外，还可以预防应激性溃疡的发生。

（3）早期应足量应用蛋白酶抑制剂，可选用加贝酯等制剂。

4. 抗生素应用

对于胆源性轻症急性胰腺炎，或重症急性胰腺炎应常规使用抗生素。胰腺感染的致病菌主要为革兰阴性菌和厌氧菌等肠道常驻菌。抗生素的应用应遵循抗菌谱为革兰阴性菌和厌氧菌为主、脂溶性强、有效通过血胰屏障效果三大原则。

5. 营养支持

轻症急性胰腺炎患者，只需短期禁食，故可适当给予肠外营养。重症急性胰腺炎患者常先施行全肠外营养，一般 7～10 天，待病情趋向缓解，则考虑实施肠内营养。将鼻饲管放置在屈氏韧带以下开始肠内营养。应注意补充谷氨酰胺制剂。对于高脂血症患者，应减少脂肪类物质的补充。先给予要素饮食，从小剂量开始，以 20～30 mL/h 速度给药，如果能量不足，可辅以肠外营养，并观察患者的反应，如能耐受，则逐渐加大剂量，最大可达 100 mL/h。

6. 改善微循环

由于微循环障碍在急性胰腺炎尤其重症急性胰腺炎发病中起重要作用，故可应用改善胰腺和其他器官微循环的药物，如丹参注射液、血必净注射液等具有活血化瘀作用的药物。

7. 预防和治疗肠道衰竭

对于 SAP 患者，应密切观察腹部体征及排便情况，监测肠鸣音的变化，及早给予促肠道动力药物，可应用中药通腑治疗，单味中药如生大黄，和复方制剂如清胰汤、大承气汤加减有效；给予微生态制剂调节肠道菌群：应用谷氨酰胺制剂，保护肠道黏膜屏障。同时，应在病情允许下尽可能早地恢复饮食或肠内营养。

8. 并发症的处理

急性呼吸窘迫综合征是急性胰腺炎的严重并发症，处理包括机械通气和大剂量、短程糖皮质激素的应用；急性肾衰竭以支持治疗为主，稳定血流动力学参数，必要时行血液滤过或血液透析；低血压与高动力循环相关，应密切监测血流动力学，静脉补液，必要时使用血管活性药物；当发生弥散性血管内凝血（DIC）时应使用肝素，并及早的应用具有活血化瘀类中药制剂；上消化道出血可应用抑酸剂，如 H_2 受体阻断剂、质子泵抑制剂。急性胰腺炎有胰液积聚者可发展为假性囊肿，应密切观察，部分会自行吸收。若假性囊肿直径 >6cm，且有压迫现象和临床表现时，可行穿刺引流或外科手术引流。胰腺脓肿是外科手术干预的绝对指征。

（三）手术治疗

坏死胰腺组织继发感染者在严密观察下可考虑外科手术介入。

【调护】

1. 饮食：一般应禁食，待病情稳定后逐渐予流质或半流质饮食，忌食肥甘、生冷、黏腻、刺激性食物。

2. 保持安静，卧床休息，重症患者要注意呼吸道及泌尿道的护理，并应重视翻身拍背。

3. 调畅情志，避免精神刺激。

【病案介绍】

患者张某，女，45 岁，主因上腹部胀痛 2 天，伴发热 1 天，由急诊于 2008 年 3 月 5 日以急性胰腺炎收入消化科。患者于 2008 年 3 月 4 日因饮食不节出现上腹部胀痛，并向后背放射，无恶心、呕吐，无心悸、汗出等症。于当天来我院就诊，查血常规白细胞 15.7 × 10^9/L，中性粒细胞 88.3%，血淀粉酶升高，考虑急性胰腺炎。进一步完善检查后患者行禁食、补液、灌肠、抗感染、抑酸、抑制胰液分泌等处理，病情未见好转，遂收入院。入院时症状：腹部胀痛，全身乏力，大便未行，无排气，小便调，口干，眠差，发热，腹痛，无反酸、呕吐等症。患者既往有 2 型糖尿病病史 7 年，高血压病病史 10 余年，慢性胃炎病史 3 年。

体格检查：T 37.7℃，P 96 次/分，R 20 次/分，BP 138/78mmHg。神志清楚，精神欠佳，语声低微，面色晦暗，全身皮肤及巩膜无黄染，两肺呼吸音粗，左下肺可闻及湿啰音。心率 96 次/分，律齐，未闻及杂音，腹部膨隆，上腹部广泛压痛，右上腹为重，无肌紧张及反跳痛，墨菲征阳性，肝脾肋下未及，移动性浊音未及，肠鸣音 6～7 次/分，双下肢不肿。舌质红苔黄腻，脉滑数。

尿淀粉酶 1062U/L，血淀粉酶 185U/L，脂肪酶 82.5U/L；血常规：白细胞 15.7 × 10^9/L，中性粒细胞 88.3%；血生化：血糖 14.3mmol/L，尿素氮 2.92mmol/L，血肌酐 43.5μmol/L，谷草转氨酶 12.3IU/L，谷丙转氨酶 18.2IU/L，总胆红素 21.6μmol/L。腹部 B 超：胰腺实质回声增粗，胰体、尾呈小片状回声降低，胰尾低回声区范围 7.5×1.3cm，盆腔肠管积气明显，提示：胰腺肿大，伴周边少量积液，符合急性胰腺炎表现。腹部 CT 提示胰腺周围炎性渗出，脂肪肝。CT 分级属于 C 级。

中医诊断：急性脾心痛（轻证），气滞食积、实热内结，少阳、阳明合病；消渴病，实热内结、气阴两伤；西医诊断：轻症急性胰腺炎，2 型糖尿病，脂肪肝，慢性胃炎，高血压病。

患者入院后行禁食、吸氧、胃肠减压、扩容补液、营养支持、抗炎、抑酸等治疗。早期患者以大柴胡汤灌肠清热通腑治疗为主。1 周后病情平稳，以补中益气汤合生脉饮中药口服，以益气养阴、调补中焦。治疗 20 天胰腺功能基本恢复正常，遂患者出院。

第三十九章

肝性脑病

肝性脑病（hepatic encephalopathy）是指由各种严重肝脏疾病引起的，以代谢紊乱为基础的一系列神经精神症状为主的综合征，表现为意识障碍、行为失常和昏迷。

肝性脑病见于中医百合病、神昏、躁狂等范畴。肝性脑病病位在心、脑、肝，毒邪犯脑为基本病机。

【诊断】

（一）临床表现

1. 病史

有各种严重肝病史，某些药物与毒物接触史，存在某些诱因如消化道出血、大量使用利尿剂、抽腹水、严重感染、高蛋白饮食。

2. 临床上常分为四期

（1）前驱期（一期）：轻度性格改变和行为失常。抑郁或欣快，激动或淡漠，常有定向力及判断力减退和睡眠习惯改变。可有"扑翼样震颤"，肌张力及脑电图正常。

（2）昏迷前期（二期）：主要是精神错乱与行为失常呈周期性发作，一期的症状进一步加重，产生幻觉，少数表现为无力和瞌睡。有明显"扑翼样震颤"，肌张力增加并出现病理神经反射。脑电图异常。

（3）木僵期（三期）：患者由狂躁不安转为呆木状态，但尚可唤醒。肌张力增高，有病理神经反射，脑电图异常。在患者能合作时仍可出现"扑翼样震颤"。

（4）昏迷期（四期）：意识完全丧失，不能唤醒。浅昏迷时，对疼痛刺激尚有反应，腱反射和肌张力亢进，无法表现为"扑翼样震颤"。深昏迷时，各种反射消失，肌张力降低，瞳孔散大，抽搐，出现颈项强直、踝阵挛及病理神经反射，可闻及肝臭，脑电图明显异常。

（二）辅助检查

1. 肝功能检查明显异常，可有酶-胆分离现象。

2. 80% ~90%患者可见血氨升高，尤以慢性型最为显著。但血氨升高不一定出现肝性脑病。

3. 支链氨基酸与芳香族氨基酸的比值降低。

4. 脑电图：可出现异常的δ，两侧同时出现对称的高慢波，可在无意识障碍时出现。

5. 视觉诱发电位：可见 P100 波变低，潜伏期延长，可查出亚临床型的肝性脑病。

【鉴别诊断】

精神症状为唯一突出表现的肝性脑病易被误诊为精神病，因此凡遇精神错乱患者，应警惕肝性脑病的可能性。肝性脑病还应与可引起昏迷的其他疾病，如糖尿病、低血糖、尿毒症、脑血管意外、脑部感染和镇静剂过量等相鉴别。

【证候诊断】

1. 毒邪犯脑

症状：神志昏乱，失眠谵妄，烦躁易怒，或见腹胀如鼓，两胁疼。

舌脉：舌红苔黄腻或灰黑，脉弦滑或细涩。

2. 气阴耗竭

症状：神昏失眠，面色萎黄，疲惫乏力，神志淡漠，口干纳少，或腹胀尿少。

舌脉：舌红少苔，脉细无力。

【分证论治】

1. 毒邪犯脑

治法：清热解毒，凉营开窍。

方药：清热地黄汤加减。常用药水牛角片 15～30g（先煎），生地黄 15g，赤芍 15g，生大黄 10g（后下），丹皮 10g，连翘 15g，栀子 10g。

加减：热毒炽盛者，合用白虎汤；痰火内盛者，合用黄连温胆汤；湿毒蒙窍者，合用茵陈五苓散；瘀毒阻窍者，合用膈下逐瘀汤。

2. 气阴耗竭

治法：益气救阴。

方药：生脉散合大补元煎加减。常用药党参 30g，麦冬 15g，五味子 15g，熟地黄 15g，生地黄 15g，黄精 10g，山萸肉 15g，黄芪 30g，怀山药 30g，当归 15g，石菖蒲 10g，甘草 10g。

3. 针灸治疗

可选取太冲、内关、足三里、三阴交、阳陵泉、百会等穴行针灸治疗。

【救治措施】

1. 一般处理

消除病因，及时控制感染和上消化道出血，避免快速排钾和抽腹水，避免使用麻醉、止痛、安眠及镇静等药物。当患者狂躁或有抽搐时可使用少量地西泮（安定），禁用吗啡及其衍生物。

2. 对症用药

（1）减少肠内毒物的生成和吸收：食物与营养方面应停用含蛋白质食物，尤其是动物蛋白。神志恢复后，可恢复蛋白质摄入，自 20g/d 开始，渐增至 50~60g/d。每日保持足够热量 5852~6688kJ，以糖类为主。应用各种维生素如维生素 B 族、维生素 C 和维生素 K，酌情使用必需的磷脂、护肝药物及能量合剂（如 ATP、辅酶 A、肌酐和能量合剂）等。

（2）注意维持水、电解质及酸碱平衡：每日输液量一般为 1500~2000mL（或尿量 + 1000mL），及时纠正低钾血症和碱中毒。

（3）减少氨的产生：停止摄入蛋白质食物；生理盐水、温开水或稀醋酸溶液灌肠，但不可用碱性液体（如肥皂水）灌肠；抑制肠道细菌生长，可选择使用氨苄西林、黄连素、甲硝唑、新霉素、乳酶生等药物。

（4）减少氨的吸收：一般用乳果糖糖浆（每 100mL 含乳果糖 63~70g），每次 30mL，每日 3 次；灌肠给药者可用乳果糖 200~300mL，加水至 700~800mL，每日 1~2 次，疗程可延长至数月甚至半年以上；食醋 10~20mL，加生理盐水或温开水 200~300mL，保留灌肠每日 1~2 次。

（5）排除体内的氨：精氨酸适用于慢性反复发作的门 - 体分流性脑病，精氨酸 25g 溶于 5%~10% 葡萄糖溶液 250mL 静脉点滴，每日 1 次；或谷氨酸钠 20~40g 溶于 5% 葡萄糖溶液 250mL 静脉点滴，每日 1 次；或醋谷胺 200~600mg 溶于 5%~10% 葡萄糖溶液 500mL 静脉点滴，每日 1 次。

（6）抑制肠内细菌生长：黄连素 0.2~0.3g，口服，每日 3 次；或甲硝唑 0.2g，口服，每日 1 次。

（7）改善细胞能量代谢和恢复脑细胞功能：左旋多巴对昏迷患者有苏醒作用，但不降低血氨。左旋多巴 200~500mg 溶于 5% 葡萄糖溶液 500mL 静脉点滴，每日 1 次，或左旋多巴 1g 口服，6 小时 1 次；或溴隐亭 2.5mg 口服，每天 1 次（每 3 天增加 2.5mg，最大剂量每天 15mg）；或复方支链氨基酸（BCAA）溶液 250mL 加入 10% 葡萄糖溶液 250mL 静脉点滴；胰岛素 10U、胰高血糖素 1mg 加入 5% 葡萄糖溶液 500mL 静脉点滴，每日 2 次。

（8）透析或灌注疗法：血液透析、腹膜透析和"人工肝脏"等方法，可降低血氨、清除血液中的有毒物质，对肝性脑病有暂时的苏醒作用；换血疗法可清除血中有毒物质、促进肝细胞再生，但疗效未肯定。

（9）其他：低血糖时需给予持续静滴葡萄糖多日才能保持正常的血糖水平；脑水肿者，应予以脱水治疗；出血时要注意凝血因子不足、血小板减少及 DIC 等情况的发生，并及时处理；继发性感染可使用抗生素。

第四十章

急性有机磷中毒

有机磷农药大多属剧毒或高毒类。根据其毒力可将其分为剧毒类：甲拌磷（3911）、内吸磷（1059）、对硫磷（1605）、丙氟磷（DFP）等；高毒类：甲基对硫磷、氧乐果、敌敌畏、马拉氧磷、速灭磷、谷硫磷、保棉丰等；中度毒类：乐果、乙硫磷、敌百虫、久效磷、除草磷、倍硫磷、杀螟松等；低毒类：马拉硫磷、氯硫磷、辛硫磷等。由于生产、运输或使用不当，或防护不周，可引起接触者急、慢性中毒，也可因误服、自服污染食物而引起急性中毒。有机磷农药是一种神经毒物，吸收后在体内广泛抑制胆碱酯酶的活力，使乙酰胆碱不能被分解而大量积累，引起神经功能紊乱，出现一系列中毒症状和体征。口服中毒者多在10分钟至2小时内发病；吸入中毒者30分钟内发病；皮肤吸收中毒者常在接触后2~6小时发病。

古代医家对中毒有诸多论述，古代医家已认识到毒物侵入人体、渗入血脉，可使气血失调、功能紊乱，以致脏器受损、阴阳离决。

【诊断】

（一）病史

患者具有有机磷农药接触史或吞服史。

（二）临床表现

1. 急性中毒

典型中毒症状有三类表现：

（1）毒蕈碱样症状——M作用：患者多汗，流涎，恶心呕吐，腹痛腹泻，支气管平滑肌痉挛，分泌物增多，心跳减慢，瞳孔缩小。

（2）烟碱样症状——N作用：肌张力增强，肌纤维震颤，肌束震颤，心率加快，甚至全身抽搐，可因呼吸肌麻痹而死亡。

（3）中枢神经系统症状：头昏，头痛，眼花，软弱无力，意识模糊，甚至昏迷，抽搐，可因中枢性呼吸衰竭而死亡。

2. 反跳

是指急性有机磷农药中毒，特别是乐果和马拉硫磷口服中毒者，经积极抢救临床症状好转，达稳定期数天至1周后病情突然急剧恶化，再次出现胆碱能危象，甚至发生昏迷、肺水肿或突然死亡。这种现象可能与皮肤、毛发和胃肠道内残留的有机磷农药被重新吸收及解毒药减量过快或停用过早等因素有关。

3. 迟发性多发性周围神经病变

少数患者在急性中毒症状消失后 2 ~ 3 周可发生感觉型和运动型多发性神经病变，主要表现为肢体末端烧灼、疼痛、麻木及下肢无力、瘫痪、四肢肌肉萎缩等异常。

4. 中间综合征（中间肌无力综合征 IMS）

是指急性有机磷农药中毒所引起的一组以肌无力为突出表现的综合征。因其发生在急性中毒胆碱能危象控制之后，迟发性神经病变发生之前，故被称为中间综合征，发生率约 7% 左右。呼吸衰竭是 IMS 的主要致死原因。

5. 非神经系统损害的表现

尚可出现心、肝、肾损害和急性胰腺炎、横纹肌溶解症等表现。

（三）辅助检查

1. 血胆碱酯酶活力测定（ChE）

血胆碱酯酶活力不仅是诊断有机磷农药中毒的特异性标志酶，还能用来判断中毒程度轻重，评估疗效及预后。

2. 尿中有机磷农药分解产物测定

对中毒诊断和鉴别诊断有指导意义。

3. 其他

重度中毒病人胸部 X 线可发现肺水肿影像。心电图常见室性心律失常、尖端扭转型室性心动过速、心脏阻滞和 Q - T 间期延长。疑有迟发性神经病时应检查肌电图、神经传导功能，并与其他神经疾病鉴别。

【鉴别诊断】

1. 阿片类中毒

阿片类中毒患者可见瞳孔缩小、呼吸抑制、肺水肿等临床表现，应注意与有机磷农药中毒相鉴别。通过病史、病人呼出气味、ChE 活性测试可与之鉴别。瞳孔缩小、大汗流涎和肌颤是有机磷农药中毒较特有的体征。虽然近年来一些少数新类型农药有时也出现以上三点症状和体征，但参考 ChE 活力测定，仍可鉴别是否为有机磷农药中毒。

2. 其他杀虫剂中毒

菊酯类杀虫药中毒，呼出气和胃液无特殊臭味；杀虫脒中毒，以嗜睡、发绀、出血性膀胱炎为主要特征，无瞳孔缩小、大汗淋漓、流涎等表现。二者胆碱酯酶活力均正常。

【病情评估及高危因素】

1. 病情评估

（1）轻度中毒：以 M 样症状为主，而无肌颤和意识障碍，胆碱酯酶活力 50% ~ 70%。

（2）中度中毒：M 样症状加重，出现 N 样症状，但无意识障碍，胆碱酯酶活力30% ~ 50%。

（3）重度中毒：除 M、N 样症状外，还伴有意识障碍，合并脑水肿、肺水肿、呼吸衰竭等，胆碱酯酶活力在 30% 以下。

2. 高危因素

生产及使用有机磷农药过程中防护不当，易吸收中毒；误服或误食被有机磷农药污染的食物可经胃肠道吸收而中毒，饮酒可促进毒物的吸收而致中毒症状加重。儿童、年老体弱者中毒后临床症状重，病死率高。

【证候诊断】

本病来势凶险，早期除个别体质弱者外，一般多表现为邪盛标急之证；若能度过危险期，晚期则表现为邪去正衰之虚证。

1. 实证

症状：恶心，呕吐，呕吐物或呼出气有大蒜样气味，腹痛，腹泻，头晕，头痛，烦躁不安，肌肉震颤，甚则神昏谵语。

舌脉：舌红苔腻，脉滑数。

2. 虚证

症状：头晕耳鸣，筋惕肉瞤，呕恶清涎，腹痛腹泻，惊悸怔忡，甚则汗出肢凉，呼吸气微，二便自遗。

舌脉：舌淡苔白，脉微细欲绝。

【分证论治】

1. 实证

治法：解毒祛邪。

方药：①银花三豆饮。常用药银花 15g，绿豆 30g，黑豆 30g，赤小豆 30g，甘草 15g；②绿豆甘草汤：绿豆 30g，白茅根 30g，银花 15g，生甘草 10g，石斛 10g，丹参 20g，大黄 10g（后下），竹茹 10g。

中成药：高热神昏者予安宫牛黄丸或醒脑静注射液 20 ~ 30mL 加入 5% ~ 10% 葡萄糖注射液 250 ~ 500mL 中，静滴。

2. 虚证

治法：益气回阳固脱。

方药：参附汤合生脉散加减。常用药人参 30g（另煎），附子 10 ~ 30g（先煎），麦冬 15g，五味子 15g 等。

中药注射液：参麦注射液或生脉注射液 40 ~ 60mL 加入 5% ~ 10% 葡萄糖注射液 250 ~ 500mL 中，静滴。参附注射液 50mL 加入 5% 葡萄糖注射液 100mL 中静滴。

【救治措施】

（一）清除毒物

1. 脱离污染源

立即撤离中毒现场，脱去污染的衣服，清洗污染的皮肤、毛发、指甲。眼部污染时用2%碳酸氢钠或生理盐水冲洗。

2. 洗胃

口服中毒者用清水、2%碳酸氢钠或1∶5000高锰酸钾溶液洗胃。常规洗胃可以反复多次，直到洗出液无蒜臭味。注意敌百虫中毒时禁用碳酸氢钠洗胃，因为碳酸氢钠可将敌百虫转化为敌敌畏。对硫磷中毒时禁用高锰酸钾洗胃，高锰酸钾可将对硫磷氧化为对氧磷，使毒性显著增强。

3. 导泻

洗胃后继用甘露醇250~500mL或硫酸镁60~100mL口服导泻，促进毒物排泄。

4. 血液净化治疗

可有效清除血液中的有机磷农药，提高治愈率，在治疗重症有机磷农药中毒中具有显著疗效。血液净化治疗应在中毒后1~4天内进行，每天1次，每次2~3小时，以提高清除率。

（二）特效解毒剂的应用

1. 应用原则

特殊解毒剂的应用原则为早期、足量、联合、重复用药。

2. 胆碱酯酶复能剂

为肟类化合物，常用药物有氯解磷定（PAM－Cl）、碘解磷定（PAM－I）和双复磷（DMO4）。

胆碱酯酶复能剂能有效解除烟碱样症状，迅速控制肌纤维颤动。由于胆碱酯酶复能剂不能复活已老化的胆碱酯酶，故必须及早应用。常见不良反应有一过性眩晕、口苦、咽干、恶心、呕吐、视物模糊、颜面潮红、血压升高、全身麻木和灼热感等症。用量过大或注射过快时还可引起癫痫样发作、呼吸抑制、心律失常、中毒性肝病及胆碱酯酶抑制加重。

3. 抗胆碱药

此类药物可与乙酰胆碱争夺胆碱能受体，从而阻断乙酰胆碱的作用。与胆碱酯酶复能剂类联合应用有互补、增效作用。

（1）阿托品：为阻断毒蕈碱（M）样作用和解除呼吸中枢抑制的有效药物。因其不能阻断烟碱受体，故对N样症状和呼吸肌麻痹所致的周围呼吸衰竭无效，对胆碱酯酶复活亦无帮助。

阿托品治疗时应根据中毒程度轻重选用适当剂量、给药途径及间隔时间，同时密切观察患者神志、瞳孔、皮肤、心率和肺部啰音变化情况，及时调整用药，使患者尽快达到阿托品化并维持阿托品化，而且还应避免阿托品中毒。

阿托品化是指应用阿托品后，患者瞳孔较前扩大，出现口干、皮肤干燥、颜面潮红、心率增快、肺部湿性啰音消失等表现，此时应逐步减少阿托品用量。如患者瞳孔明显扩大，出现神志模糊、烦躁不安、谵妄、惊厥、昏迷及尿潴留等情况，则提示阿托品中毒，应立即停用阿托品，并酌情给予毛果芸香碱对抗，必要时采取血液净化治疗。

（2）长托宁：是一种新型抗胆碱药。在抢救急性有机磷农药中毒时，长托宁较阿托品具有以下优势：①拮抗腺体分泌、平滑肌痉挛等 M 样症状的效应更强；②除拮抗 M 受体外，还有较强的拮抗 N 受体作用，可有效解除乙酰胆碱在横纹肌神经肌肉接头处过多蓄积所致的肌纤维颤动或全身肌肉强直性痉挛，而阿托品对 N 样受体几乎无作用；③具有中枢和外周双重抗胆碱效应，且其中枢作用强于外周；④不引起心动过速，可避免药物诱发或加重心肌缺血，这一点对合并冠心病和高血压的中毒患者尤为重要；⑤半衰期长，无需频繁给药；⑥每次所用剂量较小，中毒发生率低。由于存在以上优点，目前推荐用长托宁替代阿托品作为有机磷农药中毒急救的首选抗胆碱药物。

长托宁治疗有机磷农药中毒也要求达到阿托品化，其判定标准与阿托品治疗时相似，但心率增快不作为判断标准之一。

（三）对症处理

加强生命体征的监护，保持气道通畅，肌无力明显的即使没有呼吸肌麻痹也要预防性气管内插管。重度中毒易引起应激性溃疡；洗胃的同时也刺激胃，故应注意防治上消化道出血。重度中毒者，常可出现不同程度的心脏损害，注意心肌保护及水、电解质、酸碱平衡。

【调护】

1. 严密观察病情变化，详细记录生命体征，注意神志、瞳孔的变化。
2. 进食流质饮食，不能进食者予鼻饲。
3. 注意口腔护理，勤翻身、拍背排痰，预防褥疮和肺炎的发生。
4. 昏迷患者呼吸道分泌物增加，应随时吸痰，以防发生窒息和感染。
5. 洗胃过程中，如有呼吸、心搏骤停，应立即停止洗胃并进行抢救。
6. 做好心理护理，了解病人中毒的原因，根据不同的心理特点进行心理疏导。
7. 有自杀倾向者，需有专人看护，防止意外发生。

第四十一章

急性镇静催眠药中毒

镇静催眠药是指具有镇静、催眠作用的中枢神经系统抑制药，可分为四类：①苯二氮卓类，如地西泮、阿普唑仑等；②巴比妥类：如苯巴比妥、戊巴比妥等；③非巴比妥、非苯二氮卓类：如水合氯醛、格鲁米特等；④吩噻嗪类：（抗精神病药），如氯丙嗪、奋乃静等。镇静催眠药一次大量服用可引起急性镇静催眠药中毒。

中医学对本病没有论述，但本病症的临床特点可见于脱证、神昏等病证，核心病机为邪毒内侵、气机逆乱，证候特点为邪毒内盛、大实之象。

【诊断】

（一）临床表现

1. 病史

本病患者均具有大剂量服药史。

2. 症状

（1）苯二氮卓类中毒：主要临床表现为嗜睡、头晕、言语不清、意识模糊、共济失调。

（2）巴比妥类中毒：中毒表现与服药剂量有关。轻度中毒表现为嗜睡、记忆力减退、言语不清、判断及定向障碍等，严重者昏睡或浅昏迷，呼吸减慢，眼球震颤。甚至深昏迷，呼吸浅慢甚至停止，血压下降，体温不升，可并发脑水肿、肺水肿及急性肾衰竭。患者常死于呼吸或循环衰竭。

（3）非巴比妥非苯二氮卓类中毒：轻、中度中毒患者表现为嗜睡和共济失调，重度中毒患者可出现昏迷、呼吸和循环衰竭。顿服水合氯醛 10g 以上可引起严重中毒。

（4）吩噻嗪类中毒：最常见表现为锥体外系反应，包括震颤麻痹综合征、静坐不能、急性肌张力反应，如斜颈、吞咽困难、牙关紧闭等，并可引起血管扩张、血压降低、心动过速、肠蠕动减慢等。

（二）辅助检查

1. 药物浓度测定

血、尿及胃液药物定性测定有助于诊断。

2. 血液生化检查

电解质、血糖、肝、肾功能检查对判断病情具有指导意义。

3. 其他

患者需行心电图检查；严重患者需查动脉血气。

【鉴别诊断】

镇静催眠药中毒一般症状较轻，出现深昏迷、严重低血压和呼吸抑制时应与颅脑疾病、代谢性疾病及其他中毒所致的昏迷相鉴别。

【病情评估及高危因素】

1. 病情评估

苯二氮卓类中毒呼吸抑制作用较小，很少出现长时间深度昏迷、休克及呼吸抑制等严重症状。巴比妥类对中枢神经系统有广泛抑制作用，对脑干（特别是网状激活系统）、小脑和脑皮质作用明显，可抑制延髓呼吸和血管运动中枢。短效中毒剂量为 3~6g，长效中毒剂量为 6~10g。摄入 10 倍以上催眠剂量时，可抑制呼吸致死。非巴比妥非苯二氮卓类中毒对中枢神经系统的作用与巴比妥类相似，临床表现亦与之相似。吩噻嗪类中毒病情严重者可发生昏迷、呼吸抑制。

2. 高危因素

老年人和儿童抵抗力差，中毒发生快并且病情重。长期生活或工作压力过大，造成情绪不稳定、精神紧张或抑郁，有自杀倾向者，应予高度重视。心脏病患者、肝肾功能不全的患者，发生中、重度急性中毒后易出现严重并发症应及时处理。

【证候诊断】

本病属邪毒内侵、气机逆乱之证。

症状：初起患者嗜睡，呼之能应，言语不清，脉沉弱。若邪毒内陷，终致阴阳俱衰，表现为昏睡不醒，呼之不应，四肢厥冷，呼吸气微，脉微欲绝。

【分证论治】

治法：祛邪解毒，调畅气机。

方药：银花甘草三豆汤。常用药银花 15g，甘草 15g，黑豆 30g，绿豆 30g，赤小豆 30g，生大黄 10g（后下）。

加减：昏睡不醒，呼之不应，四肢厥冷，呼吸气微，脉微欲绝者，合参附汤。

中药注射液：醒脑静注射液 30mL 加入 5% 葡萄糖注射液 250mL 静脉滴注。

转脱者：选用参麦注射液 50mL 加入 5% 葡萄糖注射液 250mL 静脉滴注；或生脉注射液 40~60mL 加入 5% 葡萄糖注射液 250mL 静脉滴注。

【救治措施】

（一）一般处理

1. 心电监护、建立静脉通路。

2. 鼻导管吸氧，维持血氧浓度。

3. 加强支持疗法，保护重要器官。

（二）急救处理

1. 评估和维护重要器官功能

主要是维持呼吸、循环和脑功能，可应用纳洛酮等药物促进意识恢复。严重者需进行气管内插管、呼吸机辅助呼吸。休克者需尽快扩容及应用升压药。

2. 清除体内尚未吸收的毒物

可应用催吐、洗胃、导泻等方法帮助清除体内尚未吸收的毒物。

3. 促进已吸收毒物的排除

（1）强化利尿：如无脑水肿、肺水肿、肾功能不全等情况，可快速输入葡萄糖或其他晶体溶液，然后静注呋塞米，促进毒物随尿液排出。

（2）碱化尿液：静脉滴注碳酸氢钠，调节滴速维持血 pH 值 7.45 ~ 7.5、尿 pH 值 8，并于 2 ~ 4 小时监测一次电解质水平和治疗效果。

（3）血液净化治疗：经过积极治疗病情仍恶化的患者应当进行血液透析或血液滤过。

4. 特效解毒药物的应用

氟马西尼是苯二氮䓬类特异性拮抗剂，能竞争抑制苯二氮䓬受体，阻断该类药物对中枢神经系统的作用。用法：氟马西尼 0.2mg 缓慢静注，必要时重复使用，总量可达 2mg。巴比妥类及吩噻嗪类中毒目前尚无特效解毒药物。

【调护】

1. 患者应卧床休息，严密观察病情变化，详细记录体温、脉搏、呼吸、血压等生命体征。

2. 进流质饮食或清淡易消化之品，少食多餐，不能吞咽者予鼻饲流质食物。

3. 注意口腔护理，勤翻身，防止褥疮和肺炎的发生。

4. 昏迷者留置尿管，保持二便通畅。

5. 加强心理护理。故意服毒者，应有专人守护，做好病人的思想工作，解除其精神负担，消除心病，树立正确的人生观，配合治疗。

第四十二章

急性酒精中毒

酒精即乙醇。各种酒类饮料中均含有不同浓度的酒精，其中白酒中酒精的含量可达50%～60%，而啤酒中的酒精含量仅2%～5%。成人一次口服最低致死量约为250～500mL纯酒精。病情严重者可危及生命。

酒精中毒可见于中医学酒害、酒毒、酒鼓、酒胀、酒厥等病证范畴。核心病机为饮酒过度，停积不散，蕴滞于胃，散流诸脉，熏蒸脏腑，令人志乱。证候特征是酒毒内盛、邪实内闭。

【诊断】

（一）临床表现

患者发病前有饮酒史，其表现因人而异，中毒症状出现迟早也各不相同，与饮酒量、血中乙醇浓度呈正相关，也与个体敏感性有关。主要表现为神经系统和消化系统的症状，以神经系统损害最多见。临床上大致分为三期：

1. 兴奋期

血乙醇浓度 >500mg/L，出现头昏、乏力、自控力丧失，自感欣快、言语增多，喜怒无常，粗鲁无礼或有攻击性行为，也可沉默、孤僻或入睡。

2. 共济失调期

血乙醇浓度 >1500mg/L 时，患者可出现动作不协调，步态蹒跚，行动笨拙，言语含糊不清，眼球震颤，视物模糊，复视，恶心，呕吐，嗜睡等。

3. 昏迷期

血乙醇浓度 >2500mg/L 时，患者可出现昏睡，颜面苍白，体温降低，皮肤湿冷，口唇微绀，呼吸减慢，心跳加快，血压下降，二便失禁。严重者可发生呼吸、循环衰竭而危及生命。也有因咽部反射减弱，饱餐后呕吐，导致吸入性肺炎或窒息而死亡。

急性中毒患者苏醒后常有头痛、头晕、乏力、恶心、纳差等症状，少数可出现低血糖、肺炎、急性肌病等并发症。

根据饮酒史、呼出气有浓厚乙醇味、不同程度的神志障碍、血中乙醇浓度测定等可做出诊断。

（二）辅助检查

1. 血乙醇浓度测定

可以监测血中乙醇。

2. 血液生化检查

急性中毒可出现低血糖、低血钾、低血镁和低血钙。

3. 动脉血气

急性中毒患者表现为不同程度的代谢性酸中毒。

4. 心电图

少数可见心律失常和心肌损害心电图改变。

5. 头颅 CT

有头部外伤或有局部神经系统体征者，应行 CT 检查除外硬膜下血肿及其他脑部疾病。

【鉴别诊断】

1. 颅脑疾病

可出现昏迷、二便失禁、言语障碍、肢体不利等症状，但多有颅内感染、脑血管意外、脑外伤等病史。

2. 代谢性疾病

糖尿病酮症酸中毒、非酮症高渗性糖尿病、低血糖等可出现意识障碍、昏迷，应注意鉴别。

3. 镇静催眠药中毒

有大量服用药物史，血、尿及胃液中药物浓度检测对诊断具有一定的参考价值。

【病情评估及高危因素】

1. 病情评估

乙醇的代谢产物乙醛使患者先处于兴奋状态，逐渐转入抑制状态，继之皮层下中枢、小脑、延脑血管运动中枢和呼吸中枢相继受抑制，严重急性中毒可发生呼吸、循环衰竭。乙醛对肝脏亦有直接毒性作用，可导致肝细胞受损，造成肝细胞变性坏死。亦可直接损伤胃黏膜导致胃黏膜糜烂出血。

2. 高危因素

患有心脑血管疾病、糖尿病、肝脏疾病、消化性溃疡的患者为高危人群，其饮酒过量易引发相应并发症，故应适当限制饮酒。

【证候诊断】

1. 毒蕴胃肠，泛及血脉

症状：恶心呕吐，呼气、呕吐物有酒味，腹痛腹泻，甚则呕血、便血、昏睡、神昏谵语、狂躁。

舌脉：舌质深红苔黄腻，脉弦数。

2. 毒损气血，脏腑虚衰

症状：面色苍白，口流清涎，四肢厥冷，语声低微，或口中喃喃自语，甚则昏迷，遗溺。

舌脉：舌红，脉微细弱。

【分证论治】

1. 毒蕴胃肠，泛及血脉

治法：和中解毒。

方药：甘草泻心汤。常用药生甘草15g，黄芩10g，黄连10g，干姜10g，半夏10g，大枣5枚，生晒参15g（另煎）等。

中药注射液：醒脑静注射液40mL加入5%~10%葡萄糖注射液500mL中静滴；或清开灵注射液40mL加入5%~10%葡萄糖注射液500mL中静滴。

2. 毒损气血，脏腑虚衰

治法：回阳救逆。

方药：四逆汤合四君子汤。常用药制附子10g（先煎），干姜10g，甘草10g，人参10~30g（另煎），茯苓10g，白术10g。

中药注射液：参附注射液20~50mL静脉泵入，或40~60mL加入5%葡萄糖注射液250~500mL中静脉注射。

【救治措施】

（一）一般处理

1. 保持气道通畅，应用鼻导管吸氧。

2. 严密监测神志、脉搏、呼吸、体温、血压、心律（率）和心功能状况。

3. 兴奋躁动者宜适当约束，共济失调者应严格限制活动，以免摔伤或撞伤。

4. 对烦躁不安或过度兴奋者可予小剂量安定，避免用吗啡、氯丙嗪、苯巴比妥类镇静药。

5. 清醒者迅速催吐，其间注意预防吸入性肺炎。

（二）急救处理

1. 中毒症状较重，出现神志障碍或昏睡者应行气管内插管后洗胃。催吐、洗胃、导泻对清除胃肠道内残留的乙醇可有一定作用。

2. 维持有效循环血容量，纠正水、电解质紊乱和酸碱平衡。应用葡萄糖注射液、维生素B_1、维生素B_6静脉点滴加速乙醇在体内氧化，防止肝肾功能损害。

3. 纳洛酮治疗：纳洛酮能促进乙醇在体内转化，使血乙醇浓度明显下降，逆转急性乙醇中毒对中枢的抑制作用，可作为非特异性的催醒药，肌肉或静脉注射，每次0.4~0.8mg。必要时可间隔1小时左右重复应用，直至患者清醒。重度中毒患者的首次剂量可用0.8~1.2mg。

4. 血乙醇浓度>5000mg/L，伴有酸中毒或同时服用其他可疑药物者宜及早进行血液透析治疗。

（三）并发症治疗

急性酒精中毒容易并发出血性胃炎和消化性溃疡，中毒症状较重患者宜及早给予奥美拉唑钠或泮托拉唑钠40mg静点。有呼吸抑制时给予呼吸兴奋剂，必要时以呼吸机辅助呼吸治疗。

【调护】

1. 密切观测病情变化，监测生命体征。保持病室安静、通风。

2. 清醒者应进流质饮食或易消化的食物，忌辛辣燥热及滋腻之品。急性出血者当禁食水。

3. 昏迷者保留胃管，留置尿管，勤翻身，以防褥疮发生。

4. 改变生活方式，节制饮酒。

【病案介绍】

杨某，男，45岁。

主诉：意识不清20分钟。

现病史：患者与朋友聚餐时饮大量白酒，（约250g左右）出现恶心呕吐，呕吐物为胃内容物，后患者出现意识不清，来诊。

查体：BP 135/80mmHg，T 36.5℃，呼出气有浓重酒味，昏睡，双瞳孔等大等圆，对光反射灵敏，颈软无抵抗，双肺呼吸音清，心率90次/分，心律齐，神经系统检查未见异常。舌质深红苔黄腻，脉弦数。

辅助检查：血常规、血生化、心电图检查未见异常。

中医诊断：急性酒精中毒，实证；西医诊断：急性酒精中毒。

急救处理：

1. 吸氧，监测生命体征。

2. 建立静脉通路，5%葡萄糖溶液250mL加醒脑静注射液20mL静滴，以醒脑开窍；5%葡萄糖溶液500mL加维生素C 2g、维生素B_6 0.2g静滴，促进乙醇氧化，加速排毒。

3. 纳洛酮0.8mg肌注催醒。

4. 生理盐水100mL＋泮托拉唑钠40mg静点，保护胃黏膜，预防消化道出血的发生。

经上述治疗，3小时后患者神志转清，回家调养。

第四十三章

急性一氧化碳中毒

一氧化碳（CO）是含碳物质不完全燃烧所产生的一种无色、无味、无刺激性的气体，不溶于水。吸入过量一氧化碳即可发生急性一氧化碳中毒，又称为煤气中毒。一氧化碳中毒的主要原因包括生活性、职业性或意外情况中毒。工业生产和生活燃料燃烧不完全产生大量一氧化碳并泄露，当环境通风不良或防护不当时，空气中一氧化碳浓度超过容许范围是发生中毒的先决条件。

一氧化碳中毒后，形成的碳氧血红蛋白（COHb）与氧结合能力差，使血液携氧能力降低引起组织、细胞严重缺氧，出现不同程度的中枢神经系统功能障碍。

【诊断】

1. 病史

患者具有一氧化碳接触史，且居处通风不良，防护不好。生活性中毒多有同居室人发病，职业性中毒多为意外事故，集体发生。

2. 临床表现

临床表现与血液碳氧血红蛋白（COHb）浓度有关。急性一氧化碳中毒分为轻、中、重度三种临床类型。

（1）轻度中毒：血COHb浓度达10%～20%，表现为头晕，头痛，恶心，呕吐，全身乏力。

（2）中度中毒：血COHb浓度达30%～40%，皮肤黏膜可呈现樱桃红色，上述症状加重，出现兴奋，判断力下降，运动失调，幻觉，视力减退，意识模糊或浅昏迷。

（3）重度中毒：血COHb浓度达30%～50%。出现抽搐，深昏迷，低血压，心律失常和呼吸衰竭，部分患者因误吸发生吸入性肺炎。受压部位皮肤易发生水疱或压迫性横纹肌溶解，可释放肌球蛋白而导致急性肾衰竭。

3. 辅助检查

（1）血液COHb测定：血液COHb浓度测定是诊断一氧化碳中毒的特异性指标，且能反映一氧化碳暴露时间长短，也可判断一氧化碳中毒的严重程度。

（2）动脉血气分析：急性一氧化碳中毒病人氧分压和动脉血氧饱和度降低，二氧化碳分压正常或轻度降低；中毒时间较长者，常呈代谢性酸中毒状态，血pH值和剩余碱降低。

（3）脑电图：急性一氧化碳中毒时，脑电图常呈现弥漫性低波幅慢波。

（4）头颅CT：一氧化碳中毒昏迷病人应进行头颅CT检查，以除外脑梗死、脑出血、或脑水肿等。

【鉴别诊断】

病史询问有困难时，应与其他气体中毒、安眠药中毒、脑血管意外和糖尿病酮症酸中毒等相鉴别。

【病情评估及高危因素】

1. 病情评估

一氧化碳中毒是以中枢神经系统功能障碍为主要临床表现的疾病。一氧化碳中毒严重性与空气中一氧化碳浓度和暴露时间密切相关。一氧化碳中毒时，脑和心肌常先出现缺氧性损害，严重者发生脑水肿，心搏、呼吸停止。

急性一氧化碳中毒患者在意识恢复后 2 个月内，约有 3%～10% 的病人发生迟发型脑病。

2. 高危因素

冬春季气候寒冷，取暖条件差，居室内火炉没有安装烟囱、或通风不良，易造成一氧化碳中毒；生活中使用煤气烧水做饭，如果燃烧不完全或煤气泄漏，空气中一氧化碳浓度升高，可导致一氧化碳中毒；厂矿使用煤气或生产煤气的车间，通风设备条件差，防护不当，可导致集体性一氧化碳中毒。患有慢性阻塞性肺疾病和冠心病病人对血液 COHb 浓度升高敏感性增强，中毒后易并发多器官功能衰竭。儿童、老年人和原有心肺疾病者是一氧化碳中毒高危人群。

【证候诊断】

1. 实证

症状：头痛，头晕，乏力，恶心呕吐，皮肤呈樱桃红色，四肢抽搐，神昏谵语。

舌脉：舌质深红苔黄腻，脉弦数。

2. 虚证

症状：心悸气短，表情淡漠，呼吸气微，肢体痿软，二便失禁，甚者昏迷不醒，脉微欲绝。

舌脉：舌淡红苔白腻，脉沉细无力。

【分证论治】

1. 实证

本证属毒陷心脑、扰乱神明之证。

治法：清心开窍，通闭醒神。

方药：菖蒲郁金汤加减。常用药石菖蒲 15g，炒栀子 10g，鲜竹叶 10g，丹皮 10g，郁金 10g，连翘 15g，灯心草 3g，竹沥 10g。

中成药：安宫牛黄丸口服或鼻饲。醒脑静注射液 40mL 加入 5%～10% 葡萄糖注射液

500mL 中静滴；或清开灵注射液 40～60mL 加入 5%～10% 葡萄糖注射液 500mL 中静滴。

2. 虚证

本证属邪毒内阻、气血耗伤之证。

治法：益气固脱，回阳救逆。

方药：回阳救逆汤加减。常用药制附子 10～30g（先煎），干姜 10g，肉桂 10g，人参 10～30g（另煎），白术 10g，茯苓 10g，陈皮 10g，炙甘草 10g，五味子 15g 等。

中药注射液：参附注射液 60～100mL 加入 5% 葡萄糖注射液 250～500mL 中静脉点滴；或参脉注射液 60～100mL 加入 5% 葡萄糖注射液 250～500mL 中静脉点滴。

针灸治疗：针刺内关、足三里、中脘、天枢、公孙、梁门等穴，留针 20 分钟。

【救治措施】

（一）一般处理

1. 撤离中毒环境

发现中毒患者应立即撤离现场，转移至空气清新环境。

2. 保持呼吸道畅通

应为昏迷病人松开衣领，注意观察其意识状态和监测生命体征。

（二）急救处理

1. 迅速纠正缺氧

氧疗能加速血液 COHb 解离和一氧化碳排出，是治疗一氧化碳中毒最有效的方法。

（1）面罩吸氧：神志清醒者应用密闭面罩吸氧，氧流量 5～10L/min。通常持续吸氧 2 天才能使血液 COHb 浓度降至 15%。症状缓解和血液 COHb 浓度降至 5% 时可停止吸氧。

（2）高压氧治疗：高压氧治疗能增加血液中物理溶解氧含量，提高总体氧含量，较正常吸氧缩短血液 COHb 半衰期 4～5 倍，缩短昏迷时间和病程，预防迟发脑病的发生。

2. 机械通气

对昏迷、窒息或呼吸停止患者都应及时行气管内插管，进行机械通气。

3. 脑水肿治疗

严重一氧化碳中毒后，24～48 小时脑水肿达高峰，故应积极采取以下措施降低颅内压和恢复脑功能。

（1）脱水治疗：①50% 葡萄糖溶液 50mL 静脉输注；②20% 甘露醇 1～2g/kg 静脉滴注（10mL/min），每 6～8 小时 1 次，症状缓解后减量；③呋塞米 20～40mg 静脉注射，每 8～12 小时 1 次。

（2）糖皮质激素：地塞米松每日 10～30mg，疗程为 3～5 天。

（3）抽搐治疗：地西泮 10～20mg 静脉注射，抽搐停止后予苯妥英钠 0.5～1g 静滴，并根据病情 4～6 小时重复应用。

（4）促进脑细胞功能恢复：常用静脉药物有三磷腺苷、辅酶 A、细胞色素 C、大剂量维生素 C 和 γ – 氨酪酸。

4. 对症支持治疗

注意水、电解质代谢紊乱，预防感染，及时发现并治疗迟发性脑病。

【调护】

1. 采用高浓度面罩给氧或鼻导管给氧（流量应保持 8 ~ 10L/min）。高浓度给氧时间一般不超过 24 小时，以防发生氧中毒和二氧化碳潴留。中度及重度一氧化碳中毒患者、老年人或妊娠妇女一氧化碳中毒首选高压氧治疗。

2. 密切观察病情，注意生命体征变化。注意病人神经系统的表现及皮肤肢体受压部位的损害情况。

3. 准确记录 24 小时出入量，注意液体的滴速，防止肺水肿和脑水肿的发生。

4. 昏迷并高热患者经抢救苏醒后应绝对卧床休息，并观察 2 周，避免精神刺激。

5. 加强预防一氧化碳中毒的宣传。

第四十四章

中暑

中暑是指人体在高温、高湿环境下，由于水和电解质丢失过多、散热功能衰竭引起的以中枢神经系统和心血管功能障碍为主要表现的热损伤性疾病。高温环境作业，或在室温 >32℃、湿度较大（>60%）、通风不良的环境中长时间或强体力劳动，是中暑的致病因素。根据发病机制和临床表现不同，通常将中暑分为热痉挛、热衰竭和热（日）射病。上述三种中暑可发生于同一病人。未治疗的热衰竭可发展为热（日）射病，后者是一种致命性疾病。

中医对中暑的论述始见于《素问·刺志论》，书中称之为伤暑。其后，又有中热、冒暑等名。本病乃感受暑热之邪，兼之正气虚弱，其轻者耗气伤津所致；其重者可导致暑热内闭，或内陷心包，蒙蔽心神；暑热动风，终至气阴欲脱，临床以阳热实证较多，也有虚实兼见者。中暑的病位以肺卫、心包、心为主。

【诊断】

（一）病史

具有明显的季节性，多发于夏季。患者发病前有在高温环境中长时间作业、或在湿度较大、通风不良的条件下长时间工作且水分补充不足等诱发因素。

（二）临床表现

中暑根据临床表现的轻重程度分为三级：先兆中暑、轻症中暑和重症中暑。

1. 先兆中暑

患者在高温环境工作或生活一定时间后，可出现口渴、乏力、多汗、头晕、眼花、耳鸣、头痛、恶心、胸闷、心悸、注意力不集中等症状，体温正常或略高。

2. 轻症中暑

先兆中暑加重，出现早期循环功能紊乱，包括面色潮红或苍白、烦躁不安或表情淡漠、恶心呕吐、大汗淋漓、皮肤湿冷、脉搏细数、血压偏低、心率加快、体温轻度升高等症状。

3. 重症中暑

先兆中暑和轻症中暑者症状加重可出现高热、痉挛、惊厥、休克、昏迷等症状。重症中暑按表现不同可分为三型，也可出现混合型。

（1）热痉挛：高温环境下强体力作业或剧烈运动，出汗后水和盐分大量丢失，仅补充水或低张液而补盐不足可造成低钠、低氯血症，导致骨骼肌痉挛和疼痛，主要累及下肢腓肠肌或腹部肌群，持续数分钟后缓解，无明显体温升高。热痉挛也可为热射病的早期表现。

（2）热衰竭：热衰竭是热痉挛的继续和发展，主要由于脱水和血容量不足引起。常发生于老年人、儿童和慢性疾病患者。在热应激情况下，可因机体对热环境不适引起脱水、电解质紊乱、外周血管扩张，周围循环容量不足而发生虚脱，表现为头晕、头痛、恶心、呕吐、面色苍白、皮肤湿冷、大汗淋漓、呼吸频率增快、脉搏细数、心动过速、晕厥、肌痉挛、血压下降甚至休克，但中枢神经系统损害不明显。热衰竭可为热（日）射病的中间过程，其中病情轻而短者也称为热昏厥，如不及时治疗可发展成为热（日）射病。

（3）热（日）射病：热（日）射病又称中暑高热，属于高温综合征，是中暑最严重的类型；是长时间热衰竭或产热过多、散热减少所致，是一种致命性急症。患者在全身乏力、头晕、头痛、恶心等早期症状的基础上，可出现高热、无汗、神志障碍等症，体温高达40℃~42℃甚至更高。可有皮肤干燥、灼热、谵妄、昏迷、抽搐、呼吸急促、心动过速、瞳孔缩小、脑膜刺激征等表现，严重者出现休克、心力衰竭、脑水肿、肺水肿、急性呼吸窘迫综合征、急性肾衰竭、急性重型肝炎、弥散性血管内凝血、多器官功能障碍综合征。

（三）辅助检查

1. 白细胞总数和中性粒细胞升高、凝血功能异常、血小板减少。

2. 尿常规检查异常。

3. 血生化检查可有转氨酶升高、乳酸脱氢酶（LDH）和肌酸激酶（CK）增高、血肌酐和尿素氮升高。

4. 血清电解检查可见高钾、低钠、低氯血症。

5. 血气分析提示呼吸和代谢性酸中毒。

6. 心电图改变。

7. 昏迷者应行头颅 CT 检查。

【鉴别诊断】

诊断中暑前，应与中枢神经系统感染、中毒性菌痢、脑型疟疾、脑血管意外、脓毒症、甲状腺危象、伤寒、抗胆碱能药物中毒等原因引起的高温综合征相鉴别。

【病情评估及高危因素】

1. 病情评估

中暑是在高温、高湿环境下，以体温调节中枢功能障碍、汗腺功能衰竭和水、电解质丢失过多为特征的疾病。对高温环境不适应是致病的主要原因。先兆中暑者脱离高温环境，休息和补充水分后症状可以得到改善。轻、重症中暑治疗不及时可发展为热（日）射病，最终导致多器官功能障碍或衰竭。临床上对中暑患者病情评估应包括中暑原因、损伤持续时间及开始施救时间；评估中暑的轻重程度，注意体温、水及电解质紊乱；严密观察患者生命体征、肌张力、尿量的变化。

2. 高危因素

夏日高温环境下进行重体力作业，机体大量出汗，易诱发中暑；环境温度升高时，精神病患者、昏迷者和老年人易发生中暑；慢性心血管疾病、肝肾疾病或体温较高者病死率增加。

【证候诊断】

1. 阳暑

症状：头晕头痛，心烦胸闷，口渴多饮，全身疲软，汗多，发热，面红。

舌脉：舌质红苔黄，脉浮数。

2. 暑厥

症状：昏倒不省人事，手足痉挛，高热无汗，体若燔炭，烦躁不安，胸闷气促，或小便失禁。

舌脉：舌红苔燥无津，脉细促。

3. 暑风

症状：高热神昏，手足抽搐，角弓反张，牙关紧闭，皮肤干燥，唇甲青紫。

舌脉：舌绛少苔，脉细弦紧或脉伏欲绝。

【分证论治】

1. 阳暑

本证属暑伤肺卫、耗气伤津之证。

治法：清暑益气生津。

方药：王氏清暑益气汤加减。常用药西洋参30g，石斛10g，麦冬10g，黄连10g，竹叶10g，荷梗10g，知母10g，甘草10g，粳米10g，西瓜翠衣10g。

中成药：藿香正气（水）胶囊、十滴水、仁丹、生脉注射液等。

2. 暑厥

本证属暑热内闭、内陷心包之证。

治法：清热祛暑，醒神开窍。

方药：清营汤加减。常用药水牛角30g（先煎），生地黄15g，玄参15g，丹参15g，黄连10g，银花15g，连翘15g，竹叶心10g。

中成药：安宫牛黄丸、清开灵注射液、醒脑静注射液等。

3. 暑风

本证属暑热炽盛、热极生风，或暑热伤阴、阴虚风动之证。

治法：清热养阴息风。

方药：羚角钩藤汤加减。常用药羚羊角粉1.2g（冲），霜桑叶10g，川贝母10g，鲜生地黄15g，钩藤20g（后下），滁菊花15g，生白芍g，生甘草10g，淡竹茹10g，茯神木10g。

中成药：紫雪散、局方至宝丹、清开灵注射液、醒脑静注射液、生脉注射液等。

针灸：针刺人中、合谷、十宣等穴，用泻法。

【救治措施】

1. 先兆中暑

迅速将患者移至阴凉通风处，脱离高温环境，口服淡盐水或含盐清凉饮料，休息后即可恢复。

2. 轻症中暑

除采取上述措施外，可静脉补充5%葡萄糖盐水，并注意观察直至恢复。

3. 重症中暑

（1）热痉挛治疗重点是补充氯化钠，静脉滴注5%葡萄糖盐水或生理盐水1000~2000mL。

（2）热衰竭：治疗重点是及时补充血容量，防止血压下降。可用5%葡萄糖盐水或生理盐水静脉滴注，适当补充血浆。必要时监测中心静脉压，指导补液。

（3）热射病

1）将患者迅速转移至低温环境，监测体温、心电图、血压、凝血功能等。

2）鼻导管或面罩吸氧。

3）降温治疗：降温速度与预后密切相关。体温越高，持续时间越长，组织损害越严重，预后也越差。一般应在1小时内使直肠温度降至37.8~38.9℃。①体外降温：头部降温可采用冰帽，或用冰袋紧贴两侧颈动脉处及双侧腹股沟区。全身降温可使用冰毯，或用冰水反复擦拭皮肤；②体内降温：用冰盐水200mL进行胃或直肠灌洗；也可用5%冰葡萄糖盐水或生理盐水1000~2000mL静脉滴注；③药物降温：重症中暑药物降温无效。病人寒战时，氯丙嗪25~50mg加入500mL溶液中静脉输注1~2小时，用药过程中应严密监测血压。

4）补钠和补液，维持水、电解质平衡，纠正酸中毒。低血压时，应首先及时补充血容量，必要时使用血管活性药物。

5）防治脑水肿和抽搐：应用甘露醇、糖皮质激素有一定的降温、改善机体的反应性、降低颅内压作用。有抽搐发作者可静脉输注地西泮。

6）对症治疗：保持呼吸道通畅，昏迷或呼吸衰竭者可行气管内插管或用呼吸机辅助通气；防治肝、肾功能和心功能不全；控制心律失常；给予质子泵抑制剂预防上消化道出血；适当使用抗生素预防感染等。

【调护】

1. 密切观察病情变化，监测生命体征。

2. 保持有效降温，注意冰袋放置位置准确，注意及时更换，尽量避免同一部位长时间直接接触，以防冻伤。每15~30分钟监测1次肛温，根据肛温变化调整降温措施。

3. 冰水擦拭必须用力按摩病人四肢及躯干，以防止周围血管收缩，导致皮下血管淤血。

4. 昏迷患者头部偏向一侧，防止误吸，及时清除鼻咽分泌物，保持呼吸道畅通。

5. 注意口腔、皮肤护理，清洁口腔以防感染和溃疡。高热大汗者应及时更换衣裤及被褥，注意皮肤清洁卫生，定时翻身，防止褥疮。

6. 饮食以半流质食物为主，加强营养，以保证生理需求。

第四十五章

电解质紊乱

第一节　低钠血症

低钠血症是指血钠低于135mmol/L，通常合并细胞外液渗透压过低的现象。可为多种原因所引起，许多严重疾病中，严重低钠血症常是预后恶劣的标志。

【诊断】

1. 病因

（1）胃肠道消化液持续性丧失，如反复呕吐、胃肠道长期吸引或慢性肠梗阻等。

（2）大创面慢性渗液。

（3）肾排出水和钠过多，如应用排钠利尿剂时，未注意补给适量的钠盐。

（4）多次大量抽腹水。

2. 临床表现

随缺钠的程度不同而有所不同，常见症状有头晕、视物模糊，软弱无力、脉搏细速，起立时容易晕倒等。当循环血量明显下降时，肾的滤过量相应减少，体内代谢产物潴留，可出现神志不清、肌痉挛性疼痛，肌腱反射减弱，甚至昏迷等。

3. 辅助检查

（1）血清 Na^+ 测定：血清 Na^+ 低于135mmol/L即可诊断为低钠血症。

（2）尿 Na^+、Cl^- 测定：常有明显减少。轻度缺钠时，血清虽可能无明显变化，但尿内氯化钠的含量常已减少。

（3）红细胞计数、血红蛋白量、红细胞压积、血非蛋白氯和尿素均增高，而尿比重常在1.01以下。

【病情评估】

1. 轻度缺钠

每千克体重缺氯化钠约8.5mmol或0.5g，血清 Na^+ 为130～134 mmol/L。患者感疲乏、头晕、手足麻木，但口渴不明显。尿 Na^+ 减少。

2. 中度缺钠

每千克体重缺氯化钠约8.5～12.8mmol或0.5～0.75g，血清 Na^+ 为120～130mmol/L。

除上述症状外，尚有恶心、呕吐、脉搏细速，血压不稳或下降，脉压变小，浅静脉萎陷，视物模糊，站立性晕倒。尿量少，尿中几乎不含 Na^+ 和 Cl^-。

3. 重度缺钠

每千克体重缺钠约 12.8 ~ 21mmol 或 0.75 ~ 1.25g，血清 Na^+ 为 120mmol/L 以下。患者神志不清，肌痉挛性抽痛，肌腱反射减弱或消失，出现僵直，甚至昏迷，常发生休克。

【救治措施】

积极治疗原发病。采用含盐溶液或高渗盐水静脉输注，以纠正体液的低渗状态和补充血容量。

1. 轻度和中度缺钠

根据上述定义和临床表现确定缺钠程度和缺钠量。一般可通过静脉滴注 5% 葡萄糖盐水补给所缺钠盐量的一半，此外，还应给予日需要液体量约 2000mL 和日需钠盐 4.5g，部分患者根据缺水程度可再适当增加一些补液量。其余一半的钠盐可在第二天补给。

2. 重度缺钠

对出现休克者，应首先抗休克治疗，着重补充足够等渗盐水和胶体溶液，以改善微循环和组织器官的灌注。不要单纯从升高血压着手，有条件时应测量中心静脉压以提示血容量情况。

晶体液，如乳酸复方氯化钠溶液、等渗盐水，以及胶体溶液，如羟乙基淀粉、右旋糖酐和血浆蛋白溶液等都可以应用，但晶体液的用量一般要比胶体液用量多 2 ~ 3 倍。接下去静脉滴注高张盐水（一般为 3% ~ 5% 氯化钠溶液）200 ~ 300mL，以后根据病情再决定是否继续输高张盐水或改用等渗透盐水。

计算公式如下：

需补充的钠盐量（mmol）＝［血钠的正常值（mmol/L）－血钠测得值（mmol/L）］× 体重（kg）×0.6（女性为 0.5）

需要注意的是，对于慢性和重度缺钠患者，Na^+ 的补充和 Na^+ 血清浓度的提升不宜过快，一般使之升至 125mmol/L、临床症状消失即可，而不必过快使之 >130mmol/L。有人认为纠正过快可导致中心性脑桥髓鞘破坏，故建议血钠保持每小时升高 0.5mmol/L 的速度为宜。

第二节　高钠血症

血清钠高于 145mmol/L 称为高钠血症，又称原发性缺水。水和钠虽同时缺失，但缺水多于缺钠，故血清钠高于正常范围，细胞外液呈高渗状态。

【诊断】

1. 病因

（1）摄入水分不够：如食管癌患者吞咽困难、危重患者给水不足、鼻饲高浓度的要素饮食或静脉注射大量高张盐水溶液等。

（2）水分丧失过多：如高热大量出汗（汗中含氯化钠0.25%）、烧伤暴露疗法、糖尿病昏迷等。

2. 临床表现

（1）轻度缺水：缺水量为体重的2%～4%，除口渴外无其他症状。

（2）中度缺水：缺水量为体重的4%～6%。极度口渴、乏力、尿少和尿比重增高。唇舌干燥，皮肤弹性差，眼窝凹陷，常出现烦躁。

（3）重度缺水：缺水量为体重的6%，除上述症状外，出现躁狂、幻觉、谵语、昏迷等脑功能障碍，甚至死亡。

3. 辅助检查

（1）血清 Na^+ 升高在 145 mmol/L 以上。

（2）尿少、尿比重高。

（3）红细胞计数、血红蛋白量、红细胞压积增高。

（4）血浆渗透压升高。

【救治措施】

应尽早去除病因，以利机体自身调节。不能口服的患者，静脉滴注 5% 葡萄糖液或 0.45% 氯化钠液，以补充丧失的液体。成人高渗性缺水时补液量不如小儿要求严格，当明确是脱水而不是肾功能损害时，成人补液往往可参考尿量进行，如尿量满意，每日补液量可达 3000～3500mL（其中糖与盐的比例为2:1或3:2）。

估计需要补充已丧失的液体量有两种方法：

1. 以体重百分比的丧失来估计：每丧失体重的1%，补液 400～500mL。

2. 计算公式：

补水量（mL）= ［血 Na^+ 测得值（mmol/L）－ 血 Na^+ 正常值（mmol/L）］×体重（kg）×4

计算所得的补水量不宜在当日一次补完，以免发生水中毒。一般可分2天补给，当日先给补水量的 1/2～2/3，余下的根据情况在次日补给。此外，还应补给日需量约2000mL。

必须注意，血清 Na^+ 测定虽有增高，但因同时有缺水、血液浓缩，体内总钠量实际上仍有所减少。故在补水的同时适当补钠，以纠正缺钠。如同时有缺钾需纠正时，应在尿量超过 40mL/h 后补充，以免引起血钾过高。经过补液治疗后，酸中毒仍未纠正时，可补给碱性溶液。血 Na^+ 下降速度不宜过快，以 10～12mmol/L 为宜。

第三节　等渗性缺水

等渗性缺水又称急性缺水或混合性缺水，是水和钠成比例地丢失，而血清钠仍在正常范围内，细胞外液的渗透压也保持正常的现象。

【诊断】

1. 病因

（1）消化液的急性丧失，如大量呕吐、肠瘘等。

（2）体液丧失在感染区或软组织内，如腹腔内或腹膜后感染、肠梗阻、烧伤等，这些丧失的液体有着与细胞外液基本相同的成分。

2. 临床表现

（1）尿少、厌食、乏力等，但口不渴，舌干燥，眼球下陷，皮肤干燥、松弛。

（2）当短期内体液的丧失达到体重的 5%，即丧失细胞外液的 20% 时，患者则会出现脉搏细速、肢端湿冷、血压不稳定或下降等血容量不足的症状。

（3）当体液丧失体重的 6% ~ 7%，即相当于丧失细胞外液的 24% ~ 28% 时，休克的表现更加明显与严重，常并发代谢性酸中毒。

（4）如患者丧失的体液主要为胃液，Cl^- 大量丢失，则可并发代谢性碱中毒，出现碱中毒的一些临床表现。

3. 辅助检查

（1）红细胞计数、血红蛋白量和红细胞压积明显增高，表示有血液浓缩。

（2）血清 Na^+ 和 Cl^- 浓度一般无明显变化。

（3）尿比重增高。

（4）可能存在酸（或碱）中毒。

【救治措施】

应尽早去除病因，以减少水和钠的继续丧失。

1. 当出现脉搏细速和血压下降等血容量不足的表现时，可先快速滴注平衡盐溶液或等渗盐水约 3000mL（按体重 60kg 计），以尽快恢复容量。

2. 如无血容量不足的表现时，则可予患者上述用量的 1/2 ~ 2/3，即 1500 ~ 2000mL，以补充缺水量。

3. 计算公式

补等渗盐水量（L）= 红细胞压积上升值/红细胞压积正常值 × 体重（kg）× 0.25

此外，还应补给日需要量约水 2000mL 和钠盐约 4.5g。

4. 由于等渗盐水中 Na^+ 和 Cl^- 的含量不等，在重度缺水或休克状态下，大量输入等渗盐水，有导致血氯过高、引起高氯性酸中毒的危险，故应尽量以平衡溶液进行输注，既可避免输入过多的 Cl^-，也对酸中毒的纠正有一定的帮助。

5. 在纠正缺水后，钾的排泄会有所增加，故应注意低钾血症的发生，一般应在尿量达 40mL/h 后补充氯化钾。

第四节　水过多和水中毒

水过多（water excess）是水在体内过多潴留的一种病理状态。若过多的水进入细胞内，导致细胞内水过多则称为水中毒（water intoxication）。水过多和水中毒属于稀释性低钠血症的范畴。

【诊断】

1. 病因

多因水调节机制障碍，而又未限制饮水或不恰当补液引起。

（1）抗利尿激素代偿性分泌增多：其特征是毛细血管静水压升高（或）胶体渗透压下降，总容量过多，有效循环容量减少，体液积聚在第三间隙。

（2）抗利尿激素分泌失调综合征（SIADH）：由于抗利尿素分泌过多所致，有效循环血容量和细胞内液增加，血钠低。一般不出现浮肿。

（3）肾排水障碍：多见于急性肾衰竭少尿期、急性肾小球肾炎等致肾血流量及肾小球滤过率降低，而摄入水分未加限制时，但有效循环血容量大致正常。

（4）肾上腺皮质功能减退：糖皮质、盐皮质激素分泌不足，使肾小球滤过率过低，在入量过多时容易导致水潴留。

2. 临床表现

（1）急性水过多和水中毒：起病急，主要是由于脑水肿引起精神神经症状，如头痛、精神失常、定向力障碍、共济失调、癫痫样发作、嗜睡与躁动交替出现以致昏迷。也可呈头痛、呕吐、血压增高、呼吸抑制、心率缓慢等颅内高压表现。

（2）慢性水过多和水中毒：病情发展缓慢，常被原发病的症状掩盖。轻度水过多仅有体重增加。当血浆渗透压低于 260mOsm/L（血钠 125mmol/L）时，有疲倦、表情淡漠、恶心、食欲减退等表现和皮下组织肿胀；当血浆渗透压降至 240～250mOsm/L（血钠 115～120mmol/L）时，出现头痛、嗜睡、神志错乱、谵妄等神经精神症状；当血浆渗透压降至 230mOsm/L（血钠 110mmol/L）时，可发生抽搐或昏迷。血浆钠在 48 小时内迅速降至 108mmol/L 以下可致神经系统永久性损伤或死亡。

应注意与其他低钠血症的鉴别，出现本症时尿钠一般大于 20 mmol/L，而缺钠性低钠血症的尿钠常明显减少或消失。

【救治措施】

积极治疗原发病，同时要控制水的摄入量，避免补液过多。

1. 轻症者宜限制进水量，记录 24 小时出入量，使入水量少于尿量。或适当加用利尿药，以依他尼酸和呋塞米等利尿药为首选。

2. 急重症水过多和水中毒的治疗要以保护心、脑功能为目标，以脱水和（或）纠正低渗为目的。

3. 高容量综合征为主者宜以脱水为主,减轻心脏负荷。首选呋塞米等利尿药,如呋塞米 20~60mg,每天口服 3~4 次,急重者可用 20~80mg,每 6 小时静脉注射 1 次;用 25% 葡萄糖液 40~50mL 稀释后缓慢静脉注射,必要时 2~4 小时后可重复注射。对于有效循环血容量不足的患者,要注意补充有效血容量。危急病例可采取血液超滤治疗。明确为抗利尿激素分泌过多者,可选用地美环素(demeclocycline)或碳酸锂治疗。保护心脏、减轻心脏负荷可用硝普钠、硝酸甘油等血管扩张剂。

4. 低渗血症(特别是已出现精神神经症状)者,应迅速纠正细胞内低渗状态,除限水、利尿外,应使用 3%~5% 氯化钠液,一般剂量为 5~10 mL/kg,严密观察心肺等病情变化,调节剂量及滴速,一般以分次补给为宜。可同时并用利尿药,以减少血容量。

注意纠正钾代谢失常及酸中毒。

第五节 低钾血症

血清钾的正常值为 3.5~5.5 mmol/L;低于 3.5 mmol/L 称为低钾血症。

【诊断】

1. 病因

(1)摄入不足:禁食、厌食、偏食等,未能及时足量补充。

(2)排出量增加:胃肠减压、肠瘘、肠造口、胆泻、腹泻等消化液大量丧失;利尿剂使用、肾小管性酸中毒、盐皮质激素过多等使钾从肾脏排出过多等。

(3)钾在体内分布异常:胰岛素的应用、碱中毒、家族性周期性麻痹、棉籽油中毒等。

(4)稀释性低钾血症:细胞外液稀释,主要见于水过多或水中毒。

2. 临床表现

低血钾引起的症状和体征均与钾对各类型肌肉的作用有关,最重要的是心肌的影响,同时也累及横纹肌、平滑肌。此外,长期低钾也可引起肾功能改变。

(1)肌肉无力:为最早的表现,一般先出现四肢肌软弱无力,站立不稳,以及延及躯干和呼吸肌,有时可有吞咽困难,以致食物或饮水呛入呼吸道。以后可有软瘫、腱反射减退或消失。平滑肌无力则表现为腹胀、便秘和肠麻痹等。

(2)心脏影响:使心肌的应激性增加,早期心率加快,可发生各种心律失常(房性或室性早搏)及房室、室内传导阻滞或血压下降。重者可发生休克、心力衰竭、心室扑动或颤动,甚至心搏骤停。

(3)肾功能障碍:长期慢性失钾者可发生失钾性肾炎,以致肾功能发生障碍。

(4)反常性酸性尿(paradoxical acidura):低钾使肾小管细胞内酸中毒,K^+ 由细胞内移出,与 Na^+、H^+ 交换增加(每移出 3 个 K^+,即有 2 个 Na^+ 和 1 个 H^+ 移入细胞内),细胞外液的 H^+ 浓度降低,而远曲肾小管排 K^+ 减少、排 H^+ 增多,结果发生代谢性碱中毒,患者出现碱中毒的表现，但尿却呈酸性，成为反常性酸性尿。区别是肾性还是非肾性缺钾，其重要的检查是测 24 小时尿钾含量。

3. 辅助检查

（1）血钾 3.1～3.5 mmol/L 者为轻度低钾血症；低于 2.5 mmol/L 者为重度低钾血症。

（2）心电图检查：早期出现 T 波降低、变宽、双向或倒置，随后出现 ST 段降低、Q－T 间期延长和 U 波。

【救治措施】

应尽早发现及治疗病因，以减少或终止钾的继续丧失。

1. 血钾 >2.5mmol/L，不伴有临床低钾症状的患者可用口服方法补钾，且安全可靠。

2. 血钾 <2.5mmol/L，或虽高于此值但伴有临床低钾表现者，应给予静脉补钾。

3. 一般情况下，静脉补钾每日补充氯化钾 3～6g，补液中钾浓度不超过 40mmol/L（即 0.3% 氯化钾），补钾速度为每小时不超过 20mmol（即 0.5g）。

对严重低钾伴有呼吸肌麻痹、室颤或其他恶性室性心率失常者，可适当加快补钾速度和增加浓度、加大补液总量，浓度可增至 60mmol/L，在心电监护下逐渐加速，每日最大剂量不能超过 9～12g。在任何情况下，严禁氯化钾直接静脉注射。

近来临床上应用 L－门冬氨酸钾镁溶液治疗轻度或中度低钾血症患者，该制剂与细胞亲和力强，有助于钾离子进入细胞内，可改善心肌的代谢和收缩功能，提高强心苷的疗效并降低其对心肌的毒性，同时还能补充镁离子。每 10mL 中含钾盐 500mg（含 K^+ 114.2mg，约为 3mmol），静脉滴注时需稀释 10 倍以上，对中、重度低钾血症患者，可结合静脉补钾一起使用。

第六节　高钾血症

血清钾超过 5.5mmol/L 时称为高钾血症。

【诊断】

1. 病因

（1）钾摄入过多：长期补钾，输入库存血及一些含钾的抗生素等。

（2）肾排钾减少：临床上造成高钾血症的最主要的原因是急、慢性肾功能不全。另外，如醛固酮过少、保钾利尿剂的应用及血容量减少等，均能造成肾排钾减少而导致血钾升高。

（3）细胞的分布异常：酸中毒、糖尿病酮症及一些药物的使用、大量细胞破坏，严重组织挤压伤等。

2. 临床表现

高钾血症的临床表现主要是细胞外液钾对心肌、骨骼肌的影响。

（1）心血管系统：常出现心跳缓慢或不同类型的心律失常，甚至心搏骤停。高钾血症，特别是血钾超过 7mmol/L，几乎都有心电图的改变。典型的心电图改变为早期 T 波高而尖，Q－T 间期延长，随后出现 QRS 增宽，P－R 间期延长。

（2）神经肌肉系统：患者感乏力、虚弱、肌肉酸痛，亦可有肌痉挛，有时有轻度神志不清或淡漠、感觉减退或异常，腱反射迟钝或消失。严重时肢体自下而上出现麻痹、四肢弛缓性瘫痪，更重时可出现言语费力、声音嘶哑、吞咽和呼吸困难。

（3）微循环系统：严重高血钾时可有微循环障碍的表现，如皮肤苍白、发冷。

（4）消化系统：可有恶心、呕吐、腹痛和肠麻痹。

3. 辅助检查

（1）血清钾测定升高（＞5.5mmol/L）。

（2）心电图变化：是重要的参考，但不是唯一依据。典型的心电图改变为早期 T 波高而尖，Q－T 间期延长，随后出现 QRS 增宽，P－R 间期延长。

【救治措施】

1. 防止钾继续进入体内：禁止带钾药物或液体进入体内，尽量不食含钾较高的食物。

2. 逆转高钾对心肌的直接毒性作用：血钾 ＞6mmol/L 时，需应用钙剂迅速对抗高钾对心肌的毒性作用。10% 葡萄糖酸钙，首次 10mL 静脉注射，1～2 分钟推毕，必要时重复给药，但以后每次静脉注射时需用 5～6 分钟，最多用药总量可达 50mL。钙制剂给药应在数分钟内静脉注入，该药持续作用时间小于 1 小时。

3. 驱使钾由细胞外进入细胞内：用 5% 碳酸氢钠 50～100mL 或 11.2% 乳酸钠 20mL 静脉滴注，输后数分钟即起效，作用持续约 2 小时，必要时可重复给药。葡萄糖可刺激胰岛素分泌，达到细胞外钾转入细胞内的目的。一般用 50% 葡萄液 100mL 加胰岛素 15～20U 缓慢静脉滴注（30～60 分钟内滴完），输后 30 分钟可起效，作用可持续数小时。

4. 清除体内过量的钾离子：轻症患者可利用阳离子交换树脂在胃肠道内与钾交换，排除体内的钾。常用聚苯乙烯磺胺钠离子交换树脂 20g 加 70% 山梨醇 10～20mL 口服，每日 2～3 次，或离子交换树脂 50g 加 25% 山梨醇 100～200mL，保留灌肠，每日 2～3 次。如离子交换树脂效果不好，可进行透析治疗（腹透或血透）。

5. 处理原发疾病和改善肾功能。

第七节　低钙血症

体内的钙大部分以磷酸钙和碳酸钙的形式储存在骨骼中。血清钙浓度的正常值为 2.25～2.75mmol/L。血清钙低于正常指标为低钙血症。

【诊断】

1. 病因

本病病因主要为维生素 D 代谢障碍、甲状旁腺功能减退、慢性肾功能衰减。

2. 临床表现

（1）对神经肌肉的影响：主要致神经肌肉的应激性增加、兴奋性增强，如容易激动，口周和指（趾）尖麻木及自觉针刺感，手足抽搐，肌肉和腹部绞痛，腱反射亢进，以及Chvostek征阳性。严重者可发生支气管哮喘、喉痉挛，甚至窒息。

（2）对骨骼的影响：维生素D缺乏引起的佝偻病可表现为囟门闭合迟晚、方颅、鸡胸、念珠胸、手镯征、O型或X型腿等，成人可表现为骨质软化、骨质疏松和纤维性骨炎等。

（3）对心肌的影响：低血钙对 Na^+ 内流的膜屏障作用降低，心肌兴奋性和传导性升高。

（4）其他：婴幼儿缺钙时，免疫力低下，易发生感染；慢性缺钙，可致皮肤干燥、脱屑、指甲变脆和毛发稀疏等。

3. 辅助检查

（1）当血清蛋白浓度正常时，血钙测定低于2.2mmol/L，或血清离子化钙低于1mmol/L可诊断低钙血症。

（2）心电图表现为 Q－T 间期和 ST 段延长，T 波低平或倒置。

【救治措施】

1. 缓解症状：立即用10%葡萄糖酸钙10～20mL静脉注射，可很快控制症状，必要时可多次给药。

2. 若补钙效果不好，应考虑低血镁的可能，可同时予补镁治疗。

3. 如有碱中毒，需同时纠治，以增加血内离子化钙的浓度。

4. 积极治疗原发疾病和对症处理。

5. 对需长期治疗的患者，可口服乳酸钙和（或）同时补充维生素D。

第八节　高钙血症

血钙大于2.75mmol/L，或血清离子化钙大于1.25mmol/L，称为高钙血症。

【诊断】

1. 病因

常见于原发性甲状旁腺功能亢进、肿瘤性高钙血症，其他如噻嗪类利尿剂和锂治疗、肾上腺功能不全、维生素D摄入过量等也可导致高钙血症。

2. 临床表现

（1）早期症状有疲倦、软弱、乏力、食欲减退、恶心、呕吐、体重下降。

（2）血清钙浓度继续增高时，可出现严重头痛、背部和四肢疼痛、口渴、多尿等。

（3）当血清钙增高达4～5mmol/L时，即有生命危险。

【救治措施】

1. 只有对甲状旁腺功能亢进进行针对性和确定性的治疗时，才能根本解决高钙血症。

2. 对骨转移性肿瘤患者，可给予低钙饮食和充足的水分，以防止缺水，并减轻症状和痛苦。

3. 对症治疗可采用补液及补充乙二胺四乙酸（EDTA）、类固醇和硫酸钠等，以暂时降低血清钙浓度。

第四十六章

院前急救与急性创伤

第一节　院前急救

急诊医疗服务体系（emergency medical service system，EMSS）概括来说，由院前急救、医院急诊科急救、急救重症监护病房（ICU）急救三部分组成。

院前急救也称初步急救，是指危重伤患到医院之前的现场就地抢救、监护运送至医院的医疗急救过程。实际操作中，EMSS 的三部分是连续、序贯进行的，既有明确的分工，又是相互密切联系的有机整体。院前急救并非独立于急诊医疗服务体系而存在，它源自早年战地救护，是以减少战地伤亡，增加参战人员的安全感，提高整体作战能力，并对伤员给予及时的现场急救，而后送至野战医院，从而得到适时救治为目的的。1840 年，意大利佛罗伦萨建立了世界第一个急救医疗组织。至 20 世纪 70 年代，发达国家使急救工作社会化。20 世纪 80 年代我国亦先后兴建了设备齐全、通讯良好的急救中心（站）。

一、严重创伤的现场急救检查程序

创伤后抢救最佳时间是创伤后数分钟至数小时内。现场伤情检查程序为首先检查主要生命体征，如心脏（C = cardiac）、呼吸（R = respiration），因这些生命体征的变化可以随时造成患者死亡，故其一旦发现危险症状应立即进行抢救；然后逐项检查腹部（A = abdomen）、脊柱（S = spine）、头（H = head）、骨盆（P = pelvic）、四肢（L = limb）、脉管（A = arteries）、神经（N = nerves）。在检查中如出现患者病情突然恶化，应首先考虑未发现的出血或呼吸并发症，并给予紧急处理。

二、院前评分与分拣

为客观地对伤员的严重程度进行评估，对伤员进行创伤分类，确定救治的具体措施及需转送医院的要求，目前国际上普遍采用评分系统。以下介绍几种院前评分和分拣方法：

1. 创伤指数

创伤指数（trauma index，TI）是 1971 年由 Kirkpatrick 等提出的，主要参照创伤部位及伤员生理变化，加上创伤类型估计测算的分数。按其异常程度各评 1、2、5、6 分，相加积分（5~30 分）即为 TI 值。TI 值：5~9 分为轻伤；10~16 分为中度伤；>17 分为重伤。

现场急救人员可将 TI 值 > 10 分的伤员送往创伤中心或大医院。创伤指数记分方法见表 46 - 1。

表 46 - 1　　　　　　　　　　　　　　　　创伤指数（TI）

指数	1	3	5	6
部位	四肢	躯干背部	胸腹部	头、颈部
创伤类型	撕裂伤	刺伤	顿挫伤	弹道伤
循环	正常	BP < 102mmHg，	BP < 102mmHg	BP、脉搏测不到
	P > 140 次/分	P > 140 次/分		
意识	倦怠	嗜睡	浅昏迷	深昏迷
呼吸	胸痛	呼吸困难	发绀	无呼吸

2. CRAMS 评分法

CRAMS 评分法是 1985 年 Clemmer 综合了 RPM 法（呼吸、脉搏、运动）和 RSM 法（呼吸、血压、运动）建立的以循环、呼吸、腹部情况、运动、语言为评判标准的评分方法。每项评分内容为 0 ~ 2 三个分值，将 5 项的分值相加即为伤员的 CRAMS 得分。总分 9 ~ 10 分为轻伤；7 ~ 8 分为重伤；6 分为极重度伤。此评分方法简单易行，适用于院前创伤和急诊科评分。它用生理指标、创伤机制、受伤部位、创伤类型和年龄等综合评定伤情，其结果更加符合院前创伤的伤情评价（表 46 - 2）。

表 46 - 2　　　　　　　　　　　　　　　　CRAMS 评分

指标	分值		
	2	1	0
循环（C）	毛细血管充盈正常	毛细血管充盈迟缓	无毛细血管充盈
	收缩压 > 100mmHg	收缩压为 85 ~ 99mmHg	收缩压 < 85mmHg
呼吸（R）	正常	费力，浅，或 > 35 次/分	无自主呼吸
胸腹（A）	无压痛	有压痛	连枷胸、板状腹或有穿通伤
运动（M）	正常	只对疼痛刺激有反应	无反应
语言（S）	正常	言语错乱，语无伦次	说话听不懂或不能发音

3. 创伤评分（TS）

（1）昏迷评分（GSC 评分）：为颅脑损伤分类，14 ~ 15 为 5 分，11 ~ 13 为 4 分，8 ~ 10 为 3 分，5 ~ 7 为 2 分，3 ~ 4 为 1 分。

（2）呼吸频率（次/分）：20 ~ 24 为 4 分，25 ~ 35 为 3 分，> 35 为 2 分，< 10 为 1 分，无为 0 分。

（3）呼吸困难：无为 1 分，有为 0 分。

（4）收缩压：> 90mmHg 为 4 分，70 ~ 89mmHg 为 3 分，50 ~ 69mmHg 为 2 分，0 ~

49mmHg 为 1 分，无脉搏为 0 分。

（5）毛细血管充盈正常为 2 分，延迟 2 秒以上为 1 分，无为 0 分。

上述 5 项相加为创伤评分，低于 12 分者存活率很低。

三、批量伤员分拣方法

在出现大批量伤员时，伤员的数量和严重程度超过当地救治单位的现场救治能力时，要充分发挥现有的人力物力，以抢救尽可能多的伤员为原则。分拣伤员时要识别有生命危险但可以救活的伤员，以便优先进行救治和转运。抢救中应采取批量伤员分拣法。

1. 危重伤

有生命危险需立即救治的伤员应用红色标记，需立即进行创伤基本生命支持（BTLS），并尽快转运至相关医院。

2. 重伤

伤情并不立即危及生命，但又必须进行手术的伤员，可用黄色标记。

3. 轻伤

所有轻伤者用绿色标记。

4. 濒死伤

抢救费时而又困难，救治效果差，生存机会不大的危重伤员，用黑色标记。

四、严重创伤的现场救治程序

1. 现场自救

创伤发生后，现场人员需将患者移离危险境地，防止致伤因子对患者产生进一步的伤害。进行初级的生命救助，如保持患者的呼吸道通畅、人工呼吸、胸外按压、包扎止血等。

2. 呼救

患者或他人应及时拨打"120"等救援电话，呼救时应简明扼要说明患者的数量、严重程度、年龄、性别、现场地址、联系方法等。目前我国统一医疗急救电话号码为"120"，在实际急救运作中，"120"担负指挥中心的任务，其主要职能是协调各急救站点的急救车辆和人员，还有急救知识的普及教育、培训和科研任务。

3. 快速传递急救信息

急救中心接到呼救信息后，应在最短时间内赶到事故现场。

4. 患者的转运

（1）搬运目的：及时、迅速、安全地将伤员搬离事故现场，避免伤情加重，并迅速送往医院进一步救治。

（2）急救人员应查看伤者伤势，必须在原地检伤、包扎止血及简单固定后再搬运。

（3）转运伤员注意事项：①凡怀疑有脊柱、脊髓伤者，搬运前应先固定。搬运时将伤者身体以长轴方向拖动，不可从侧面横向拖动；②严密观察伤者生命体征，保持呼吸通畅，防止窒息，注意保暖。

（4）徒手搬运方法：①扶行法：适用于清醒、无骨折、伤势不重、能自己行走的患者；

②背负法：适用于老幼、体轻、清醒的伤者；③拖行法：适用于体重，体型魁梧的伤者，不能移动，现场又非常危险需立即离开者，拖拉时不要弯曲或旋转伤员的颈部和背部；④轿杠式：适用于清醒伤者；⑤双人拉车式：适用于意识不清的患者。

（5）器械搬运及各部位损伤搬运法：

1）担架搬运：方便省力，适于病情较重，不宜徒手搬运，又需要转送较远路途的伤员；①四轮担架：可从现场平稳地推至救护车、救生艇、飞机舱或在医院内转接伤员；②铲式担架：适用于脊柱损伤等，不宜随意翻动、搬运的危重伤员；③帆布折叠式担架：适用于一般伤员的搬运，不宜转运脊柱损伤的伤员。

2）担架搬运方法：急救人员 2~4 人一组，将伤者水平托起，平稳放在担架上，脚在前，头在后，以便观察。抬担架的步调、行动要一致，平稳行进，向高处抬时（如过台阶），前面的人要放低，后面的人要抬高，使伤者保持水平状态；下台阶时则相反。

3）抬担架时注意事项：①担架员应边走边观察伤员生命体征，如神志、呼吸、脉搏，有病情变化时，应立即停下抢救，先放脚，后放头；②汽车转运时，要固定好担架防止车启动、刹车时造成碰伤。

4）颈椎骨折的搬运：颈椎损伤应由专人牵引伤员头部，颈下需垫一小软枕，使头部与身体水平，颈部两侧用沙袋固定或使用颈托，肩部略垫高，防止头部左右扭转和前屈、后伸。

5）胸、腰椎骨折的搬运：急救人员分别托扶伤员头、肩、臀和下肢，动作一致把伤员抬到或翻到担架上，使伤员取俯卧位，胸上部稍垫高，注意取出伤员衣袋内的硬物品，将伤员固定在担架上。

6）开放性气胸搬运：首先用敷料严密地堵塞伤口，搬运时伤员应采用半卧位并斜向伤侧。

7）颅脑损伤搬运：保持呼吸道通畅，头部两侧应用沙袋或其他物品固定，防止摇动。

8）颌面伤搬运：伤员应采取健侧卧位或俯卧位，便于口内血液和分泌液向外流，保持呼吸道通畅，防止窒息。

五、转运过程中的救护

1. 严重创伤的院前救治技术与流程

对严重创伤的现场急救，原则是把保存伤员生命放在首位，其次是尽可能保存或修复损伤的组织与器官，并恢复其功能。

VIPCIT 救治程序：

V（ventilation）代表呼吸支持，包括保持呼吸道通畅、充分给氧。创伤急救时的当务之急是清理上呼吸道，防止误吸。

I（infusion）代表建立静脉通道，快速扩充血容量。

P（pulsation）代表心脏泵功能支持。

C（control bleeding）代表控制大的活动性出血。

I（immobilization）代表可靠的制动。在急救现场对骨折和关节损伤的患者进行可靠的临时固定，可以减少伤员的痛苦，防止骨折断端移动对周围组织造成损伤。

T（transportation）代表安全搬运。为防止伤员再次受伤和及时向条件较好的后方转移，必须将患者从危险环境中解救出来，在解救的过程中难免要对伤员进行必要的搬动和运送。

2. 严重创伤患者交通工具的选择

在我国，转运患者的主要工具是救护车，在较大的中心城市，通常都建有统一调度的"120"急救中心，有些城市还将卫星定位系统运用到急救上。火车和飞机通常是在当地医疗机构不能处理患者的伤情时向较远的上级医疗机构转送的交通工具。

第二节　急性创伤

急性创伤是指外力作用于人体造成人体脏腑、经络、四肢百骸严重损伤的急危重症。其发病率高，危害大，如救治不及时，可导致严重后果。在20世纪以前，创伤因素主要来源于战争和生产劳动，但到了20世纪中叶，交通事故伤已成为创伤的主要来源。创伤的病死率逐年上升，创伤已成为现代社会的第一公害。

中医认为在创伤中，伤及头，轻则清窍瘀蒙，重则元神外脱；伤及胸腹内脏腑、器官，轻则气机瘀闭，重则阴阳乖逆；伤及经络，轻则瘀血积滞，重则气随血脱；伤及四肢筋骨者，轻则伤筋动骨，重则筋断骨折。中医学将急性创伤分为伤、创、折、断四类，《礼记》蔡邕注曰："皮曰伤，肉曰创，骨曰折，骨肉皆绝曰断。"对于创伤的治疗也积累了丰富的临床经验。本节重点讨论头部创伤、胸部创伤、腹部创伤。

【诊断】

1. 迅速判断有无威胁生命的伤害

医生应先做快速、全面的检查，及时发现并优先处理呼吸道梗阻、出血和休克三种可导致猝死的凶险情况。有心跳、呼吸停止者先行心肺复苏。此阶段快速检查与紧急处理要同时进行。

2. 进一步诊断检查

在病人窒息、出血、休克得到初步控制后应进行以下工作。

（1）病史采集：询问受伤机制、受伤过程、现场情况、抢救经过，以及既往史。通过病史采集可发现一些"隐蔽"的创伤。

（2）查体：医生应连续多次重复进行，以及时发现新出现的症状和体征。按照"CRASH PLAN"顺序检查，以免漏诊，即按照心脏、呼吸、脉搏、血压、头、面、口、颈、胸、腹、肛、泌尿系、脊柱、四肢的顺序依次进行。对明显的受伤部位应着重检查。急性创伤病人的X线检查、CT检查往往很有必要，但必须在病人一般情况允许的时候进行。对已知多发骨折，且疑有内出血者，切忌在无准备的情况下搬动，以防止骨折处大血管处突然破裂，加重失血性休克或导致死亡。

【急救原则】

创伤急救医疗体系由院前急救、医院急诊科急救、后续专科治疗三部分构成。

急性创伤多是多发伤，常有身体多处损伤。所谓多发伤是指在同一机械因素（直接暴力、间接暴力、混合性暴力）作用下机体同时或相继遭受两种以上解剖部位或器官的较严重的损伤，至少一处损伤危及生命或并发创伤性休克。在处理中遵循"甚者独行"的原则。对多发创伤处理的要领是"先救命，后治病"。在特殊情况下，两个部位的手术可同时进行，如胸和脑的手术、腹和脑的手术等。

一、头部创伤

头部创伤分为脑震荡、脑挫伤。脑震荡相当于西医的轻型闭合性脑损伤，脑挫伤相当于西医的脑挫伤、颅内血肿及脑干损伤。

【病因病机】

脑为髓海，元神之府，如遭重物撞击，伤及血络，血不循经，血溢颅内，阻塞清窍，压迫脑髓，使清阳不升，浊阴不降，则可致头痛如劈，恶心呕吐等。若髓海受损，元神失守，则见神不守舍，昏不识人，神志昏蒙或昏迷，甚则阴阳离决。

【诊断】

1. 有明显的头部直接或间接外伤史。
2. 伤后有一过性意识丧失，伤时所发生的事全然不知，即所谓逆行性健忘。
3. 有程度不同的头痛、头晕、恶心、呕吐。
4. 颅脑损伤有硬膜下血肿时可见昏迷－清醒－昏迷的典型过程，有肢体活动不利，语言障碍，呼吸、循环功能障碍。
5. 鼻腔、耳道有异常分泌物，为颅底骨折的表现。
6. 相关检查：

头颅 CT 对颅脑挫伤具有诊断价值，对初次 CT 无阳性发现但仍有症状者，应警惕颅内迟发血肿可能，应在短期内复查。

颅骨 X 线片对诊断颅骨骨折有诊断意义。

腰椎穿刺检查脑脊液是否含血是与脑震荡鉴别的标志。同时宜测定颅内压或引流血性脑脊液以减轻症状。但对颅内压明显升高的病人，腰椎穿刺应谨慎或禁用。

【证候诊断】

头部外伤病情复杂、凶险，病死率极高。在头部外伤的全病程中可分为昏迷期、苏醒期和恢复期。证候诊断要点可归纳为脑震荡与脑损伤，脑震荡常表现为气机壅闭证，而脑损伤则多为瘀阻清窍和元神外脱证，即闭证与脱证。

1. 气机壅闭（脑震荡）

传统观念认为，脑震荡仅是中枢神经系统暂时的功能障碍，并无可见的器质性损害。但近年来的研究发现有半数脑震荡病人的脑干听觉诱发电位检查提示有器质性损害。其特点为，伤后意识丧失时间短，多在 30 分钟以内清醒，有逆行性健忘，头痛，头晕，恶心，呕吐，或神志恍惚，恐惧感，烦躁不安或嗜睡，记忆力、判断力下降，呼吸、体温无变化，瞳仁等大等圆，对光反射灵敏，无肢体运动障碍，舌红苔薄，脉弦微数。

2. 瘀阻清窍（脑挫伤）

脑挫伤是外力造成的原发性脑器质性损害，既可发生于着力部位，也可发生于对冲部位。其特点为，伤后昏迷时间长，轻者数十分钟、数小时，重者数天甚至数周，有严重的头痛，头晕，恶心，呕吐剧烈，兼有偏盲，偏瘫，失语，抽搐，痰涎壅盛，呼吸或加快或减慢或衰竭，鼻腔、耳道可有异常液体流出，瞳仁不等大、不等圆，对光反射迟钝，甚至双瞳散大，舌红苔黄腻，脉结代或至数不清。

【分证论治】

1. 气机壅闭

治法：开窍通闭。

处理：

（1）针灸：取人中、十宣、涌泉、内关、合谷、百会、太阳等穴。人中、十宣、涌泉在昏迷期使用，可行点刺；内关、合谷直刺；百会、太阳沿皮刺。呃逆、呕吐重者，加刺天突、足三里；眩晕重者，加刺风池、风府；失眠、健忘者，加刺神门、三阴交。

（2）中成药：苏合香丸，每次 1 丸，温水灌服，每日 1 次。醒脑静注射液 10～20mL，加入 5% 葡萄糖注射液 250mL，静脉滴注，每日 1 次。

2. 瘀阻清窍

（1）闭证：神昏，高热烦躁，痰涎壅盛，气息短促，二便不通，舌红绛苔黄腻，脉弦滑数。

治法：化瘀涤痰，醒脑开窍。

中成药：安宫牛黄丸 1～2 丸，化开后鼻饲，每日 2～3 次。高热甚者，加紫血散，每次 2～3g，每日 1～3 次。清开灵注射液 40～60mL 加入 5% 葡萄糖注射液 250mL 静脉滴注，每日 2 次。醒脑静注射液 10～20mL 加入 5% 葡萄糖注射液 250mL 静脉滴注，每日 1 次。

（2）脱证：神志昏聩，气息微弱，瞳仁散大，目合口开，身冷汗出，手撒遗尿，舌淡，脉弱或脉微欲绝。

治法：补气固脱，回阳救逆。

方药：参附汤加减，常用药人参 15～30g（另煎），附子 15～30g（先煎），山萸肉 30g 等。

中药注射液：参附注射液 5～20mL 加入 25% 葡萄糖注射液 50mL 中静脉推注；或生脉注射液 20～60mL，加入 25% 葡萄糖注射液 50mL 中静脉推注。

【急救处理】

1. 保持呼吸道通畅

清除呼吸道内的分泌物、呕吐物、血块、防止发生窒息。呼吸困难者应尽早使用呼吸机辅助呼吸。

2. 脱水治疗

有颅压增高症状者应及早应用脱水治疗，减轻脑水肿，预防脑疝形成。可用20%甘露醇125～250mL静脉快速滴注，每6～12小时1次。

3. 冬眠疗法

对颅脑损伤的病人，或有高热烦躁者，应给予低温冬眠治疗。

4. 清热开窍

清开灵注射液60mL加入10%葡萄糖注射液250mL中静脉滴注。

5. 手术治疗

经CT检查及X线检查确有颅内血肿、严重的脑挫伤及颅骨凹陷性骨折者应尽早手术治疗。

6. 支持治疗

头外伤昏迷者，如短时间内不能清醒，应留置胃管、尿管。留置胃管目的在于防止呕吐，同时给予鼻饲，提供营养支持；放置尿管目的在于观察尿量，预防其他并发症。还应开通静脉通路，给予静脉营养，但要控制补液总量。

【综合诊疗】

头部创伤，如脑挫伤、颅骨骨折者则病情大多较严重，且变化迅速，病死率很高，接诊时必须在短时间内做出明确诊断。CT检查有诊断意义。一经确诊为脑挫伤、颅内血肿、脑干出血、颅骨骨折应及早手术治疗。如症状较轻，也要严密监视神经系统变化，复查头颅CT。如病情加重，颅内出血量增加时应考虑手术治疗。

二、胸部创伤

胸部创伤是指胸部在外力（钝器、利器或火器）作用下，造成的胸廓、经络、胸腔内脏的创伤。轻者伤于胸壁肌肉，而致气血失和，脉络受阻，胸痛不已，咳唾加重，不能转侧。重者伤于经脉、脏腑，而致大动脉、心脏破裂，多气随血脱，立死不治；伤于肺者可有瘀血乘肺之证。就诊于急诊者，多以伤肺和胸壁的创伤为主。

【诊断】

1. 伤后胸部疼痛，胸满气短，咳唾引痛，不能转侧，咳嗽，咯血，甚则呼吸困难，张口抬肩，经脉怒张，唇甲紫绀。如有开放性损伤时（开放性气胸），伤口处可见气泡或有哨笛音。

2. 伤处疼痛，痛不可近，或兼有间接压痛及传导痛，压处有骨擦音者常提示肋骨骨折。

3. 有明显的胸部创伤史，伤后有局部疼痛、压痛及呼吸受限症状。

4. 胸部 X 线检查对肋骨骨折、气胸、血胸、血气胸、心包积血、心包积液有诊断价值。胸部 CT 检查对肺部挫伤严重程度的诊断有一定的参考意义。

【鉴别诊断】

胸部创伤应注意闭合性气胸与张力性气胸的鉴别。

张力性气胸为气管、支气管或肺损伤处形成活瓣，气体随每次吸气进入胸膜腔并积累增多，导致胸膜腔压力高于大气压，又称为高压性气胸。伤侧肺严重萎缩，纵隔显著向健侧移位，健侧肺严重受压，腔静脉回流障碍。

闭合性气胸症状较轻，一般无循环系统症状，经抽气治疗后，病情能很快得到控制。胸部 X 线检查，一般无纵隔移位。而张力性气胸，病人临床症状严重，伤员常躁动不安，大汗淋漓，甚至休克。经胸腔穿刺吸气后，压力及症状稍减，但很快胸腔内压力继续增高，症状加重。胸部 X 线检查示肺压迫严重，纵隔移位明显。

【证候诊断】

1. 实证

症状：伤后胸痛剧烈，或固定不移，或走窜疼痛，活动受限，咳嗽，胸闷，憋气，胸膈胀痛，喘促气逆，张口抬肩。

舌脉：舌质红苔薄黄，脉弦紧。

2. 虚证

症状：面色苍白，目光无神，胸闷气短，少气懒言，唇甲紫绀，四肢厥冷。

舌脉：舌淡苔薄，脉芤或脉微欲绝。

【分证论治】

1. 实证

治法：行气导滞，活血散瘀。

处理：实证可分为伤气与伤血。

（1）伤气：伤气者俗称岔气，经检查如确无肋骨骨折、无出血者，可用以下治法：①手法推拿：病人取坐位，医者立于患者背后，令助手将手臂置于患者患肢腋下向上持续牵引至脊肋关节松弛，医者轻轻按摩患者脊肋关节，发现脱位关节，令病人吸气，屏住气，医者迅速推按该关节令其复位；②外敷七厘散；③针刺内关、支沟，强刺激可有很好的止痛效果；④对气滞较重者可内服加味乌药汤，药用乌药 15g，朱砂 0.6g（冲），木香 6g（包煎），延胡索 12g，香附 12g，甘草 10g。

（2）伤血：伤血者瘀停胸胁，可用以下治法：①七厘散，每日 2 次，每次 1~2g，黄酒送服；②复元活血汤加减，常用药柴胡 10g，天花粉 15g，当归 15g，红花 10g，桃仁 10g，穿山甲 15g，大黄 6g（后下），甘草 10g。

2. 虚证

治法：益气固脱，回阳救逆。

方药：生脉饮合参附汤加减，常用药人参 10 ~ 30g（另煎），麦冬 15g，五味子 10g，制附子 10g（先煎），山萸肉 15g 等。

中药注射液：生脉注射液 20mL 静脉注射，10 ~ 20 分钟后，再用参附注射液 50mL 加入 5% 葡萄糖注射液 250mL 静脉滴注；参麦注射液 60mL 加入 5% 葡萄糖注射液 250mL 静脉滴注。

配合止血、抗休克治疗，为手术治疗创造条件，争取及早手术。

【急救处理】

1. 保持呼吸道通畅，恢复肺的通气和换气功能。清除呼吸道异物和分泌物；有呼吸功能不全者，使用呼吸机辅助呼吸；有开放性气胸者，应先将开放性气胸转变为闭合性气胸。具体方法：伤口无菌处理后，在大棉垫上敷凡士林纱条，令病人吸气末屏住呼吸，将棉垫外敷于伤口，加压包扎。对张力性气胸应及时行胸腔闭式引流术，对闭合性气胸可针吸抽气，降低胸腔内压力。

2. 心脏损伤，如有心包压塞或失血性休克者，应在最短时间施行心包穿刺或心包探查，以暂时减轻症状和明确诊断，一经确诊应立即施行急诊开胸手术。

3. 及时处理多发肋骨骨折。

【综合诊疗】

胸部创伤，凡伤及较大血管、心脏破裂者多在创伤当地或运送途中死亡。能就诊者多处于失血性休克状态，抢救时要争分夺秒，争取手术时机。肺部损伤，特别是有淤血射肺（胸部挤压综合征）者往往出现急性呼吸窘迫综合征，在常规治疗时应进行血氧饱和度监测，凡在充分吸氧的情况下，病人仍有持续性呼吸困难、血氧饱和度下降、氧分压下降时，要警惕有急性呼吸窘迫综合征的发生，应及时给予呼吸机辅助呼吸，改善呼吸功能。对张力性气胸，经胸腔闭式引流后仍有胸腔积气者应行手术治疗。

三、腹部损伤

腹部损伤是指腹腔外力（暴力、钝器、利器、火器）作用下所致的腹壁、腹腔内脏器损伤。由于腹腔内脏器较多，功能各异，受伤后病情复杂，因此，腹部损伤处理难度较大。

【诊断】

1. 有明确的腹部外伤史。

2. 腹部脏伤（实质性器官损伤）有程度不同的失血表现；腑伤（空腔器官损伤）则有化学性或细菌性腹膜炎的表现。

2. 脏伤腹痛呈持续性疼痛，痛点不移，程度变化不大或无变化；腑伤则呈持续性疼痛阵发性加剧。

3. 脏伤消化道症状较轻或无；腑伤消化道症状突出。

4. 腹穿检查：严重的脏伤，吸出的是不凝血液；严重的腑伤吸出的是消化液。腹部创伤中腹腔穿刺检查和腹腔置管灌洗检查是非常有效的检查手段之一。通过腹穿检查，可辨别有无内脏损伤和损伤的器官。

5. 腹部损伤时常用的 X 线检查有胸片、立位腹部平片，但不适用于重伤员，胃肠道破裂时 X 线可见膈下游离气体，十二指肠降段以下破裂时，腰大肌轮廓不清。

腹部 B 超检查对腹腔内实质性器官破裂的诊断有重要意义。

腹部 CT 检查对腹腔内实质性器官的损伤及其程度的诊断有重要意义。

肾脏损伤时会出现肉眼血尿或镜下血尿。

【急救处理】

对确诊有腹腔内脏器损伤病员的抢救必须及时。

1. 积极防治休克，建立静脉通路，补充血容量，为手术治疗提供条件。

2. 胃肠道损伤者应留置胃管，并给予持续胃肠减压。

3. 腹腔脏器损伤者都有不同程度的水、电解质代谢紊乱和酸碱平衡失调，应给予纠正。

4. 使用有效抗菌药物，控制感染的发生。

5. 腹腔内空腔器官破裂及实质性器官破裂者，一般需要手术治疗。

【综合诊疗】

腹部创伤中十二指肠损伤特别是十二指肠降段以下的损伤，由于其为腹膜后器官，伤后无腹膜炎症状，疼痛较轻，部分患者伤后还能正常工作，因而延误诊治。这些患者常在伤后 2~3 天就诊，主要症状是右腰部疼痛，向右肩放射，右睾丸牵涉性疼痛及严重的腹膜后感染，对此急诊医生必须提高警惕。实质性器官严重损伤时，会出现严重的休克，应一边纠正休克，一边术前准备，或纠正休克与手术同时进行。实质性器官损伤症状轻微者，可保守治疗，在此期间如出现病情突然恶化、脉率增快、血压下降，应警惕血肿破裂和再出血的可能，应在迅速、有效的术前准备后及时行手术治疗。

【调护】

1. 伤员必须平卧，上身略高于下肢 15°左右，有低血压者下肢可略抬高。不可随意搬动病人。

2. 密切观察病人生命体征，记录病人的呼吸、心率、血压、体温、瞳孔变化。密切注意各种管道的使用情况，如气管内插管、中心静脉导管、脑室引流管、胸前引流管、腹腔引流管、胃管、尿管等，并随时观察各引流管的引流量、引流液的性状等。

3. 对输入液体要严格按照医嘱中补液顺序、补液速度、补液量的要求进行。

4. 对气管插管、静脉导管、各种引流管要加强护理，防止医源性感染。

5. 加强病人的营养支持，防止病人在病程中出现负氮平衡。

附录

中英文名词对照

B

暴发性重症急性胰腺炎	early severe acute pancreatitis, ESAP
闭合性气胸	closed pneumothorax
便血	hematochezia
不稳定型心绞痛	unstable anginapectoris, UAP

C

肠梗阻	intestinal obstruction
喘促	syndrome characterized by dyspnea
抽搐	convulsion
出血	blood trouble

D

低钙血症	hypocalcemia
低钾血症	hypokalemia
低钠血症	hyponatremia
低血容量性休克	hypovolemia shock
低血糖症	hypoglycemia
癫痫持续状态	status epilepticus
窦性心动过速	sinus tachycardia
短暂性脑缺血发作	transient ischemic attack, TIA
多器官功能障碍综合征	multiple organ dysfunction syndrome, MODS

F

发热	fever
房室结折返性心动过速	atrioventricular nodal reentrant tachycardia, AVNRT
房室折返性心动过速	atrioventricular reentrant tachycardia, AVRT
非感染性疾病	non – infectious disease

非 ST 段抬高型心肌梗死	nonST - elevate myocardial infarction, NSTEMI
肺大疱	pulmonary bulla
肺栓塞	pulmonary embolism, PE
肺水肿	pulmonary edema
肺炎	pneumonia
风湿病	rheumatism

G

感染性疾病	infectious disease
感染性休克	septic shock
肝性脑病	hepatic encephalopathy
高钙血症	hypercalcemia
高级心血管生命支持	advanced cardiovascular life support, ACLS
高钾血症	hyperkalemia
高钠血症	hypernatremia
高渗性高血糖状态	hyperosmolar hyperglycemic state, HHS
高血压病	hypertension
高血压急症	hypertensive emergencies
过敏性鼻炎	allergic rhinitis
过敏性休克	anaphylactic shock

H

黄疸	jaundice
昏迷	coma

J

基本生命支持	basic life support, BLS
急黄	acute jaundice
急性创伤	acute trauma
急性胆囊炎	acute cholecystitis
急性肺损伤	acute lung injury, ALI
急性冠脉综合征	acute coronary syndrome, ACS
急性呼吸窘迫综合征	acute respiratory distress syndrome, ARDS
急性酒精中毒	acute alcoholism
急性阑尾炎	acute appendicitis
急性脑卒中	acute stroke
急性脑梗死	acute cerebral infarction

急性脑血管病	acute cerebrovascular disease
急性膀胱炎	acute cystitis
急性气胸	acute pneumothorax
急性上呼吸道感染	acute upper respiratory tract infection
急性上消化道出血	acute upper gastrointestinal hemorrhage
急性肾衰竭	acute renal failure, ARF
急性肾盂肾炎	acute pyelonephritis
急性头痛	acute headache
急性脘腹痛	acute epigastric pain
急性胃炎	acute gastritis
急性心包炎	acute pericarditis
急性心力衰竭	acute heart failure
急性心痛	acute cardialgia
急性腰痛	acute lumbago
急性胰腺炎	acute pancreatitis
急性一氧化碳中毒	acute carbon monoxide poisoning
急性镇静催眠药中毒	acute sedatives – hypnotics poisoning
急性重症心肌炎	acute severe myocarditis
甲状腺功能减退症	hypothyroidism
甲状腺危象	thyroid crisis
颈椎病	cervical spondylosis
厥脱	syncope and collapse

K

开放性气胸	open pneumothorax
咯血	hemoptysis

L

流行性感冒	influenza

M

慢性阻塞性肺疾病	chronic obstructive pulmonary disease, COPD
慢性阻塞性肺疾病急性加重	acute exacerbation of chronic obstructive pulmonary disease, AECOPD
梅尼埃病	Meniere disease
弥散性血管内凝血	disseminated intravascular coagulation, DIC

N

脑出血	cerebral hemorrhage
脑挫伤	cerebral contusion
脑复苏	cerebral resuscitation
脑震荡	brain concussion
内伤发热	endogenous fever
尿道综合征	urethral syndrome
尿路感染	urinary tract infection, UTI
尿血	hematuria
脓毒症	sepsis

O

呕吐	vomit
呕血	hematemesis

P

贫血	anemia

Q

气胸	pneumothorax
强直-阵挛性发作	generalized tonic-clonic seizure, GTCS
轻症急性胰腺炎	mild acute pancreatitis, MAP

S

社区获得性肺炎	community acquired pneumonia, CAP
室上性心动过速	super ventricular tachycardia, SVT
室性期前收缩	ventricular premature contraction
室性心动过速	ventricular tachycardia
失血性休克	hemorrhagic shock
水过多	water excess
水中毒	water intoxication
ST段抬高型心肌梗死	ST-elevate myocardial infarction, STEMI

T

糖尿病酮症酸中毒	diabetic ketoacidosis, DKA

W

外感发热	exogenous fever

X

哮病	asthma
哮喘持续状态	status asthmaticus
消化性溃疡	peptic ulcer
心房扑动	atrial flutter
心房颤动	atrial fibrillation
心肺复苏	cardiopulmonary resuscitation
心律失常	cardiac arrhythmia
心源性休克	cardiogenic shock
心脏骤停	cardiac arrest
胸外按压	chest compressions
休克	shock
眩晕	vertigo
血管性头痛	vascular headache

Y

严重脓毒症	severe sepsis
腰肌劳损	lumbar muscle degeneration
意识障碍	disturbance of consciousness
有机磷杀虫药诱发迟发性神经病	organophophate – induced delayed neuropathy, OPIDN

Z

张力性气胸	tension pneumothorax
支气管哮喘	bronchial asthma
中毒综合征	toxic syndrome
中间综合征	intermediate syndrome
中暑	heat illness
重症肺炎	severe pneumonia
重症急性胰腺炎	severe acute pancreatitis, SAP
重症哮喘	severe asthma
主动脉夹层瘤	aortic stenosis

主要参考文献

［1］姜良铎．中医急诊学．北京：中国中医药出版社，2003．

［2］任继学，隋殿军．中医急诊学．北京：中国中医药出版社，2004．

［3］任继学，王左，皮持衡．中医急诊学．上海：上海科学技术出版社，2000．

［4］王吉耀．内科学．北京：人民卫生出版社，2005．

［5］沈洪．急诊医学．北京：人民卫生出版社，2008．

［6］姜良铎．中医急诊临床研究．北京：人民卫生出版社，2009．

［7］吴江．神经病学．北京：人民卫生出版社，2005．

［8］李春盛．急诊医学．北京：高等教育出版社，2011．

［9］陈灏珠．实用内科学．北京：人民卫生出版社，2005．

［10］任引津，张寿林．实用急性中毒全书．北京：人民卫生出版社，2003．